火神之祖——槐轩医学全书

〔清〕刘止唐　刘子维　〔民国〕李俊　**著**

黄小龙　**校注**

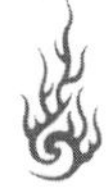

古之名医皆大儒，否则高僧高道，无俗人也。

止唐先生被誉为“一代大儒”。

全国百佳图书出版单位

中国中医药出版社

·北　京·

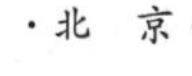

图书在版编目（CIP）数据

火神之祖：槐轩医学全书／（清）刘止唐，（清）刘子维，李俊著；黄小龙校注．--2 版．--北京：中国中医药出版社，2024.12

ISBN 978-7-5132-9029-6

Ⅰ．R-092

中国国家版本馆 CIP 数据核字第 2024BN0168 号

中国中医药出版社出版

北京经济技术开发区科创十三街 31 号院二区 8 号楼

邮政编码　100176

传真　010-64405721

三河市同力彩印有限公司印刷

各地新华书店经销

开本 787×1092　1/16　印张 21.25　字数 425 千字

2024 年 12 月第 2 版　2024 年 12 月第 1 次印刷

书号　ISBN 978-7-5132-9029-6

定价　89.00 元

网址　www.cptcm.com

服 务 热 线　010-64405510

购 书 热 线　010-89535836

维 权 打 假　010-64405753

微信服务号　zgzyycbs

微商城网址　https://kdt.im/LIdUGr

官 方 微 博　http://e.weibo.com/cptcm

天猫旗舰店网址　https://zgzyycbs.tmall.com

如有印装质量问题请与本社出版部联系（010-64405510）

编校说明

本书收录的“槐轩学派”医学方面的5种著作：《保身立命要言》《医理大概约说》《经验良方》《活幼心法大全》《圣余医案诠解》，为现存“槐轩学派”所有医学相关书籍。其中《保身立命要言》《医理大概约说》《经验良方》《活幼心法大全》为刘沅所著。《圣余医案诠解》为刘子维及其弟子李俊所著。

刘沅，字止唐（1768—1855），一字讷如，号清阳居士、碧霞居士，四川双流人，清代学者，创立槐轩学派，名震一时，是历史上少有的被奉为“教主”的学问大家。刘沅幼承庭训，生逢清代学术鼎盛时期，复遇塾师徐十樵、静一道人、野云老人等。其一生遭遇坎坷，又把学问实用于人生，这使他的学问很有个性特色。刘沅一生著作甚丰，现存著作逾200卷。《槐轩全书》，汇集其著作，以儒学元典精神为根本，融道入儒，会通禅佛，体大精深，鸿篇巨制。后世誉其为“一代大儒”“通天教主”“川西夫子”。国学大师南怀瑾、道教养生学巨擘萧天石等对止唐先生都有极高评价。

刘梖文，字子维（1842—1914），刘止唐之子。初任中书科中书，后继父志讲学于老年。刘子维执掌槐轩学派20余年，选集其父著作22种刻印成《槐轩全书》发行于世。

槐轩学派的核心思想是以儒为本，兼采佛道，用儒家的仁爱思想作为基础，推仁推爱，以达到成己成人的目的。该学派影响深远，至今国内外仍有很多人在研究和学习槐轩的思想和知识。在医学方面，刘沅及其弟子郑钦安开创了中医火神派。自刘沅到郑钦安至卢铸之，完全形成了一个用易理辨证，以大剂量使用姜桂附等药物见长，治疗疑难杂症的伤寒南派代表——火神派。刘氏后人刘伯谷说：“刘家的祖辈对于医学很有研究……可以说，郑钦安的医学体系和医学境界由于槐轩之学而更加完备，他从中找到了火神派医学的根。后来郑氏声名远播中华，尊称槐轩为祖，是有依据的……槐轩的医理是用阴阳五行八卦解释的。火神派的传承是刘沅→郑钦安→卢铸之→卢崇汉。现在是第四代。所谓火神，是说善用热性的药物治病。”

此次校注槐轩医籍，旨在为广大中医爱好者、传统文化研究者提供一些参考资料。具体说明如下：

一、《保身立命要言》最先收录在《寻常语》中。本书所用底本为咸丰四年（1854）《寻常语》木刻本。

二、《医理大概约说》收录在《槐轩全书》中。本书所用底本为光绪三十一年

（1905）《槐轩全书》木刻本。

三、《经验良方》为槐轩学派重刻善书《同善录》时，刘沅所整理，并作为《同善录》的附录刊行（《经验良方》的跋语中有说明）。本书《经验良方》以道光壬寅（1842）成都刘氏家刻单行本为底本。

四、《活幼心法大全》以槐荫书屋所刻《活幼心法大全》二卷本为底本。以乾隆五十九年（1794）李长根重刻《活幼心法》九卷本为对校本。以越南图书馆藏五云楼《活幼心法》九卷本为参校本。

五、《圣余医案诠解》以民国德胜书局乙酉（1945）本为底本。

六、凡原书讹衍倒夺之处，或据校本改正，或指出其疑点，均在脚注中逐一说明。

七、本书采用简体横排。凡原书繁体字、异体字、俗体字、通假字，无特殊原因径改为标准简化字。

八、书中方药，仅供参考，如要使用，请咨询专业医生。

九、古籍资料仅供参考，有些须读者鉴别。

在本书的校注过程中，彭成和黄小娇做了很多底本文字的电脑录入和校对工作，在此，向他们表示诚挚的谢意。另外，由于时间仓促，加之校注者水平所限，错漏在所难免，请读者诸君不吝赐教。

黄小龙

2024 年 6 月于北京

目　录

保身立命要言

〔清〕双江[①]刘沅止唐　著

① 双江　古地名，即现在四川双流县。

天地以生生为心，爱人如同父母，故生此一人，无不欲其康强寿考者。乃世人不知自爱，立心行事及一切嗜欲，任意乱为，以致贫穷短折困苦，反说命运不济，不知其辜负天地父母之恩也。凡人十六七岁，至二十六七，一生寿夭穷通就在此时定了，世人往往不知，实为可叹、可伤。男子十六，女子十四，情欲一开，便胡思乱想，犯了邪淫，见美色即慕之，闻邪言即喜之。又有邪书邪友引诱之，不是身犯邪淫，便是手犯邪淫，痴心妄想，辗转不离，其损身丧德之事，不可枚举。精神血气，已是亏损多了。一旦受室，谓男女居室，人之大伦，便任心妄为，于是纵欲无度，损伤身体，不思夫妻相爱，必须节欲为善，方可白头到老。奈何图一时之欢乐，致夫妻之分离，男短命，女寡居，即幸而不死，神衰体弱，百事不可为，又何以言福泽。若未娶，已犯邪淫，既娶，又无节制，则断无不穷困短折者，此父母第一当防范禁戒，委屈善教者也。至于言行心术，教之宽厚仁慈，谦让恭敬，力行《感应篇》①《功过格》②《蕉窗十则》《文武夫子戒文》，务必日日小心，日日改过迁善，静存动察，内外交修，乃爱子弟之正道。为父兄者，先正身心，善为引导，又选明师益友，朝夕相处，规劝熏陶，久久习惯，自然到了二十七八，便可少不肖矣。人生在世，一生不饥不寒，子孙克肖，便是第一件福泽。能保养神气，多存善心，多行善事，既可少病延年，又可不受困苦，都是从十六七岁至二十六七即定，奈何不自爱惜，勉而行之，爱子弟者，又安可不竭力教诫之！圣人之道所以寿世仁民，必须从此入手。圣经贤传，恐一时难以通晓，故须从《感应篇》《功过格》等书研究，辨别是非善恶，善则行，恶则改，便是明善诚身了，勿以为迂妄而置之。

一、本源也

木有本，水有源，祖宗父母，人之本源也。其先有阴德，其后斯有达人。阴德者，存之于心，不求人知，不望福报。孟僖子述孔子先世人曰："圣人之后，必有达人。"固未有世无积累，而忽生圣贤者也。人以瞽瞍与鲧为疑，不知瞽瞍特惑于后妻耳。《左传》云："自幕至于瞽瞍无违命。"舜重以明德，人因其有贤子而不知，名之曰瞽。其实瞍为有虞君长，未闻他有无道之事。鲧治水亦勤劳，但刚愎自用耳。尧言其命圮族，命即君命，盖尧命亦不能遵，族则同姓及宗亲。禹为鲧子，可以平

---

①《感应篇》　即道教经典《太上感应篇》。作者不详，内容融合了较多佛儒思想，旨在劝善。

②《功过格》　初指道士逐日登记行为善恶以自勉自省的簿格，后流行于民间，泛指促人行善戒恶的善书。此处具体指何书，不详。

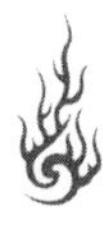

地成天而不用，其圯族可知。后人以鲧入四凶，妄传黄能等事，不足信也。禹平成之后，以鲧配天，《祭法》云：“禹能修鲧之功。”使鲧果凶人，为天下指目，而禹私崇其父，以之配天，毋乃渎天，又何以为圣人至公至正之典礼乎？俗云：“十年树木，百年树人。”先人培植，至少亦须百年，以凡人百年之内，主家政者，大约不过三四十年，夫子言周之人才，比美唐虞，而推原文王服事，以为周之至德。正谓其有如是之德，方能毓如是之才。不曰文德，而曰周德，即文以概其先世耳。误解而反谓夫子不足于周武王，其诬不小，吾《论语恒解》已详辩之，不赘。若祖宗父母，毫无培植，而欲有贤子孙，不綦①难欤！或曰：“醴泉无源，芝草无根。”亦不通天人者之言。夫二者，岂无源哉？山川之灵更非偶也。

二、胎教也

祖宗父母皆本源，而父母尤要。若周家后稷，粒食生民，功配彼天，其源深矣。然若非世有贤人，修德传家，安能圣德相承，久而光大？且人之生也，受气于天，成形于地，天地即父母，父母一天地，形气具而有身，所以宰神气者理耳。理者何？在天曰太极，一元之气，浑然粹然，无一毫偏倚驳杂，是气即是理。理气之灵，其名曰神。心即神明也，但有先天后天之分。先天未生以前，得于天者无不全，故人性皆善。既生以后，七情扰而知识纷，乃失其本来，故曰性相近。人之异于禽兽者，全恃此天理，以其独得于天，故曰德。先后能反身而诚，亦曰德。此理含于心，而通乎天地，着为万事万物。语其要，止天理良心四字尽之。性也、仁也、诚也、德也、道也、仁义也，皆此四字。愚夫妻何知何能？圣神亦不外此，但不实心检点，实力奉行，则失其所以为人，又安能修身齐家。故为父母者，念念事事，能不昧良心，不悖天理，则必日日知非，日日改过，而德日以积，源远者流长，庆流子孙，固自然之理，此胎教之原，父母同一当行也。尤有至要者，则保养作善，二事详后。何为保养？人之生者，精气神。元精、元气、元神得于天之理也；凡精、凡气、凡神，具于身之干也。男女夫妇，阴阳之大义，而最易重情灭理。凡男女十五六七，父母善教防闲，第一勿犯淫欲。非夫妇者，皆为邪淫，夫妇无节亦为纵欲。戒淫寡欲，在家则夫妇分房，在外则非礼勿视。凡妇女视如吾母、吾姐妹、吾子女，而一念之起，即为禽兽，则悚然省悟矣。更有存养之功，久久习为固然，自然见如不见，闻如不闻。此一关看不破，守不定，则终身福泽，皆为空花，短命绝嗣，尤其易者。

① 綦 qí，极，很。

至于夫妇之谊，原是上承祖宗，下延子孙，男正位乎外，女正位乎内，乃人生所以上承天地，光前裕后根本，岂可纵欲戕生哉！夫妇相勉以正，相戒以有节，白头相保岂不可喜？而何图一夕之欢，短命乏嗣，上负父母，下贻后世之忧。至于作善，不可殚述，但能念念天理，事事天理，存心则不欺不苟，不怠不肆，言行则不忍不仁，不敢不义。如此自修，善教其妻，心术品行，可与我齐，而有身之后，更端庄正直，敬慎仁慈，则父母太和之气，积累熏蒸，起于床笫之间，通乎六合之表，胎教立而生子败类者寡矣。前人但以母仪为重，而略于父之胎教，故特详之。

三、谕教也

世人好言命，一切俱谓命已生成，不能解脱，此大惑也。气数不齐，生质各异，命何尝无之，然命定于有生之初，已然者不可知，全赖今生崇德修慝[①]，变化气质，挽回造化，而父母则人子性命之本也。精气神者，人所以生，能善养，则神气强固，多为善，则天性来复，圣人尽其性而尽人物之性，参赞化育，皆由乎此，区区却病延年，其小效耳。父母以此自修，即以此教学，虽愚必明、虽柔必强，明者明理，强者寿康。先儒不知学圣可以延年，颜子未全仁圣，而以其短命之故，谓学道止是修己，至于贫贱困苦，生而已然，无可如何，故人遂以圣人之道，竟不能挽气数，而夫子馀庆馀殃，禄位名寿必得等言，皆为妄矣。愚幼羸善病，濒死者数，三十始知修身，毫无善状，不过不敢毁身，不敢为恶，而今幸至耄年，况圣人全体大用，与天合德者乎！故确然信圣学可补造化，学道非徒虚名，凡一切困厄，皆可消除，不得以忠孝节义为短折，亦不得以不知行藏为不幸，力而行之，久亦无倦，平安寿吉，必有可期。然非父母师长，自幼即详示之，曷从致力哉！父母谕教有方，更得贤师导之，则入芝兰之室，久而不闻其香，与之化矣！第谕教之法，非可言尽，善养之而已。孟子曰："中也养不中，才也养不才。以善服人，不如以善养人。"父母师友皆贤，自幼善诱，长而习染，安有入于邪僻之忧。世人错解严父、严师，谓教子弟以严，其误天下不少。严非宽严之严也，父母师长，正身作则，曰严正、端严、威严，在子弟则严惮之。若不修其身，不善其教，所谓"身不行道，不行于妻子。使人不以道，不能行于妻子"也，徒严何益？孔子曰："苟正其身矣，于正人乎何有？不能正其身，如正人何？"为人父止于慈，父子之间不责善，责善则离，安有父必严者。为师则循循善诱，诲人不倦，岂徒严厉。"师严，然后道尊"，谓师以道

---

① 慝 tè，此处指奸邪、邪恶。修慝即改掉自己的奸邪习性。慝又有阴气、灾害的含义。

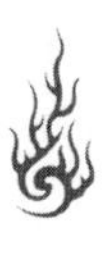

自修，端严严正，子弟爱而敬之，故道尊耳。然必先有贤父母，盖父母于子生之、养之、教之、终身依之，故谕教尤要。从古至今，未有父母不明，而能令其子亲贤取友者，上如颜曾，下如程朱，其父皆知道之士，可以例推矣。

四、友教也

友赅师在内，师无当于五服，五服弗得不亲。自古以配君亲，何其尊荣若是？盖父母未必皆圣贤，必有圣贤之师，乃可学为圣人。参赞造化，即克家亦必赖师，故曰：父母生我，师以成我。至事君亦必有德，乃能致君，是事君事亲，亦必由师而成，故重之也。但圣贤之师不易得，而纷纷俗学曲学，皆俨然为师，孟子叹“人之患，在好为人师”，非谓师不可为，谓师之道不易耳，其可不择名师乎？至于朋友之道，孔孟言之已详，“泛爱众，而亲仁”，可以永守。如己德已成，则尊贤而容众，嘉善而矜不能，亦可要之。友以辅仁，不可不慎。世俗邪僻之事，惑人者尤多，非自爱自重，又有贤父师善诱，不比匪人者，寡矣！

以上数条，皆子孙善恶根源，而古圣贤未尝明言者。以光前裕后为象贤、为干蛊，全在自己返身修德，不可专恃先人栽培，尤不可稍归咎于前人。即祖宗父母有过，亦不但不出于口，且不可稍存于心，唯负罪引慝，刻刻迁善，思盖前人之罪愆。吾身固父母祖宗之身也，我为圣人，则父母祖宗，亦皆圣人。孔子曰：“善则称亲，过则称己。予克纣，非予武，唯朕文考无罪。纣克予，非朕文考有罪，唯予小子无良。”子思曰：“先君子无所失道，道隆则从而隆，道污则从而污，伋则安能？”此为子孙之法，今为尔等愚稚，不得已，切勿误认，妄存非薄先人之想，反遭天谴也。戒之！戒之！

医理大概约说

〔清〕双江刘沅止唐　著

〔清〕双江刘棖文子维　整理

序

天生人物[1]，一团生理，本无大患侵犯斯人，而自古圣人留传医法，乃是上体天生生之德以救斯人，其法良意美，何待后人之多为计耶？特人之有身戕贼不免，则多疾病。天地气化常而不变，因人心不善，而变为疾亦多，其途即古圣所不能防也。夫医本以意，而必以理为本。医书多甚，按其实犹多不合圣人，吾何所知敢言治病法耶？特承先人荫，得有暇读书，反复寻味，因已身多疾，乃求得将医理略明，而获效既多，又以先人所留余论证之今书，觉与古所传似为相近，亦非遂谓能窥堂奥也。好我者谓此事本不可离，如父师有疾，古人有先尝药之语，孝子岂能不求工此术。盍即先贤留遗以益后学，此公诸世亦理之所常有，从此使医有不误，岂非先人所快然乎？愚无以应。思诸论议，非自己出表先人一端之美，以尽小子之心，所不敢辞，谨出家藏本付之手，民世之大雅，其不以为无谓乎？如教我不逮，感甚幸甚！

光绪三十二年岁在丙午从四月　男棖文谨识

① 人物　此处为人和其他生物。

望闻问切捷法

望而知之谓神。如面黄，是伤食；面青，是有邪心术不端，色欲过度；面白，是不知保身，亦是色欲过度，太虚弱了；面黑则色欲过度，肾家太亏，病甚重也；面赤，火甚，如头昏、眼花、眼胀，时时发热，此实火也；如面赤，而又白又青，便是弱症。此当滋阴降火，因人体以治，亦不可只作实火治。

闻而知之谓圣。声音洪亮，疾病无妨；声哑[①]必死；或寒闭了，亦哑，无妨；声嘶，有痰；声短，元气不足。

问，凡病，问其起居饮食，便知病在何处。此非名医不能问。常医虽问无益，然亦要学习。

切，只要浮沉迟数四大脉认得真，知道所以然，便好。凡诊法，须以关脉为主，寸多不确，尺亦然。关者，人身将有病，此先不同。诊之者，己之关脉先通[②]，熟察其外所现，以脉合之。莫妙于先能通，次要实。如浮沉便是中部。究在何处，以此关考之方是。脉者是神。此言有理，但犹不尽是。心神要妙，姑以脉之得一二分而已。而人之心不同，戕贼保养，神明所系。人不于此去求，只求诊脉用药，便非。须将此理细究，此可包括摄养之法。病者细心考究，医者求其少误，庶少大病，少夭折也。

心浮洪长，肺浮涩短，肝沉弦长，肾沉滑软，从容而和，脾中和缓。此无病之脉。知无病脉，则知有病脉。每经有偏有衰，即其病危。此亦以四时验之。

心主血脉在内，久审方知，以心有包络也。肺肝肾，唯肾养五脏。脾为中土，又为先天主。五脏非此无以养，脾无以生。故二部[③]土，皆以和缓为贵。

临脉，先平己气。只将中部，即是关脉，细细审。现诊寸诊尺，又还原位多诊。上下皆关所分，只一神，不必拘拘多索。脏腑统于中气，世谓之宗，却不知其为中。中者受天之本，性命在兹，何况区区气化，不由此分？此业医者所以必知道。道即不得于身亦可少误事。凡脉浮沉迟数，分出无数，尚未将真处细指。真在神住，以我神定在此。以病者设身思，有不现是闭，不确是乱，不和是伤。三部中，忽而一样，忽而兼，忽而大变。其人气血大败，亦与世所谓鬼脉同，但加根柢[④]坏耳。此等如何治？中有不现多，未大变大败者，可消补用药。否则不必服药，只劝作善。

---

① 声哑　这里指元气大亏，中气将竭引起的声哑，并非指所有的声哑。
② 己之关脉先通　意思是诊病的人最好先打通自己的关脉。医者中气足，才能正确诊脉。
③ 二部　指脾胃。
④ 根柢　gēn dǐ，比喻事物的基础。这里指身体的根本。

只以饮食调其胃，多为服米汁与粥，速作善事，使药有灵。即看先服何药，用药施之一二剂，再照脉凭问看者去治。大约效少要告以药误。如寒已宜升提，则不可温。看其脉，中部浮沉多少去定。又有身中现出，有欲现不现者，则再加提药。下面则温药。中属脾胃，后天所本，一一均要趋在此。中有隔阂，用一二味通之。中既有可为力，不患上下之戾。其寒冷重者，非必不可治，但在下焦如何行。寒之由在风，风之由在火。虽虚弱人，断未有无火者，不过微耳。因火生风，仍是外感，久之成内风。小儿之病此，亦是先天太虚，亦是服药不慎。有大罪者，即因此坏命，皆不知培本，散火敛火之故。大人则自戕。人到成童，多少戕贼。先天虽薄，而已气血成全体。夭者为天所罚。不论强弱，而所患常不离，乃是自造现在孽。大学之道不明，医法少真也。

昔在医书中，看有数条，今录出。先将病者详问。看色之法如何，如五脏各有本色，前人言亦是。不如就气问之，审之。然望色亦有难凭，气血不可以假。至于神，亦可就此求，但须细默己身，恐无以得真也。声可不必论。前贤能治病，多于能相人。今以前三者求之，无患病之遁，声自在内。再有脉症不合，此是重病，而又要下细，恐脉未看真。若有功夫能久静，脉方有凭。今但缓缓求，就浅者多仔细，为人代求神即妙。脏与气化为一，有本末。腑则亦脏所化，不必深求。如十二经络，均以脏分部。其妙在一贯，发之合之，非可易知。二者，人身如己则可治。若太坏，虽仙药亦不灵。此要劝以保养神气，调气亦一法。教人以此保养亦可。

门人问，人身具太极，而肾中间之穴为命门。一动一静，真阴真阳生焉。然诊脉以左尺为肾，属水为阴；右尺为命门，属火为阳。窃思人身左为阳，右为阴。且其后妊娠脉歌，左疾为男，右疾为女。盖谓阳受气于左，阴受气于右也。似当以左尺候肾之真阳，右尺候肾之真阴矣。未知是否？

七节之前有小心，谓内肾命门也。壬水为阳，癸水为阴。阴阳阖辟，而呼吸以生，气乃行血，精神出焉。诊脉分两尺，正以水有阴阳。相火阴中之阳，肾水阳中之阴。一体一用，互成造化。阴阳二字，变化无端。左右分阴阳，一隅之见耳，其实不尽然。如两目两耳，何分阴阳？左属气，右属血。人身肢体，又不可以阳左阴右分。此造化妙理，即以养气有得知之。

问脉诀以心与小肠为表里，故得候左寸。以肺与大肠为表里，故得候右寸。滑伯仁云，脏腑虽有表里，而部位自有分别。不可以大小肠至下之部，诊在至高之位者。候小肠于左尺，候大肠于右尺。喻嘉言谓小肠当候右尺，大肠当候左尺。未知孰是。

以寻常脉诀为伪者多，朱子①亦云然，于是人皆宗之矣。然人身与天地同，一

① 朱子　指元代医学家朱丹溪。他著有《脉诀指掌病式图说》。

气如环。即五脏，亦非判然不相入，何为有至高至下之分乎？心热移于小肠，便淋闭癃；肺热移于大肠，大便燥结。此症之显然可证者。若膻中胸中，乃虚位，可以候乎？此理之似是而非者。

问一呼一吸为一息，脉来四五至为和平。少而二三至，多而六七至，皆为病脉。且云呼出心与肺，吸入肝与肾。气在呼吸之内，故五至而得胃气，为平脉。窃思诊人之脉，一以审己呼吸，而得至数。一以审脉之有力无力，而查其病属何经。一心而分用之，恐诊脉为时甚暂，无由知其表里阴阳虚实也。

脉名甚多，其实不外浮沉迟数四大脉。多为之名，反眩惑人，前人之谬也。人身呼吸，一日夜，一万三千五百息。失其平，违其度，而病生焉。凡诊脉，知呼吸之本者几人？能调自身之呼吸者有几？有四诀，非可第以脉定病，即以脉，亦未尝不可。而得至妙者亦希，难矣哉！

问脉诀，浮沉迟数，四大纲脉。又云，肥人脉沉，瘦人脉浮。然伤寒始自太阳经，脉必浮紧。设以肥人染病，诊其脉沉，安知其非伤寒伤风乎？以瘦人而病，诊其脉浮，安知其即伤寒伤风乎？请解。

十二经络，还相为宫。唯伤寒传经，必审之，乃免阴阳二证错认。肥瘦血肉耳。传经是伤寒大端，然亦不可太拘。譬如受在膀胱，此是阳分。而阴太亏者，则入阴分矣。又阴不藏，乃归阳不藏。要在敛阴，不得专在表阳。总之，阴阳不可太分。仲景岂能详言，须会到其理方是。

寒久为热，亦不尽然。试看疟疾，有阴多久而不愈者，仍是寒留在中。若热则属阳，易为散出矣。凡阴盛闭阳均如此。

人迎气口，强为分别。要不过三关之理，不必拘执，至内伤外寒亦不在此分辨。如内伤外感，皆头痛。时痛时止者，内伤也。长痛则外感。热从内泛者，内伤也，否则外感。寒见火加衣而减者，内伤也，否则外感。要以形色起居脉理证之。即脉名，亦甚多，不外浮沉迟数四者。初学入手，记名人之方，及药性，又分阴阳，审虚实，为要。

人身内养不足，元气虚而疠气乘之。发于四时者不同，寒热偏胜之端不同也。春时有痟首疾，夏时有痒疥疾，秋时有疟寒疾，冬时有嗽上气疾。问而知其气，望而知其色，闻而知其声。诊视非一处，病情非一端。望闻问切，交尽其术，而察其生死，分而治之。盖古之医者，皆明于阴阳造化之理，达于人情物理之全，而后神明其术。今但以四脉言之，水火之所以济，与溺窍精窍食喉气喉，前贤俱不敢明言。以其为人之妙，即天地之机也。何必拘拘以求，亦知其理通脏腑而已。

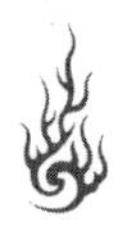

医论

医道虽多，不外乎气血。气，血之主，而神，又气之主也。故补血必补气，气行则血行，无补血法也。至神，则心之灵，尤非可以药补。但审其病从何起，如用心太过而神耗，则宜静养，用宁神之药。色欲太过，而水不济火，则宜用滋水之药。然皆必自加静摄，非可专恃药饵。故愚尝谓心为身主，人必养心，以为生神之本。病不可治，皆心未养而神离身也。疾之不可以药治者甚多，唯风寒暑热，药可以疗。七情内伤，则必调平性情；冤孽魔祟，则必修德祈禳（ránɡ）；阴阳二宅冲犯，则必改造培修。医书专言方药，实多不效。要在神而明之，变而通之，不可拘一以求也。且精气神三者，有先天后天之别。先天之强弱不同，后天之戕养各别。三者还相为宫，不可以强弱分。一强则俱强，一弱则俱弱。古人所以重摄生，不其以此欤？

至于伤寒，古有成书。然冬三月，方为正伤寒。穷苦人，无衣，无火，少食，少酒，又多劳苦，故多染此疾。治之者，审其强弱，询其起居。当培者培之，当清者清之，不可一概而施。但未有不先去其寒而可遽（jù）培补者，或火与寒太重。即弱者，亦必先汗吐下矣。此唯兼四诊之法，以参明之，乃不致误。今人偏于补，岂知补泻兼施，伤寒亦不可废乎。

五行以水火为主。火乃人身生化之源，无火，则不能运化。火有阴阳，为病者，阴火也。欲靖阴火，必贵清源。然药太寒凉，则伤胃气。胃气伤，则饮食难，反伤大命。必谓火宜降泻，而不知培水制火，保胃以生津，其害不浅。且水与火之阴阳，于阳中有阴，阴中有阳。此造化之妙理，岂浅人所知。功夫一事，以养自身神气，其实与医理通。果驯至乎洞达阴阳，庶可了然，难以遽明也。

天以阴阳生万物，而人为最灵。灵于心，实灵于其理。理，气之主也。心依于理，理宰乎气。而保养作善，祛病延年之法密焉。人不知保养作善，但求功于药物，又不明天理，不信明人，故医道难行也。夫医本大道，而以意可会其理。特理不难会，而意则不易能真耳，非静养元气不可。故能医者，必不可舍却根本也。

医者理也，医者意也。阴阳五行之理，烂熟于心，而又以意消息[①]之，其庶几乎。即如诊脉，自来所重。然四诊已足，而亦不能偏废。而望以审其形状、精神、色泽，方可考其脏腑之患。以形气相参，得其强弱虚实之真。此尤为先，但不可刻舟求剑耳。五运六气，古书虽传，其实，乃明人不得已，示下学以入手之法。天地

---

① 消息　此处为斟酌、体悟的意思。

气化，岂人所能测度。人身受病，亦岂尽属气运所为。当以活法参之，乃少有误会。况气化颇不易明，何得单执五运六气耶。一年之病，半由大寒大热而生。冬伤于寒，春夏发焉；夏伤于暑，秋冬发焉。其伤之甚者，则发之速。当细审其致病之由，并以天时人事参之，细心斟酌为佳。

心，火也，有虚有实。实火宜清，不宜太凉；虚火则滋阴补水，更不宜凉。

肝，木也。一身经络，或软或痛。面色，或白或青，皆是肝家主事，而其源不同。

脾，土也。脾是膁铁，胃是肚子。脾是阴土，喜燥。胃是阳土，喜湿。不喜吃饭，是胃虚。或停食，饮后忧闷饱胀，是脾虚。胃为要领，非是肺应接敷布，人亦不能熟知。天有咽喉，人亦然。真是喉乎？还有胃相关系，全身皆赖。而二处只一处。喉之闭，要求胃气。从下面脾之运极处来，而布去，全赖一点真土去运。己土即此，而戊即在下面极处。人以为己土在心，始有阴私，岂知阴不可无阳。阳中阴，又有阳为主，方可生，否则何能长年无病。此指离中妙，而实中间气化之要领。肺在上，亦如前人说心本顽质。其灵明，即是此理。肝主生发，不顺何以生。其源在木，仍是赖中以生。太过则伤中，亦由中先坏，不能御。而脾之生化，要肝气，又要肺气，即胃亦是要肝肺，而肺独可治，尚可及肝。肝伤脾太过，则肺将损，渐至肝亦不生，又将及肾。肾伤则不治。由于肾滋五脏，由上下损，急须大剂治肾。而四脏过伤，则治肾以及之，亦不应。此乃十分大症，而有养者亦患此，乃先后天气化罪孽，均为神明所制。专要大善，气化亦可渐转。就医论，肺之原在下，肺亦要肾。肾以为脏腑根本，仍赖一点阳。阳在运化主宰，虽阴不患其害。脏属阴，岂但有阴。腑属阳，又何无阴。今将主者分者详言之，分分合合，主如何得力，先后天可以略识。肾为先天，何敢言坎之真？离为后天①，乃育有心之妙。只详上面，心肾专主则非。前人有以水火论医，但只一层，今故添论之。

肺，金也。凡咳病，皆肺主之。其源不同，是当辨别而治。

肾，水也。少年色欲过者，是肾大亏。有已成弱症，尚不能离色欲者。医士误以为肾气旺，不知乃命门相火妄动，肾水不足以制之。其本人不知保养，而医又不知添气滋阴，其死必矣。人身以气为主，血流行于周身，全凭气运行之，故治血者当治气。然神又气之主也，神劳则气散，气弱则血衰，而百病作矣。凡有劳伤过度而起，必须清心寡欲，戒房事，省忧劳，勿服凉药，以伤胃气，然后徐徐可以复原。凡咳病，有胃气则生，无胃气则死。治咳而不顾脾胃，必倾其生。此再发明弱症之义。心肾水火也，水火调，则百脉和。其要在于呼吸，一吸而火下就水，一呼而水

---

① 离为后天　心属火，对应离卦。离为后天，即心为后天。后文有“离中真阴，为后天之主”的说法。

上就火，始能相济。劳心太过，则火偏胜。好色过度，则水偏枯。心肾所以不调，百病所以业生也。肾者水火之精，火中有水，水中有火。心之神妙，固宰乎一身。而心之精华，非水济之，则不光明。故学道者，必使神藏土府，呼吸皆归于中黄。虚无之真神，乃为元神。元神静，则精气从之矣，医道所以通仙道也。阴阳不止血气之谓，静为阴，动为阳，阳中有阴，阴中有阳，互藏其宅，互为其根，故息心养气，乃使阴阳和平。相火者，少阳之火，本非火也。以其济君火以为用，故称曰相火。凡相火动者，非君火妄动，彼必不能动也，然则仍以君火为主耳。

心，火也，肾，水也。而名为少阴者，以皆夹后天之阴气也。肾气足，则心君宁，心，离也，肾，坎也。离中真阴，为后天之主。而心乃多妄，坎水为君火所煽，而相火妄行，皆阴识为之也。故三昧真火，乃先天至阳之气，实则水中有火，火中有水，不可强为剖分也。岂唯一脏，凡五脏六腑，旋相为宫，皆非判然各为一家也。

人身中皆火也，赖水以济之，而始不燥。燥者，火之甚，而见于形质也，火第言其邪而已。人身以元气为主，气足则邪火自息。故古人谓火气元气，不两立也。若外感暑热，及劳苦生火，则人之自耗其气。而身中之火，乃妄行矣。易经坎卦，冬月在水是阳在内也。冬日正伤寒，以其寒闭太甚，阳气不发舒。此病以舒畅阳气为主，故不及三阴。然积久不去，则三阴不能多存，而真阳日耗，后天无以养，则命倾矣。古人重摄生，本有成法，后来失传。然仙佛门中，多少可取，诚以保身至要，必留神气，而后少丧天理。而身心无病，不待言矣。失血之病，据医书，亦有可以药治愈者。岂知会逢其适，其人必有可延之理，非药力乎？吾曾讲求养气之法，确知此病无他，在酒色过度者，亦须从养气用功。初起，即须将心放平，领受高明之教。寻访养神气之人，极意探讨，神从何来，气从何来，如何失却，如何又添，精气神三宝，如何是真，如何是假。理明白在心，一意唯恐损神气，而一切有节，即妙矣。古人治色欲，明医亦以节字括之。此从易卦来，能保真神气，即是节。一切用心，当为者必不可废。人以五谷养生，岂可不资真气以运之。知养真者，不妨有假。若将后天戕贼①，除却先天如何补？而况禀赋太薄，岂能资药饵谷食以为生耶。黄帝岐伯，不便明言养法，姑即气化言之。后来有存养法，实与此为一类。望明理者，细究保养，勿谓但用药方，可多治愈血症也。又阳气即元气，阴阳二气，统于元阳。元气暗滋于肾家，一病则无不病也。故医家斤斤辨三阴三阳，云某药入某脏，尚为太拘。

血流行于周身，恰足用而已。劳伤之，乃妄行。精不足以纳气，气不足以行血。于是任其妄行，而无可如何。此必息心静气，徐徐养其精魄，使神安意静，气亦归元，而血可仍归经络如其常道。魄属阴，阳神为魂，所以统阴魄者，阳魂要归阴魄，

① 戕贼　伤害、残害。

岂可偏乎！然失血者，大都损伤已久，而后成疾。若损伤太过，虽灵丹亦无益，以真元之气，非药饵所能裨也。更有先天造恶，将人身真阳丧失，死后转生，必然只有微末之阳。感受气化，皆是阴气，身禀大不如人，神亦无多。在能向善者，还有再添之阳，可以不致病深，不然，则日日所受后天水谷之气，亦将不能多为力也。

知柏，苦寒之味，非不可用，但人以气为主，气盛则群邪自退。培其气，即所以生其血，不必知柏，而火自渐熄。若专恃二味，败其火邪，火由正气不足而生，不培其本，如抱薪止火耳。古今人禀受，未尝不同。平日所以保身者，太不讲也①。

龟板，良药，然安得有败龟板乎。龟，纯阴之物，能服气，不饮食而生，又多寿。然龟板要败者难得，不如不用。阴统于阳，安有独阴可以生者。地黄乃好药，生者尤良，熟者必九制。然血初吐，但用生者，少加独活几分，不必熟者，乃是通阳以生阴。此外咳久，将成弱症，即当用熟者，以滋化源。肾与胃相通，今用下焦药，必治其胃。用建曲几分，可强其胃，非去食也。凡中下焦药，断无不通，勿单用一处药。况化源甚要，岂不可培。人知肾之用药，不知中焦药之可到下焦，所以燥肾，则无功而有害；凉肾，则偶用亦生病。以不知此相通之故。凡先天，均要补，亦须视何经补之。如肾是先天，肝亦然，胃亦然，肺则不同。有系之者，此在脾上去寻。单用克肝不是，平肝者亦要有补肝药，安有纯用平者。五脏相还转，能知真气，则用药必合。五者均受，岂有偏走一经者。药性太多，亦每不确。以药和脏腑，岂必在多？有当重用，以其一二经偏胜也。即如血症，先损后天，岂知先天亦损。人不明先天，只好讲后天，知真理者不然也。望闻问切，均难得真，唯用药平和，差免误人耳。

天以五运六气，在中下生克原不可泥。然天道有常，地气无常。地载人，因人心太不如常，遂随人变，非天之在上者有变也。治病者，是在后天上，讲求先天，但后天理亦不少。天气和地气而论，即地中之气。在上可见，非可不究，遂治得疾病。今可将寒暑细求，每年四时，不过寒暑二字尽之。其渐盛为寒暑，方始亦是此。能知得人身升降，或可知地气之升降，而天时可见矣。故不知保气，即不能确知升降，虽欲知天气地气，亦只肤末。名医必于此用心思索，以成有功。所谓人生一切，皆本于此，不可不究也。

凡病皆以脾胃为主，即一切皆依傍之，即外邪，亦断无不顾根本者。如遇有大小病，先看气色，问所患，然后诊脉。固是，然还须以所患，细参诸色与声，虽不能听，亦不可少。

凡有为物欲所侵，自侵其内，病其生神。自当日渐削尽，即有仙药，亦不能灵。

---

① 太不讲也　不必多说了。意思是不言自明。

故保神为第一。再讲气失均不均，其脉大概是浮动，两关两尺，不为十分沉。只有气息从外出，而又不能为己调匀。外面风寒暑湿常侵，凡有物来扰，念即萦萦缠固，以自攻其本身，其元神。如电去逃避，乃任其离乱，以夺真气矣。治此，唯有生姜一味，为甚平稳，而兼以洋参、白术等类。脾与胃，肾与水，原要一一去细匀。即以一通气化为要着，而去疾者，乃有陈皮、香附、五味、三棱、木通、姜黄、生栀子、石膏等类。外感则是苏叶、薄荷、荆芥、防风等，治其已受之邪，不外扰治。辅之好剂，以为善后之先声。至于人身有二火，全要此生。而人不知，往往以克伐退火大伤元气，以致外边所蓄之火不能去。而本来真火，反易随药以坏其本。亦只有些微之血肉，以养其体。而久久渐及于无血，只有外面之火，以生者就死，至不可救其身。火之害，先治水。水之为害无真气，无真气以为之营，何以存？又何以能再用补治以复其先始？此虚病所以不可救，前人已言之。至多端之疾，皆从此水火不匀，而始广生。故劝人必先保养。而临时，亦只须以去火为先事。风寒等类，以次而及之。又必须本源不亏，故之为要事，非可如外间之治，全不能固，任意去行。其大要，只在轻以去外感，重以去实火。即有虚火，亦当十分酌[①]用药。以一二味做事，只须看症，明了即可行。

古之名医皆大儒，否则高僧高道，无俗人也。俗人一方一药亦能治病，要在博采兼收，而更得明师益友讲明之，乃可以工。

医家不明先后天太极之真体，亦不穷无形水火之妙用。此六味八味，用在人身虚弱者甚好，然亦须加生气之品，可细心酌用之。盖六味能壮水之主，八味能益火之源。二方，皆能令水火得其养，而肾气复其先天。故凡于左尺脉虚弱而细数者，即左肾之真阴不足也，速与六味；于右尺脉迟软，或沉细数而欲绝者，即命门之相火不足也，速与八味丸；至于两尺微弱，则以右尺为主，但十全汤平治为妙。又凡治肾经虚冷，足寒膝软数者，即八味中加五味；治瞳仁散者，六味中加五味。此皆资其先天之化源，实予后世无穷之利也。凡治火上刑金之咳嗽，必先以六味壮水之主，使水升而火自降。随即以参苓芪术健脾救肺，补肾之母，使肺经与水相生，而咳嗽斯易愈矣。

用药以保养是要，脏腑须均平。如肝病克则伤，平亦可，而不如生水。水以不上越为生，滋水添其血，一派生血皆是。水忌土壅，又须养脾温胃，使己土不温不燥。水在下，只敛肝气，非果在肝去润之。肝生化，从水气来。而本脏有血，血以凝气，自然可益。所不调者，非肝盛，只心火为害。心真阳渐衰，阴火渐炽，肝虽愈损，心火亦助之。水少在肝，火以伤气。肝无真气，如何不任阴火做事？而心本

---

① 酌　疑“酌”前缺一“斟”字。

有水上行，此时亦渐少，何也？肝无真气下生，火中自少水。水涸而肝败，乃遂肺脾受大害。肺本金，而为火所克。脾本土，而无水则燥，土亦不生。虚弱症，以此害命。

姑举治法一二，用生水药，要固脾，而肝以克削占三分，土谷之气，必用三四味，如白术是矣，而尤要在怀药、桂圆、枸杞、金樱子、鹿胶、龟胶、生熟地等。此非尽肝脾药，脾为引到肾，肾要引到肺。常人以滋腻为忌，不知化机，脾与肾如何不通。然要如何方能通，上面下去要重，下面上来要轻，分两在神而明之。药多少味，要在分病之轻重用之，而总要妙于通气，使中间有主持。再要逍遥其神气，药不能做事，神以扶之。桂圆肉补脾，非补神，神无补法，而此药可畅脾神。又有汁，可以养燥土，非动火而伏火也，人多不知。人身以血气为本，单补则不是。虽血原从气，而岂可不从血上用药。生熟地、龟板胶，亦不可废，何可以徇俗论。通则不痛，汁药可以治。气已到而血留之，自然有点要生①。俗人专以汁少者用，岂能有应。又天之生化，第一是水。水岂非汁？如何以无汁少汁者去生血乎？所以前人，亦有必用此药之方。而谷气必赖水生，人身水火并要，如伊等言，将不必多饮水乎？阳以治阴，无形之气，无形统有形，岂有气化多阳，而形为害者，皆不知道之贵也。

天人之理，本在一诚。一身气化，统在此字。此聚在身者，有天理以率其气，其脏腑须泄些。五行之理多，而后天区区身中，亦须识得先天。但天之五行，尚多明著。脏腑则不同，关节是大者。此五行，即每样有重轻、大小、迟速之不一端。学医者，只就后天先天探讨，而后将此理看成浑浑沦沦。虽分现各病，仍可贯串。即用一番心去比合，直如作时文之发挥，然后将病状，一一证之，则可得其三四。而有道者，则另有看题之法。脏腑在身，统者是谁。身有心，人知是身中主人，不知有两个。知道者，又不止以心为主。而此脏腑，乃自然有一个主翁矣。

今试以治法论，譬如心是神明，其所以灵是神。而神耗散则伤，神多欲则败。神即与心为一，而一伤均伤矣。人知补心补神，而火乃属阴②，又益其焰，火即生土。此唯以土制，生之者，即为其所制。此乃天地妙理，不克则不生，又是一理。而此火为土制，必赖有水。后天克生仍不离，且水火相济。大道在此，医理从道中分来，如何不似一二分之气化。土本凡质，水火土为三昧火，即仙家所重。知此理，从此设法，思过半矣。即周身气化，莫不由此。而心之神明，后天先天，乃可明白得一二分，盖即医之要务也.。其用药，则厚其脾胃，酌虚实，知寒热，又参以天

---

① 生　此处指生化、生血。

② 火乃属阴　此处指心火属阴。这是相对肾火属阳而言。

时，及其人性情。如此则少误。神无补法，果能养神有法，服补脾药，即可藏神。神本宜藏，人之后天年不永者，皆神少也。人以为气不足，哪知气易为补，神不易补故夭乎。一切药味，如桂圆肉、枣仁，均要配以阴药。如生地凉胃，而劳心太过亦不妨。上桂甚热，而先阳太损则必需。心肾相通，寒热且有并用时。而心本君主，如此治法，则得所养，病可自退。匪特心治，即肾亦无不治。姑举此一端，学者可触类也。至于脾胃为后天母，生发不穷，如何害人，人自为脾所困。其不知所以生发也，有其地，有其法，区区饮食，不过添渣滓多，而添精气尚少。有道者，其脾乃容纳凡物无多。其所禀之气，原已炼过，即脾之中气亦在内。而渣滓非不多，还是无关系。精者神气之聚耳，有大大不同他人，而气在即精在。神为之统，有何不实？脾既实矣，而有何病苦乎？此为后天养以先天，而万物母乃为真有可靠矣。医书说不到此，望习医者，留心察之。

其二为肝。肝者，乃先天居其半，后天非肝不生。但如何生之，只知在水，岂知在脾。人身五官百骸，只是气运。所以主之者，在土发出之，只以为生在水，不以为水亦在土，则不识道妙在人身也。凡生发，均在春，亦在夏秋，四时均有生气，不过各令无多耳。四季有土，中央有土，共为功用，亦分着其功。所以然者，即为生理不可绝耳。阴阳二气，只一生气，故肝木在土出来，是为阳。其属厥阴，乃谓其所养之时与地，非纯属阴也。即如脾本土，属太阴，然其养处有阳，阳含在阴。阴是体，阳是用，与肝略同。而身中造化，除却心，则此二轻甚重矣。肺是肝所发舒，肾是心所归藏，而又为脾之归蓄处。孔圣[①]下袭水土，其理亦可略识也。此药治，则可以平为补，又补要兼脾。而忧蕴结塞，赖脾制，尤在水养。而心肾相资，只须平便是。而脾亦犹此居多，必当细究。即以治肺者治肝，亦可。总之，五者相需，偏亦要合法。姑为此调剂，可再详查其理。为自身及病者，细细究之可也。神无补法，从气用药是已。然如桂圆，名为补神，实则滋润脾胃二经。非有所偏，只以此不寒不燥润之，即可生点凡气。气既生，即心可留。心本气之灵，留此亦是气来聚之故。然虚者方如此，非若重病外邪甚。人视此药为豺虎，不知欲泄先补，亦是古法。断无大病，单治外邪者。此非固邪药，何畏之有。况人以神生，虽有病，而神足者不即死。气旺而神虚，病仍不治。此后天以脾胃为本，但以其生气，并可生神也。凡神可生，亦医之要，何可不究生神之理？又如附子，人皆以治肾火。不知身中火在心，肾火乃分去者。心不能生，肾如何生？心肾之间为命门，此处非只有火。前人以为真窍，是不知先天。后天方有阴阳，两肾即阴阳。心火不生，可于两肾去设法，然必不可专用附子也。又如柴胡，今亦少用。以其升性，更有温病一

① 孔圣　即孔子。《中庸》称颂孔子“上律天时，下袭水土”。

症，大半凉药多用致效，遂并寻常病亦忌用之。不知温者，因天时之寒入身。人身本以阳生，虽寒亦有暖气，不过不能出，久而阴火为害，岂真无阳乎？用柴胡无甚效，凉剂中有紫苏，可以代之。即任伊热多，亦必再通阳。无凉剂，但用通剂，久久轻者亦愈。如有重者，可用通剂兼凉剂，勿重用大苦大寒药也！世有高明，希教之。

医道分内外科，此大谬也。人之所以生者，血气调和，百病不生。凡疮疡，多由不知保身，亏了血气。一遇饮食不慎，受寒受热受火，天道不时，便发为疮疡。治此症者，必须劝其人，寡欲清心，保养身体。然后审其病之由来，或是酒色，或是饮食。知道其病根由，将血气培补。久久，乃用药治病，或散寒，或散火。风火便是疮毒，散风火便是解疮毒。世人不知此理，一遇疮毒，只是用药解毒敷贴，误了多人。更有不肖之徒，见人疮毒，用药使之破烂。伊得逞其私见，万一治好，便是功劳；若治不好，说是病本难治。人为所惑，说是疮本难治，可惜可叹！凡有患疮，毋论大小疮毒，起初有痕迹，便服补气解毒药。如人参败毒散、荆防败毒散之类，将其寒火去了。外面，用生甘草、银花、黄连为末，调敷，便可解散。切不可用艾火烧，用针打，往往误事，伤人性命，戒之戒之！至于女流，血气行动之时，食生冷之物，或心性少平和，动辄生气者恼、气愤、忧愁悲哭，以致血气凝滞，结成包块，久必难治。其本原坏也，不可误用治疮法。所以凡保养人，必须自家贵重身体，十分信神，不作恶。二事均有，一遇此等病，即改悔心肠，再请明医去治。而凡事宽仁厚德，忍让耐烦和平，要想人命在天，天所佑者，修德善人，凡事守理，天自默佑，使其痊愈。医治时，一切保重谨慎，自不待言。此话，须医者细细开导劝化，即是善事大功德也。

病何穷，只有随宜用药。譬如用兵，奇正相生。而其身前后左右，又有多少之不同。如遇疮症，即以人之受病在何经，细为用药。即如脾经，须有生白术、怀药。而所蓄带有火症，则必施以生大黄、黄连等。即其所受病之时，亦须参得几分。必有卓见，莫妙于多看书，细思其理。而书中所言经络，亦不尽合。经者，大大一条，最是紧要；络者，即经之所分，随经去做事，不须太分。如肝经，肝之络在肺始，肺之络又在脾始。凡看疮，先以颜色为要，再审其夜间如何，须看其所得之病，夜来是如何象。

即如疔疮，本是难治。而已成疮，则必悔罪求天。即医治，亦不过调和脾胃，使胃强，不至害其脾土，而有发生。而肺为华盖，又与脾为相系属，非不相关，又必使肺不生火，而火有在肺则去之。风随火，火煽必以风，而火实阴火，即又自有风，不须多多治，只以去火为事。火平而风自熄，即肺熄火而脾可以保，乃得中间不受病。此外均可不计。即以金银花为君，而生白术次之。外间只知去风，岂知邪

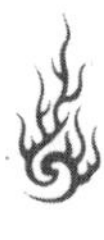

自内生，要经络先通内科，甚是。至肝肾受病，则一时不可治好，以其源甚深也。两手有阴阳，而亦通肝。唯两脚必须往下治，如何可治顶上。疮在上，亦须治肝肾如此。

凡疮皆谓之疡，肿则其势将成，溃则其势已消。疮难外疾，亦血气不和，寒火逼壅①而成。初肿宜散，既肿宜溃，既溃宜清毒而培补。金疡刀割，折伤跌损，或有邪祟，乘其衰而为灾，则祷祝之。又以药附之，或去其败肉。数者皆治疡之法。又审其五脏之气，何者受毒，当以其气所宜之物养之也。凡药以酸养骨，以辛养筋，以咸养脉，以苦养气，以甘养肉，以滑养窍。盖疡疾与内疾等，必审其宜，而后可免误治。愚故言医分内外科大不可也。

凡遇产妇，前三四五个月，即须告以生育非奇。前生因果难料，神天一心救人，专望有心去求。自家夫妇，自想各有何事。不可对人，即不可对天，定去求天，赦罪保安，多多少少行善事。如有前冤，亦自家可蒙天恩解免，以保平安。勿得单恃方药、不求神。人多忽略此事，不去求神，最当戒之。

汪讱庵书，亦可看，但当以神气为主。初学入门者，何不可言寻真气。用药关人生死，勿轻视神气二字。此书亦但言凡气，不可拘，粗粗涉猎，求《内经》之精，以为根本可也。黄坤载亦有可采，在言脾胃，然不知先天，岂有不明先天，但治后天，可以为法者。伊处处有胃，由此去悟，元气在胃。一个阳藏在脾阴，岂非元气。下通肾，岂非由下而上之先天。如何专以胃逆为言？且天道用逆，人身则顺。性功以逆为贵，以合天道。医道亦以逆为贵，以象先天。此言培养之法，非是已受外邪然。上下相通，治法亦有治往下者，但非黄氏所谓耳。

至于铜人图，不必向此用功。吾曾言医不分内外科，疮疡只是内发，所要者神气。药以托毒，攻其外，亦不过一半功效。岂有单用药在外之理？凡丹药，亦要。而病到既深，尤不可不细审。内虚则不可骤用，必先培补。有冤，则不同。果能善心善事多，且可解冤愈疮，何况不保养所致者乎？无以图求脏腑也。

附录药王说

北方祀名医，尊扁鹊。南方尊孙知微，皆称之曰药王，而天下亦药王之。于是药王之名，不知何义；药王之义，莫考其由来矣。然名不正则言不顺，溷而弗察，将何以信今传后哉。圣人之学，经孔孟发明，其后，遗裔相沿。虽遭秦楚之暴，汉

---

① 壅　yōng，堵塞，滞留。

高之不学，而草野中渊源授受，不乏名流。特上无人以荐引，下无人以推扬，遂多隐而不彰。学者莫测其由来，则名之曰仙。及魏晋而后，益以支离，言元言空，托于佛老。而其授受之真者，亦以异端视之。然其寓言假借，儒者不特不详其真，且多据为典故。如月中丹桂，炼石补天等语，伪以传伪，不知其为乌有。愚尝辨之矣，今且释药王之义，以明其概。两仪定位，天纯阳而上浮，地纯阴而下镇。乾坤若不交济，则天地亦为死物。阴阳者，阖辟之机也。一阖而乾下交于坤，一辟而坤上交于乾。爰生六子，各得大父大母之精。然震巽得乾坤之初爻，艮兑得乾坤之下爻，唯坎离独得其正。日阳精而孕阴，月阴精而孕阳。阴阳互为共宅，六气以调，四时以序，乾坤气化以周。人心之灵，通乎造化。心秉离精者也，肾秉坎妙者也。未出母胎为先天，既出母胎为后天。先天纯乎阴阳，天赋气而地成形。性纯乎阳，固无不善。后天阴阳异位，气质因生七情，乾金入于坤府，是故人心为善难而为恶易，皆气质之累为之。而先天真阳，陷于北海。坎中一阳，是为先天乾性之主。然本乎天者亲上，坎阳亦欲上升。本乎地者亲下，阴识何难下注。圣人教人复性，以神驭气，聚于中黄，实以志帅气，止于其所耳。人身无不敝之时，而先天真性，则秉于乾元。理也，实只气也。心为气之灵，亦宰乎气。而道心始为天理，可以生浩然之气。人心即为气质，极易入邪僻之途。持其志，无暴其气，以虚无浑穆之神，养先天浑然之气，求放心而止于至善。天地之中，成性存存。道义之门，神凝而气聚。有诸己也，内外交修，动静交养，驯至乎大而化神，则先天之气，复乎乾元，是曰复性。形骸有尽，而乾元之真气无尽，故羽流以坎中一阳，为长生药。又曰药王，谓药可以延生。而此先天真气，则与天同寿，凡药不能及耳。自明师罕观，愚妄误解，遂增无限歧途。而取坎填离①，存心养性，判然不相入。孟子以不得于心，勿求于气为非。而自言其不动心，则曰养浩然之气。心即神也，气之浩然，即乾元统天之气也。正义湮而邪说盛。以药王为人，犹其失之小者，小子其详究之。

此先君子旧作，其义即医之精理，谨附刊以质当世。男桢文敬志

附录医法追源说

医道之兴，始于神农，此人所知也。今天下以此业，何尝不是好功德。而欲大

① 取坎填离　为道教内丹术隐语。人成胎儿后，即由先天八卦变成后天八卦。取坎填离，就是为了将后天八卦恢复为先天八卦。有两层意思：一是练功之际心火下降，肾水上潮。二是将坎卦中间的一阳与离卦中间的一阴对换，使坎卦变为坤卦，离卦变为乾卦。

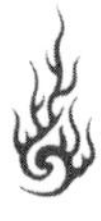

大不易精通，小子不揣固陋，曾捡得先人遗说，敢就正于高明焉。三代以前，即有《内经》。其实未大发明，吾等承孔孟之说，用意读玩六经。一个仁字，乃为希圣之本。孰知即能养此身，改一切之非礼，致此血气之安平耶。前人只以讲理有五性，行事心术言语均宗之，此何待言？吾以六经未有医字，只仁字多。孔子云医亦未见，而《论语》虽小道亦可观，则其事亦甚须研究。况人心多思，造出多少非礼，是为不时感受阴阳沴（lì）气，亦不为异。只一点之不仁，悖于天地之正气，则受之矣。夫天地有正气，杂然赋流形。文文山[①]先生，已曾咏之。此理确乎不易，以之解医阴阳之理，甚可发明。凡属人身之有阴阳，皆天地之阴阳。山川流时，岂非有气。正与邪均互为藏，只在人去感召。故一念仁，则受正气。以其为天地正气，必有天理之正者以召之。五性之仁，本统义礼智信。如何不可以为天理之大，而又医理之有阴阳，不可以相为感召耶。世上行此艺诸人，亦非不看不究医理之书，但尚未知此理。因之行持看脉等事，虽有可据，而多不获效大。试思愚陋之言，将仁字劝人存诸心，一切均必由之。如平时不由者，即为改辙。其二氏之经卷，亦有临病祷求之事。此亦与子路请祷同，似亦可并行之。窃为天理在人，受诸天地，人身有疾，亦由天地降殃，故必以仁常常体诸身，又于祷神致其诚，源清而流不浊，即用药开方，均可有大效焉。此为寻医法之本，非单讲法也。高明君子，有志救时，请以此言，告诸医士。或者无有多不救之疾，以慰上天好生之仁，功德不其无尽也乎？

学圣人局量

大慈悲心。慈悲，仁也，仁人心也，天理良心也。凡人必有仁，然后念念事事，唯恐不知人好歹。一言一动，唯恐得罪于人。至于忠孝友悌，大伦所在，其不忍一念相欺，不敢一念怠肆，更无待言矣。仁也，而曰大慈悲者，由一念以及于念念，由一事以及于事事，俱是此不忍人之心。所谓昆虫草木不可伤，尽其性以尽人性物性。参赞化育，皆以此为根本。

大广大心。广大谓度量也。古人云，有大量者，始有大福。量小者，居心狭隘，见理不明，气质刚躁。只知有己，不知有人；只徒利己，不顾损人；自恃而不服善，自私而不谅人，自小而不容人。能有度量，必自平日反躬自责之人。一言一行，唯恐不合乎理，损伤于人。刻刻检点自己不是，虽外人怒我詈（lì）我，十分亏我，多不理他。只是自家反躬自问，问心无愧了，任他无理相加，都全然不理。至于君

① 文文山　即文天祥，文山是他的号。

父大伦所在，以及弟兄朋友，犯而不校，更不待言矣。

大方便心。方便者何？敏于事也，勇于义也。人世相与同居同游，同往来晋接，无非五伦中人。五伦中人，有尊卑大小，贵贱亲疏，贤否远近之不同。如君、父母，至尊至亲，竭诚竭力，敬慎服事。君亲而贤，能象其贤；君亲而不贤，匡救谕谏，能干其蛊，做得十分周到，至使其君亲为圣人。忠孝事业，做到无古无今，此臣子分内之事，不足为功。凡事君事亲，十分周到，不得言方便也。此外，弟兄朋友，其中亲疏厚薄，贤愚是非，断不能一同而视。事兄爱弟信友，先自家各尽其道，爱之敬之，不欺不苟，久久不变。不管他说我是非，我只尽其心，尽其道，求无愧于我心。若他有事，只要不悖义理，则真心代劳，尽心尽力，委曲成全好事。此便是方便之道也。但事有难易，境有丰啬，时势有常变，顺逆不同，虽当方便，也要斟酌义理情事，必不可一概冒昧而行。至于从井救人，危身辱亲尤非，所以古人云：力量做得来的，尽其力量，力量做不来的，亦必用心周到。此所言者，谓事情大理所关也。若夫平日检身修德，一言一行，一步一趋，随身方便，其事难以枚举，其功亦简而易行。只要肯留心，不怠不肆，便可处处方便。如行路，见一木一石碍脚，恐妨人行，去之。饥寒困苦，一切不佳之事，唯恐人有。饱暖安全得意之事，唯恐人不周全。一日之内，斗室之间，无处不可方便。此两字实心奉行，仁义二字，都在其中矣。

大清静心。如何清静？见财不贪，见色不爱，一念一事，不纵情悖理皆是，只知安分守己。劝职业，修心术，念人生万事，终由天命。天之爱人者，只此天理良心。我念念不失天理良心，事事体贴而行，无论德行道义，择一合义理者为之。如耕读商贾，专心学习此艺，勤而不懈，俭而不奢，廉而不贪，专而不分，又念念检点，不肯一毫亏损天良。如此，无论何事，俱可以谋生度日。此即俗所谓靠天而行也。人心妄想无穷，不可任心行事。只要一生不受饥寒，仰事俯畜，可以粗足，便是第一美境了。至于富贵荣华之人，彼有积累善德，上天方才赐之福禄。我无他积累，如何妄想与他一般。果然存心恬退，时时芟除妄想，则久久习为固然。无论贫贱困苦，都安心住下去了。此乃寻常人刻持私心，勉强学为清净之法。若夫读书明理之人，能存心养性，履仁蹈义，内而涵养有功，久久，鄙俗之见自消。外而动循礼义，久久，美恶之情浑忘，则必有静存动察，始终本末之功。圣人非道非义，一介不取予，万钟千驷弗视，由斯道也。此清净二字，上之，则希圣希贤，敝屣天下；中之，则有守有为，行藏不苟；下之，亦云水心情，无处不可自适。是在人自为之，而自勉之耳。

大柔和心。和者，恩谊浃洽①之谓也。以其上而言，修于身者，喜怒哀乐皆中节，是天下之达道也。措诸世者，天下中国如一人，是覆载之宏深也。此和之至者，非圣人不能。以其次而言，五伦之内，各尽其道，各得其所，恩明谊美，情义不相乖离。此和之切要，不可无，亦人之所当尽者。再次，则不忍为不仁，不敢为不义，小心敬慎，平心静气，唯恐伤人，唯恐偾事，唯恐取祸，谦虚忍让，纵有大不平，大不堪之事，大可恨，大可诛之人，也置之不问。将自家好胜好强、刚躁之气，极力柔服下来。故曰柔和也。宽柔以教，不报无道，君子居之。此之谓也。不然，柔之一字，乃不好字面，善柔也，柔奸也，柔弱也，柔佞也，柔靡也，安得而为之。凡人不能忍辱谦让，俱是血气刚强，心情躁暴所致，故柔其气以从理，和其情以同物。然后伦谊可以浃洽，动履可以无灾。

上五言，本佛道书中语。而其义理，实与圣人之道无殊。圣人言行，不外乎此。即四子六经，名贤议论，亦不外乎此。但世人忽而置之，迂而笑之，甚且以为异端而辟之，是以学圣学贤，无从入手。愚尝举以训门人，谓此五言，乃学圣之局量。必先有此五言心思，实行五言义理，然后可以希贤希圣而希天。惜乎遵行者罕！今老矣，不得已，书示儿曹以为一家之授受云尔。

先君子平生教人，言语甚富。无非性情心术，施于日用伦常。上五言，看是二氏之言，实吾儒真实学问。兹因刊布医说，特附于后。昔人云，治病当治未形。此五言之理，果能实体，又有何病？习医高明，受病苦人，请以此治未病焉。

男椇文谨志

---

① 浃洽 jiā qià，普遍沾润。又有遍及；和谐，融洽；贯通之义。

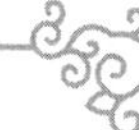

经验良方

〔清〕双江刘沅止唐　著

叙[1]

凡人得天之理同而气质不同，所以有生安、学利、困勉[2]之别。疾病之来，皆气质之桎梏。其性灵，而阴阳寒暑之偏复乘焉。治病者必审其人之性情、境遇及病源而后效。世每刊良方以送人，而幸而中者少，不幸而不中者恒多。故愚常戒友朋以慎方也。而陈君乃彙[3]验方以附劝善书后。原其心无济世之心，而其方必审量而行之，毋从执方以误人也。

止唐老人书

① 叙 底本刘止唐“叙”后有“附经验良方”五字，今删去。

② 生安、学利、困勉 刘沅《拾余四种·剩言·杂问》有“生安性为心，学利心多性，困勉之性仅矣”之语。

③ 彙 同“彙”，汇集的意思。

疟疾方

治疟疾奇效三方（疟疾俗名摆子）

疟之为害，南人患之，北人尤甚；弱者患之，强人尤甚。虽不至遽伤人命，然不治，则发无已时。治之不得其道，则恶邪内伏，正气日虚。久而久之，遂不可药。所定三方，甚为平易，无奇绝，不入常山草果等劫剂，且不必分阴疟阳疟，一日二日三日及非时疟。人无老幼，病无久近，此三方不用加减，唯按次第服之，无不应手而愈也。

第一方

广陈皮一钱	陈半夏（姜汁煮透）一钱①	白茯苓一钱	威灵仙一钱
苍　术（米泔水浸一日，切片，炒净）八分		紫厚朴（姜汁拌炒）八分	
柴　胡八分	青　皮六分	槟　榔六分	炙甘草三分

上药②咀片，如法炮制。加姜三片，井水、河水各一钟，煎九分。饥时服，渣再煎服。如头痛，加白芷一钱。此方平胃消痰，理气除湿，有疏导开先之功。受病轻者，二剂即愈，勿再药可也。若三剂后，病势虽减，而不痊愈，必用第二方。少则三剂，多则五剂也。

第二方

何首乌（生用）三钱	广陈皮八分	柴　胡八分	白茯苓八分	黄　芩八分
白　术（炒）一钱	当　归一钱	知　母二钱	鳖　甲（炙脆，研粉）二钱	
甘　草（炙）二钱	威灵仙一钱			

上药加姜三片，井水河水各一钟③，煎八分，加无灰酒五分，再煎一滚。空心服。二煎、三煎，并服。

此方妙在补泻互用，虚实得宜，不用人参、黄芪，屏去常山、草果，平平无奇，却有神效。即极弱之人，缠绵极重者，十剂后，立有起色，立奏万全。所云加减三，即不灵验者，正此方也。

---

① （姜汁煮透）一钱　底本为“一钱 姜汁煮透”，为统一格式，方便阅读而作调整。以下各方中类似情况与此同，不另出注。

② 药　底本无，据上下文加。

③ 钟　同“盅”。下文同此，不再出注。

第三方

人　参一钱	黄　芪(蜜炙)一钱二分	当　归一钱二分	白　术一钱
广　皮八分	甘　草(炙)三分	柴　胡八分	升　麻四分

或加何首乌二钱，知　母(炒)① 一钱，或加青蒿子八分，麦芽一钱。

上药加姜一片，枣一枚，水二钟，煎八分。半饥时服。用三五剂，元气充实，永不发矣。

方虽有三，第二实为主方，既不刻削，亦不峻补，功独归之。其第三方，专为有力者设。贫家安得有参，只多服第二方可也。

痢疾方

治痢疾奇效三方

痢为险恶之症，生死所关，不唯时医治之失宜，而古今治法千家，多不得其道。是以不能速收全效。今立方，何以为奇？不泥成法，故奇也。立论何以为妙？不胶成说，故妙也。然其药品又不可外乎常用而已，有识者切勿更张，勿为庸医所误。遵而用之，百试百效者也。

初起煎方

川黄连(去芦)一钱二分	条黄芩一钱二分	白芍药一钱二分	山楂肉一钱二分
陈枳壳(去穰)六分	紫厚朴(去粗皮，姜汁拌炒)八分		坚槟榔八分
厚青皮(去穰)八分	当　归五分	甘　草五分	南木香二分
地　榆五分	红　花(酒炒)三分	桃　仁(去皮、尖，研如粉)一钱	

上咀片，如法炮制。用水二碗，煎一碗。空心服。渣再煎服。

此方或红或白，里急后重，身热腹痛者，俱可服。如单白者，去地榆、桃仁，加橘红四分，木香二分。如滞涩甚，加大黄二钱，用酒拌炒。服一二剂，仍除之。若用一剂，滞涩已去，不必又用二剂矣。用大黄于年幼之人，又不可拘用二钱也。

上方用之三五日，神效。用之于旬日，亦效。唯十日半月外，则常加减矣，另详于下。

---

① （炒）　底本为小字，为便于阅读，改为括号。以下同，不另出注。

加减煎方

川黄连（酒炒六分，生用四分）		条黄芩（酒炒六分，生用四分）	
山楂肉一钱	大白芍药（酒炒六分，生用四分）		厚青皮四分
坚槟榔四分	广橘红四分	甘　草（炙六分，生三分）	当　归五分
地　榆四分	桃　仁六分	红　花三分	木　香二分

上咀片，如法炮制。用水二碗，煎一碗。空心服。渣再煎服。

如延至月余，觉脾胃弱而虚滑者，法当补理，其法如下：

补理煎方

川黄连（酒炒）六分	条黄芩（酒炒）六分	大白芍（酒炒）四分
广橘红六分	当　归五分	人　参五分
白　术（土炒）五分	炙甘草五分	

上咀片，如法炮制。用水煎。空心服。渣再煎服。

以上三方，如妇人有胎者，去桃仁、红花、槟榔。

以上三方，随用辄效。如有不效者，必初时投参术等补剂太早，补塞邪气在内。久而正气已虚，邪气益盛，缠绵不已。欲补而涩之，则助邪；欲清而疏之，则愈滑。遂至不可救药。虽有奇方，无如之何，则初投温补杀之。

微理妙论

古今治痢，皆曰热则清之，寒则温之，初起热盛则下之，有表证则汗之，小便赤涩则分利之。此五者，举世信用如规矩准绳，不可易。予谓五者，唯清热一法，无忌。余则犯四大忌，不可用也，今详于后：

一曰忌温补

痢之为病，由于湿热蕴积胶滞于肠胃中而发也，宜清邪热，导滞气，行瘀血，其病即去。若用参术等温补之药则热愈热，气愈滞，而血亦凝。久之，正气虚，邪气盛，不可疗矣。此投温补之祸，为最烈也。

一曰忌大下

痢因邪热胶滞肠胃而成，与沟渠壅塞相似，唯用磨利疏通则愈。若用承气汤大下之，譬如欲清壅塞之渠而注狂澜之水，壅塞必不可去，无不岸崩堤塌矣。治痢而大下之，胶滞必不可去，徒伤胃气，损元气而已。正气伤损，邪气不可除，壮者犹可，弱者危矣。

一曰忌发汗

痢者，头痛目眩，身发寒热者，此非外感，乃内毒熏蒸。自内达外，虽有表证，实非表邪也。若发汗，则正气既耗，邪气益肆，且风剂燥热，愈助热邪。表虚于外，邪炽于内，鲜不毙矣。

一曰忌分利

利小便者，治水泻之良法也。以之治痢，则大乖矣。痢因邪热交滞，津液枯涩而成。若用五苓散等剂，分利其水，则津液欲枯，而滞涩欲甚，遂至缠绵不已，则分利之危害也。若清热导滞，则痢自愈，而小便自清，又安用分利焉哉。

鼓胀方

治鼓胀仙方原论

凡病人腹上按之有窝者易治，如脉细脐出者，难治。又有五绝难治。面黑者，肝绝也；手无纹者，心绝也；肩凸者，肺绝也；脐出者，脾绝也；下部脚肿者，肾绝也。此五症极难治，然肯服此方，断无不效。重者再服一轮，即愈。但服此方，多有禁忌，不可不知。今将所忌食物与所服药品，条列开后，务要留心遵行，庶收速效。

- [1]方内药料，要择地道鲜洁为佳，断不可稍有低赝，以致徒劳无功。
- 药味分两，务必要照单称准，断不可稍有增减。如违不唯无效，且多误事。
- 服药必要按时，须令一人专心注意伏侍[2]。倘稍有参差，难以见效。盖取人身血脉所至与药性适合，始能去病，乃此方之妙也。但服此方时，忽而项强，忽而肩背臃肿，又忽而心怯，忽而下身微肿，将病层层推出，然后就愈。不可疑惑，停药不服，切切。
- 服此方必须忌盐百日。况性命为重，即二百日何妨。不独盐醋当忌，甜味亦宜少吃，总以淡食为主。俟身中神完气足，然后开盐未迟。
- 凡饮食与所服药性相忌者，勿食。如厚朴忌豆，半夏忌羊血之类。总以炒熟芝麻做点食，瞿麦汤代茶最妙。
- 紧皮丸内用人参一两。如无力购买者，即不用参，将各味配好，临用时，照丸数研碎，用代参膏一杯，化服。

① 项目符在底本中为“—”，为了方便阅读而改。以下同。
② 伏侍 同“服侍”。

• 代参膏方附于后。此方出自秘传，切勿轻视。凡人病后，需参调理者，皆可服之。其功真不减人参也。

第一方净水煎，晚服二次，忌荤。

白　术（土炒）二钱五分	白茯苓（去净皮）一钱五分	木　通一钱五分
陈　皮一钱五分	半　夏（姜汁制）一钱	紫苏叶一钱
大腹皮（酒洗，晒干）一钱		

加生姜一片，大枣二枚为引。

第二方空心服二次，不忌荤，忌生冷。

白　术（土炒）一钱五分	白茯苓（去皮）一钱五分	赤茯苓（去皮）一钱五分
陈　皮一钱五分	砂　仁（去皮，杵）一钱	青　皮（醋炒）一钱

加生姜三片为引。

第三方午服二次。

白　术（土炒）一钱	砂　仁（醋炒，杵）一钱	木　通一钱
半　夏（姜汁制）一钱	草　果（去皮）一钱	苏　子（炒，研）八分
黄　芩（酒炒）八分	猪　苓（去皮，忌铁）一钱	

磨沉香三分，冲服。

第四方晚服二次。

猪　苓（去皮，忌铁）一钱五分	白　术（土炒）一钱	白茯苓（去皮）一钱
瞿　麦一钱	半　夏（姜汁制）一钱	香　附（醋炒）一钱
泽　泻一钱	乌　药一钱	黄　芪（蜜炙）一钱
尖　槟一钱	麦门冬（去心）一钱	白　芷八分
砂　仁（去皮，杵）八分	厚　朴（姜汁制）八分	

磨沉香四分，冲服。

第五方早服二次。

木　香（切片）一钱五分	白　术（土炒）一钱	半　夏（姜汁制）一钱
苍　术（米泔浸炒）一钱	草　果（去皮）一钱	黄　芪（蜜炙）一钱
陈　皮八分	砂　仁（去皮，杵）八分	苏　子（炒，研）八分
厚　朴（姜汁制）八分	白　芷八分	丁　香（切片）三分

另磨沉香五分，冲服

第六方同第五方，早服二次。

第七方午服二次。

白茯苓（去皮）一钱五分　白　术（土炒）一钱五分　香附（醋炒）一钱五分
木　通一钱　当归身一钱　泽　泻一钱
木　瓜一钱　陈　皮八分　厚　朴（姜汁制）一钱
砂　仁八分　青　皮八分　黄　芩（酒炒）八分

第八方五更服二次。

白　术（土炒）一钱五分　香　附（醋炒）一钱五分　陈　皮一钱
白茯苓（去皮）一钱　木　通一钱　半　夏（姜汁制）一钱
木　瓜一钱　枳　壳一钱　苍　术（米泔水浸炒）一钱
槟　榔一钱　大腹皮（酒炒，晒干）一钱　麦门冬（去心）一钱
藿香梗八分　白芷尾八分

磨沉香五分，冲服。

第九方四更服二次。

白茯苓（去皮）二钱　白　术（土炒）一钱五分　陈　皮一钱　木　通八分
半　夏（姜汁制）八分　苏　子（炒，研）八分　香　附（醋炒）八分　木　瓜八分
厚　朴（姜汁制）八分　砂　仁（去衣，杵）七分　枳　壳七分

第十方空心早服二次。

半　夏（姜汁制）一钱五分　砂　仁（去衣，杵）一钱　苏　子（炒，研）一钱
木　瓜一钱　瞿　麦一钱　白　术（米浸炒）一钱
木　香（切片）一钱　黄　芪（蜜炙）八分

第十一方午后服二次。

白　术（土炒）一钱五分　白茯苓（去皮）一钱五分　猪　苓（去皮，忌铁）一钱五分
陈　皮一钱　木　香（切片）一钱　泽　泻一钱

第十二方同第十一方，午后服二次。

第十三方晚服二次。

白　术(土炒)二钱五分	白茯苓(去皮)一钱五分	半　夏(姜汁制)一钱五分
陈　皮一钱	木　通一钱	苏　子(炒，研)一钱
木　瓜一钱	瞿　麦一钱	枳　壳一钱
槟　榔一钱	木　香(切片)八分	乌　药八分

第十四方晚服二次。

白　术(土炒)二钱	白茯苓(去皮)一钱五分	猪　苓(去皮，忌铁)一钱五分
泽　泻一钱五分	陈　皮一钱	木　通一钱
瞿　麦一钱	葶　苈(炒，研)一钱	

第十五方早服二次。

白术(土炒)一钱五分	白茯苓(去皮)一钱五分	陈皮一钱
苏子(炒，研)一钱	木　香(切片)八分	

第十六方午服二次。

白茯苓(去皮)一钱五分	木　通一钱五分	香附(醋炒)一钱五分	陈皮一钱
砂　仁(去衣，杵)一钱	苏　子(炒，研)一钱	枳壳一钱	槟榔一钱
莱菔子(炒，研)一钱	石榴皮一钱		

磨沉香八分，冲服。

第十七方晚服二次。此方要见全效，若未全效，服完十九方，再服一遍。

白术(土炒)二钱五分	白茯苓(去皮)一钱五分	猪苓(去皮，忌铁)一钱五分
泽泻一钱五分	陈　皮一钱	瞿麦一钱

加烟草十茎，每茎长六寸。

第十八方空心服二次。

白术(土炒)二钱五分	白茯苓(去皮)一钱五分	木通一钱五分
陈皮一钱	砂　仁(去衣，杵)一钱	半夏(姜汁制)一钱
苏子(炒，研)一钱	香　附(醋炒)一钱	厚朴(姜汁制)一钱
木香(切片)一钱	白　芷八分	

第十九方午服二次。

白术(土炒)一钱五分	麦芽一钱五分	木通一钱五分	陈皮一钱
半夏(姜汁制)一钱	苏子(炒，研)一钱	香附(醋炒)一钱	枳壳一钱
白芷一钱	槟榔一钱	青皮(醋炒)一钱	桑白皮一钱
砂仁(去皮，杵)八分	木香(切片)八分	木瓜一钱五分	

磨沉香八分，冲服。

紧皮丸方

人参一两　生地黄(炒)一两　神　曲(炒)一两　车前子一两　木通一两

半夏(姜汁制)一两　猪　苓(去皮)一两　泽　泻一两

青皮(醋炒)一两　赤茯苓(去皮)一两　破故纸(盐水炒)二两

苍术(米泔浸炒)二两　当归身(酒洗)二两　陈　皮一两五钱

厚朴(姜汁制)一两五钱　麦　芽(炒)一两五钱　苍术(醋炒)八钱

上为细末，瞿麦糊为丸，白汤送下。早服四十丸，午服三十丸，晚服二十丸。每丸如梧桐子大。若用代参膏，约五钱一次。将丸药化开服，则不必用参。

开盐方服紧皮丸后，神完气足，然后用此方开盐。

白术八分　苍术八分　麝香五厘

共为细末，用鲫鱼二条，去肠，将要同盐一两，入鱼腹内用纸包煨，瓦上焙干，为末，早下一钱，晚下一钱。

代参膏方

玉　竹二斤　黄芪(蜜炙)一斤　天门冬(去心)八两

明天麻(湿纸包裹，煨熟切片，酒浸一宿，焙)十二两　防风三两

枇杷叶(刷净毛，蜜炙)六两　枸杞子(酒拌蒸)一二两

桂圆肉(即龙眼肉，生晒者佳)十二两

如法炮制，熬膏炼蜜十二两，收贮。开水冲服。

上十九方治鼓胀神效，传自常熟蒋苏。伊因抱此病年余，自问已无生理。忽于箧中搜得此方。照服三轮，复得安全。真起死回生之妙剂也！但不可稍有加减，并违误服药时刻，又不得求速效。有患此症者，宜坚信勿疑，珍重自爱，至切至切！

七厘散

专治跌打损伤，不论金刃。伤至骨断筋折，血流不止者，先以药七厘冲烧酒服。量伤之大小，复用烧酒调敷。如伤过重，血流不止，即用此药干掺，定痛止血。此又名七里散，伤重者内服二三钱，外用此药干掺患处，如人行七里工夫便效。并治无名肿毒，调敷，亦如前法。

朱砂一钱三分	麝香一分二厘	冰片一分二厘	红花一钱五分
儿茶一钱四分	乳香一钱五分	没药一钱五分	血蝎一两
归尾一两	雄黄四钱		

上药十味，研极细末，入瓷瓶内收贮。用黄蜡封口，五月五日午时制贮。年陈更好。

治牙疼神效方

干骨碎补（一名猴姜），用竹刀刮去毛（净，四两，切片，忌铁器），再用黑鲜桑葚一斤，拧成汁水（如无鲜的，用干桑葚煎透，拧汁亦可）。将骨碎补入桑葚汁内，浸透焙干。再浸再焙。以汁水浸完为度。焙黑，研极细末，收贮瓶内。临用时每末四两，酌加青盐四五钱，频频多擦，即不可忍者，立时见效。如能时常满口多擦，总不间断，不但固齿并乌须发。早晚饭后或擦之过多，随涎咽食，非但无碍，且大有益。

治齿出血方

牙齿出血不止，用苏木、红纸擦之，即止。

治痔疮第一良方

麻柳叶(一名桧柳，其叶如槐，较大，其子如菱角一串，其性大凉。如秋冬叶落，即以麻柳树皮代之）用叶一握　　生半夏(为末）一两　　生白矾(为末）一两

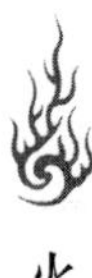

上药三味，水煎熏洗三五次，无论内痔外痔，及头已破流脓、流水，痛不可忍者，无不奇效。

治痔疮粪漏方

蚯蚓（七根，要韭菜根下的）贮鸡肠内，用棉花籽油二斤酥过存性，研末，黄酒冲服。

荆黄散治破伤风奇效，太常吕公秘方。

荆芥五钱	黄蜡五钱	鱼鳔(炒黄色）五钱	艾叶三片

上四味，入无灰酒一碗，连水煮一柱①香时，乘热饮之，汗出立愈。唯百日以内不得食鸡肉。

治刀口木器等伤出血方

好石膏不拘斤数，五月五日午时，先斋戒至诚。于午时选静室，用炭火将石膏煅过，研细，听用。临煅时，不闻鸡犬声，不令妇人见。凡伤出血，即用敷之，血即止。

又方：

即时用麻柳叶咬烂涂之，立效。如后红肿，用何首乌叶涂之，即消。

治鼻内出血方

百草霜	黑姜

上二味，不拘多少，研细末，用大曲烧酒冲服，即时可止。

---

① 柱　当为“炷”。下文同此，不再出注。

治大便出血无论粪前粪后俱效。

猪瘦肉(切小片) 四两　　百草霜

二味合炒至干，熟食之，轻则一次，重则两次，痊愈。

治粪后红方

马齿苋，切碎，和猪肉为馅麦面包子，蒸熟，空心食之，多多益妙，加入护角十粒，亦可。

治胎生风眼多

炉干石多少不拘

上药拣洁净者，用大桑叶将石包七层，外用牛尿泥微干者，包桑叶石如碗大，大柴火热灰内烘一书夜，取出候洽，然后打开，去净泥叶。取出石用瓦罐贮童便，浸石于中，夜间侵入，昼复取出，阴干。如是者四十九日，待阴干得干透，以乳钵研细，将丝罗筛过，用菜油调匀，糊于碗内用土钵一个，放于棹上，药碗覆盘上以筋盛碗，留隙出烟，用陈艾一团置盘内燃艾瞅之，以艾尽为度，取出，悬至屋檐上，雨雪不及处露三夜，火气退尽，取下，贮净瓶内，用鸡毛翎调芝麻油搽之，但要先洗尽眼屎粪，乃搽。

伐竹免蛀法

不分春夏与秋冬，辛未庚寅己卯同，丙辰壬辰和甲戌，唯斯六日不生虫。

延龄酒此方三十岁后无子者，方许传之。若少年服之，损寿，戒之。

虎骨(酥炙)三两	苍　术五钱	地风五钱	松节二两	桂枝尖一两
牛膝一两	五加皮一两	木瓜一两	羌活一两五钱	透骨草三两

上方传自异人。用上好大曲烧酒泡服，最能强精种子。必须素能谨身，年久无子者，方许传授。若妄传少年，恣意妄行，必遭天谴，戒之。内有透骨草，出在普安营山中，必须要地道者。地风亦少有，须采真者。

化吞银方

砂仁二钱	于术(炒)一钱	木贼一钱	水银一钱	升麻五分

以上共为细末，团成丸，如梧子大，开水送下。

治妇人心胃痛及癥瘕奇方

母子香一个	白蔻仁一钱	官桂八分	香附(醋炒、研)一钱
没　药一钱	当　归二钱	三棱一钱五分	莪术一钱
二　胡一钱五分	灵　脂二钱	木香一钱	藿香二钱
吴　萸二钱	甘　草五分		

上药共为细末，或量体加减，甜酒冲服。孕妇忌服。

误吞碱水方

用猪胰子同丝头捣烂，水送下，即泻出毒水。

口开不合方

用乌梅皮放口中，噙之，须令旁人投之，勿令病人知是乌梅，待其惊咽下，乃愈。

又方：

用乌梅二个，热水泡涨[①]，塞于两颐齿缝之间，即合。

治痧症神效方

凡痧症一起，心即不安，甚且牙关紧急，四肢厥冷，即用明雄为末，擦心胸间如不效再用蜂蜜以乱头发蘸擦心胃，或寒火结胸亦用此法，极效近人于痧症以手连打手弯头后背心等处搜出黑血，亦效。大抵轻者可愈，重者必用明雄等蜜法。

误吞竹木节及鱼刺哽喉方

以手书吽哄[②]二字于地，左脚踏吽，右脚踏哄字，以手持水一碗，用手书恭字于水，顺手与之，食之即消。其井字，上小下开，勿反手与食，必以手向怀抱然，顺取水与食。

治风湿疙瘩方

条　芩(酒炒) 二两	当　归(酒洗) 五钱	川　芎三钱	生　地二钱
酥薄荷三分	元　胡三钱	钩　藤三钱	羌　活五分
防　风一钱	生甘草一钱	生黄芪一钱	桂枝尖一钱

用淡甜酒为引，一剂而愈，再服断根。加熟地一两人参三钱。

---

① 涨　据文义应为“胀”。

② 哄　为佛教咒语。此方涉及宗教，读者可当史料来读。

治癫狗咬人方

开喉剑	白茨根	八角风根	桐子树根	苦蒿头

共药捣烂去渣，将米泔水煎滚冲汁服之，神效。但须忌发物一百日。

又方

广滑石五钱	真明雄三钱	甘草二钱

上药以韭菜汁拌匀，用开水送下，百发百中。

治疯狗咬后发狂惊叫方

黄牛刺(一名倒挂刺，内老木虫)四根

牛角蜂四个(二味用阴阳瓦焙，存性)　麝香两分

共为末，甜酒冲服。开一密室，四壁封固，毋令风入，然后将药尽行灌下，外用钱七个，火煅淬水服下，不忌铜器。再用苎麻火或艾火灸周身骨节，可以不必忌风。

缠腰火丹

此证俗名蛇串疮，有干湿不同，红黄之异，皆如累累珠形。干者，色红赤，形如云片，上起风粟，作病发热。此属肝心二经风热，治宜龙胆泻肝汤。湿者，色黄，白水泡，大小不等，作烂流水，较干者多疼。此属脾肺二经湿热，治宜除湿胃苓汤。若腰肋生之，系肝火妄动，宜柴胡清肝汤治之。期间小泡用线针穿破，外用柏叶散敷之。若不速治，缠腰已偏，毒气入脐，令人胀闷呕者难治。

龙胆泻肝汤

龙胆草一钱	连翘(去心)一钱	生地一钱	泽泻一钱	车前子五分
木　通五分	黄芩五分	黄连五分	当归五分	栀　子五分
生甘草五分	生军(大便秘加之)二钱			

水二钟，煎八分。食前服。

除湿胃苓汤

苍术(炒)	厚朴(姜汁炒)	陈皮	猪苓[1]	泽泻	赤茯苓
白术	滑石	防风	山栀(生研)		木　通各一钱
肉桂	甘草(生) 各三分				

水二钟，灯心五十寸，煎八分，食前服。

柴胡清肝汤

柴　胡一钱五分	生地一钱五分	当归二钱	赤芍一钱五分	川　芎一钱
连　翘(去心) 二钱		黄芩一钱	栀子(生研) 一钱	天花粉一钱
甘草节一钱	防风一钱	牛蒡(炒) 一钱五分		

水二钟，煎八分，食前服。

柏叶散

侧柏叶(为末，炒黄)	蚯蚓粪(韭菜地内者佳)	黄檗[2]	大黄各五钱
雄　黄	赤小豆	轻粉各三钱	

上为细末，新汲水调搽。香油调搽，更效。

蛇丹神效方

此方治小儿大人缠腰丹。其丹色红赤，形状如蛇，有头有尾。急宜速治，如缠满腰间，必伤性命。

黄荆树上壁口袋连内蜘蛛，取数个放瓦上，微火焙干，存性。

上药为末，麻油调搽患处，过夜成痂，即愈。如一时难觅前药，用石灰调陈米醋，搽数次，亦愈。

治坐板疮方

蜜陀僧五钱	生大黄五钱

上药共为细末，调油搽之，神效。

- 中风痰厥，不省人事，用生白矾末二三钱，生姜自然汁调匀，灌服，立效。
- 口疮，用生白矾二钱，月石一钱，共为细末，蜜调搽患处，奇验。

① 猪苓　原为“朱苓”，全书统改为通用名“猪苓”，不再出注。
② 黄檗　即黄柏。

- 满头生小猴子，用生白矾，地肤子，煎水洗患处，不拘遍数，以愈为度。

黑末散此方治小儿一切惊风、腹痛等症，无不灵应。

全虫(去角)一两	姜虫一两	乳香(去油)一两
没药(去油)一两	吴萸一两	小茴一两

上药六味，于三更时用瓦片焙干，共研细末。每服八分或一钱酌量戥分，生姜汤调下。

黄末散此方治小儿一切食积风症。

槟榔一两	大黄一两	黑白丑一两	三菱五钱	莪术五钱

上药夜静三更时，用瓦片焙干，共为细末，或七分，或一钱，蜂蜜调服。

通筋透骨丸此方治男妇一切筋骨疼痛。

马前子①六两	儿　茶一两	乳香(去油)一两
没　药(去油)一两	炙草乌二两	甘　草一钱

上药为末，用面糊为丸，如梧子大。每服一钱或二钱，甜酒送下。

珍珠复明散此方治男妇老少目内障雾不痛而羞明，不能看视者，神应。

珍　珠二钱	银　珠三分	石决明二钱	夜明砂二钱
望月砂二钱	百草霜二钱	辰　砂一钱	

上药共为细末，用白鸡肝一副，竹刀割烂，将药拌在鸡肝上蒸熟，服之。

又方亦治眼患障雾，不痛而羞明者。

① 马前子　即马钱子。

苍术二钱	紫朴二钱	建莲肉二钱	淮山药二钱
苡仁二钱	猪苓一钱五分	泽　泻一钱五分	甘　草五分

上药照分两，用水一碗煎八分服之，须忌煎炒、一切助火之物。

小儿聋哑方

甘草五分	薄荷五分	桔梗一钱	麦冬一钱

水一碗，煎八分　服之立愈

治阴囊肿痛方

小儿阴囊肿如琉璃，啼哭疼痛者，用蝉蜕一两，煎汤洗肿处，用紫苏叶捣烂成泥，包之即愈。

阴茎肿痛方阴茎即阳物。

小儿阳物头或马口，忽肿，小便时疼痛难堪，用灯心五钱煎汤。不拘时日服之，肿消痛止，小便自清。

偏坠方肾子一大一小，是也。

香茹二钱	紫　朴(姜汁炒) 二钱	枳壳二钱	木通二钱
扁豆(炒) 三钱	车前子二钱	甘草五分	生姜二钱

上药用水煎服，神验。

猪油膏治一切疮毒，黑紫成片，红肿疼痒，流黄水者，日久不愈，贴之神效。

童女血余(洗净) 一两	黄蜡五钱	白蜡五钱
猪　油(煎净，去渣) 一斤	铜绿(研细) 五钱	

将猪油煎化去渣，入血余，煤枯。仍将血余取出，次入黄白蜡，微火熔化。离火，乘温入铜绿，搅匀，盛于磁盆内。用时以油纸摊药，煎陈艾花椒汤洗净患处，将药贴上。外用帛缚紧，三日一换。

治汗斑奇效方

石硫黄五钱　金蜜陀僧五钱　白蟮土粉三钱

共为细末，用白茄蒂蘸药，每日早搽，次日用皂角水洗净，仍将此药搽上，无不应手而愈。

黑虎丹此丹老年服之，强筋健骨，更能健步。

全当归五钱　肉蔻仁一两　自然铜五钱　广南楂二两　鼓子花三两
白茯苓(去皮)二两　金银花二两　枸杞子三两　大熟地三两
何首乌四两　大鹰爪(如无鹰爪用弓铺中雕爪代之)一对
活螃蟹三个　上边桂三两　鸡肉筋三两　土　鳖一两　没　药五钱
潞党参三两　虎胫骨一对，四两　牡　蛎一两　乳　香五钱
真阿胶四两　大巴戟二两　黄　芪三两　甘　草一两　胡桃肉一两
龙眼肉二两　破故纸二两　鹿角胶二两　黑黄牛骨髓一副

上药共为末，炼蜜为丸，如梧子大。每服二三十丸，开水送下。

治蜡梨头疮方

不拘大人小儿，用独核肥皂去核，填入砂糖及巴豆二枚。扎定，盐泥包，煅存性。入槟榔轻粉五七分，研匀，香油调搽。先以灰汁洗过，温水再洗，拭干乃搽。一宿见效，不须再洗。

误吞针方

用旧捞篱，火煅存性，研末。每服三钱，黄酒调服，自能化针。或用饴糖一斤，食尽便出。

误吞铜钱方

用猪血炒云耳，多多食之，铜钱即随大便而出，大有奇功。

治痰火注脚仙方久久服之，永不再发。

真虎骨（足胫者一节，用酒炙酥）		上蒙桂三两	淫羊藿五两
威灵仙五两	老松节三个	骨碎补半斤	川续断五两
甘枸杞五两	苡仁米五两	大甘草二两	

上药十味如法炮制，用酣酒十斤，先泡半月。次加大曲烧酒十斤。又半月后，早晚空心饮服，不拘多寡，随人意量，但不可间断，其效如神。

治久吐不止方无论食诸物百药不效者，此方无不神效速愈。

水银三钱　硫黄三钱

共为细末，以不见水银小星形影为度，用老姜汁水成丸，糊米汤送下，即止。但孕妇忌服此方。

治吐血神效方

侧柏叶三两　干姜三两　陈艾叶一大把

上药用白马尿一大碗同煮，取汁服，其效如神

治霍乱吐泻方

吴萸五钱　　木瓜三钱　　食盐（火煅过）三钱

上药照戥分，用水煎服，神效。

治妇女干血痨方

全当归一两　　真血竭五钱　　凌霄花一两
威灵仙一两　　香附米（童便炒）一两

共为末，酒做丸，每日服三次，不拘多寡，神效。

治翻胃呕吐呃逆方

甘蔗汁　姜汁　大刀豆壳（火煅存性）三皮

上方将刀豆壳为末，调姜蔗汁服之，立愈。

治肠风下血方

干柿饼半斤，火煅存性，日日开水冲服，即愈。

治诸积秘结等证奇效如神。

庄黄[1]（九蒸九晒，酒制）半斤　　牙皂（炒黄色）一两

① 庄黄　即庄浪大黄，为大黄的一种。《本草纲目》载："今人以庄浪出者为最。庄浪即古泾原陇西地，与《名医别录》相合。"

共为细末，每服五钱或一钱，开水送下

治伤寒阴邪等证

麻黄一两　　明雄一两　　甘草三钱

共为细末，用酒冲服，勿食油荤，无不神效。

眼药仙方

天竺黄五钱　　海螵蛸五钱　　月　石五钱
豆　砂三钱　　上　片三分　　浮水石（童便浸过，火煅）五钱

共为极细末，收贮瓶内。凡眼目红痛并风火等眼，点上此药无不应手而愈

治诸般斑痧阴阳等症方

用荞麦一把，煎汤吃，三次即愈。

治汤烫火烧红肿皮烂神效方

白草霜一两　　轻粉五钱

共为细末，香油调搽，即愈。

治肷疮证论

此疮生在两臁内外臁骨外。外臁属足三阳经，淫热结聚，早治易效。内臁属三

阴经，有湿兼血分虚热而成，更加臁骨皮肉浅薄，难得见效，极其绵缠①。初发，先痒后痛，红肿成片，破烂流紫水。新起，宜贴三香膏。色紫，贴夹纸膏。日久疮色紫黑，宜贴解毒紫金膏。又年久顽臁疮皮乌黑下陷，臭秽不堪者，用蜈蚣饯法。去风毒，化瘀腐，盖贴黄蜡膏渐效。初服黄耆丸，日久者服四生丸，下元虚冷者，宜虎潜丸，常服甚效。但腿胫在至阴之下生疮者，当戒劳动，一切发物，其症可愈，否则难痊。

三香膏

轻粉	乳香	松香各等分

共为末，香油调稠，夹纸一面，以针密刺孔，将药夹搽纸内。先用葱汤洗净患处，将药纸有针孔一面，对疮贴，三日一换。

夹纸膏

黄丹	轻　粉	儿茶	没药	雄黄
血竭	五倍子	银朱	枯矾各等分	

共为末。量疮大小，剪油纸二张，夹药于内纸，周围用面糊住，纸上用针刺孔。将疮口用葱椒煎汤洗净，拭干，然后贴上，以帛缚之。三日一洗，换新药贴之。其药照前香油调稠，夹于纸内。

解毒紫金膏

明净松香一斤	皂矾（煅赤）一斤

共研极细末，香油调稠。先用葱艾，甘草煎汤，洗净患处，再搽此药。油纸盖住，以软布系紧，三日一换。此药又治杨梅结毒，腐烂作臭，肿水淋漓，用之甚效。

蜈蚣饯

蜈蚣	甘草	独活	白芷各一钱	桐油二两

将药煎滚，先以米泔水洗净臁疮。水和白面作圈围在疮之四边，勿令泄气。将腿放平，以茶匙挑油，渐渐乘热加满，待油温取下。以后风毒自散，腐肉渐脱，其功甚速。

---

① 绵缠　“缠绵”的倒装，形容病程长，一时难好。

黄蜡膏

血蝎　　赤石脂　　龙骨(煅) 各三钱

共为末。香油一两，入血余栗子大一团，煤枯去渣。再入黄蜡一两，白胶香三钱，熔化尽。离火，下血竭等末，搅匀候冷，瓷罐盛之。用时，捏作薄片，贴疮上，棉帛缚定。三日后，翻过贴。

黄耆丸

黄耆　　川乌头(炮，去皮弦)　　赤小豆　　蒺藜(炒，去刺)
地龙(炒，去土)　　川楝子(盐水泡去核)　　茴香(炒)
防风各一两　　乌　药五钱

上药为末，酒煮面糊为丸，如梧桐子大。每服十五丸，空心温酒送下，盐汤亦可。妇人用醋煎滚，候温送下。

四生丸

地　龙(炒，去土)　　草乌(去皮尖，炮)
白附子　　僵蚕(炒)　　五灵脂各等分

上为细末，米糊为丸，如梧子大。每服三四十丸，食前茶酒送下。

虎潜丸

败龟板(酥炙) 四两　　知母(盐酒炒)　　黄檗(盐酒炒)
熟　地各三两　　牛膝(酒蒸) 二两　　白芍(酒炒) 二两
陈　皮(盐水润) 二两　　锁阳(酒润) 一两五钱　　当归(酒洗) 一两五钱
虎胫骨(酥炙) 一两

共研细末，羯羊肉煮烂捣膏，和入药末内，为丸，如梧桐子大。每服三钱，空心淡盐汤送下，冬月加干姜一两。

如意金黄散

此散治痈疽发背，诸般疔肿，跌扑损伤，湿痰流毒，大头时肿，膝疮火丹，风热天泡，肌肤赤肿，干湿脚气，妇女乳痈，小儿丹毒。凡一切诸般顽恶热疮，无不

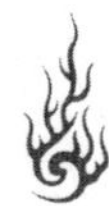

应效。诚疮科之要药也

南星　陈皮　苍术各一斤　黄檗二斤半　姜黄二斤半
甘草一斤　白芷二斤半　厚朴一斤　大黄二斤半

上九味共为咀片，晒干，磨三次，用细绢箩筛，贮瓷罐，勿泄气。凡遇红赤肿痛发热，未成脓者，及夏月时，俱用茶酒同蜜调敷。如饮作脓者，用葱汤同蜜调。如漫肿无头，皮色不变，湿痰流毒，附骨痈疽，鹤膝风等症，俱用葱酒煎调敷。如风热所生，皮肤亢热，色亮游走不定，俱用蜜水调敷。如天泡火丹，赤游丹，黄水膝疮，恶血攻注等症，俱用大蓝根叶捣汁调敷，加蜜亦可。汤泼火烧，皮肤破烂，麻油调敷。以上诸引调法，乃别寒热温凉之治法也。

五龙膏此膏治痈疽阴阳等毒，肿痛未溃者，敷之即拔出肿毒。

五龙草(即乌蔹莓，详《本草纲目·蔓草部》。俗名五爪龙，江浙多产之。)
金银花　豨莶草　车前草

上四味俱用鲜草叶，一处捣烂，再加三年陈小粉，并飞盐末二三分，共捣为稠糊，遍敷疮上，中留一顶，用贴上盖避风为主。若冬月草无鲜者，预采蓄下，阴干为末，用陈米醋调敷，一如前法。如五龙草缺少，不便，倍加豨莶草，亦效。

四虎散此散治痈疽肿硬，如牛领之皮，不作脓腐者，宜用此方。

草乌　狼毒　半夏　南星各等分

上四味为细末，用猪脑同捣，遍敷疮上，留顶出气

真君妙贴散

此散治痈疽诸毒，顽硬恶疮，散漫不作肿者，用此药敷之，不痛者即痛，痛者即止。如皮破血流，湿烂疼苦，天泡火丹，肺风酒刺等症，用之皆效。

荞麦五斤　白麦五斤　明净硫黄(为末)十斤

上三味共一处，用清水微拌，干湿得宜，擀成薄片。微晒，单纸包裹，风中阴干收用。临时研细末，新汲水调敷。如皮破血流，湿烂者，用麻油调敷；天泡火丹久刺者用靛汁调搽，甚效。

舌口疮

此症小儿多有之，属心脾二经之热所生，初生小儿则属胎热上攻所致。满口皆生白色斑点，作痛，甚则叠叠肿起，难于哺乳，多生啼叫。法用青纱一条，裹筋头上，蘸新汲水，揩去白胎，以净为度，重手血出无妨，随用冰硼散搽之，内服凉隔散即愈。

冰硼散

冰片五分	硼砂五钱	元明粉五钱	朱砂六分

共研极细末，用少许搽于疮处，如咽喉肿痛，以芦筒吹之，立效。

凉膈散

黄芩	薄荷	栀子(生研)	连翘(去心)
石膏(生)	甘草(生)	芒硝	大黄各等分

水二钟，苦竹叶二十片，煎八分，加蜂蜜三匙，和服

蛇咬伤方

蛇咬伤时即饮好醋一二碗，使气不随血走，以绳扎伤处两头。若人昏困，宜用五灵脂五钱，雄黄二钱五分，共为末，酒调五钱灌之。少时咬处出黄水，水尽则肿消，以雄黄末掺之，口合而愈。

蜈蚣咬伤方

此伤取雄鸡倒控少时，以手蘸鸡口内涎沫搽伤处，其痛立止。甚者，生鸡血，乘热饮之，立效。

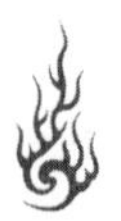

坎宫锭子

此锭子治热毒肿痛，焮赤诸疮，并搽痔疮，最效。

京墨一两	胡黄连二钱	熊胆三钱	麝香五分
儿茶二钱	冰　片七分	牛黄三分	

上七味为末，用猪胆汁为君，加生姜汁、大黄水浸取汁、酽醋各少许，相和药成锭，用凉水磨浓，以原锭蘸涂之。

离宫锭子

此锭子治疔疔毒肿痛，一切皮肉不变，漫肿无头，搽之，立效。

血竭三钱	朱砂二钱	胆矾三钱	京墨二两	蟾酥三钱	麝香一钱五分

上六味为末，凉水调成锭，凉水磨浓，涂之。

治油风疮

此症毛发干焦，成片脱落，皮红光亮，痒如虫行，俗名鬼剃头。由毛孔开张，邪风乘虚袭入，以致风盛燥血，不能荣养毛发，宜服神应养真丹，以治其本。外以海艾汤洗之，以治其漂[①]。若耽延年久，以针砭其光亮之处，出紫血，毛发庶可复生。

神应养真丹

羌活	木　瓜	天麻	白芍
当归	菟丝子	川芎	熟地(酒蒸，捣膏)

等分为末，入地黄膏，加蜜为丸，如梧桐子大。每服百丸，温酒送下，或盐汤亦可。

---

① 漂　疑为“标”(標)，形近致误。

海艾汤

海艾二钱	菊花二钱	藁　本二钱	蔓荆子二钱	
防风二钱	薄荷二钱	荆芥穗二钱	藿　香二钱	甘松二钱

水五六碗，同叶煎数滚，连汤共入敞口钵内。先将热气熏面，候汤少温，用布蘸洗。日洗二三次，洗后避风，忌鱼腥发物。

白屑风

此症初生发内，延及面目，耳项燥痒，日久飞起白屑，脱去又生。由肌热当风，风邪侵入毛孔，郁久燥血，肌肉失养，化成燥症也。宜多服祛风换肌丸。若肌肤燥烈者，用润肌膏搽之，甚效。

祛风换肌丸

大胡麻	苍术（炒）	牛膝（酒洗）	石菖蒲
何首乌（生）	苦参	花粉	威灵仙各二两
当归身	川芎	甘草各一两	

上为细末，煮陈酒为丸，如菉豆大。每服二钱，白滚水送下。忌鱼腥、发物、火酒。

润肌膏

香油四两	奶酥油二两	当归五钱	紫草一钱

将当归、紫草入二油内，浸二日，微火煠焦去渣，加黄蜡五钱，熔化尽，用布滤倾碗内，不时用柳枝搅，冷成膏。每日擦少许，二次。

秃疮

此症头生白痂，小者如豆，大者如钱，俗名钱癣，又名肥疮。多生小儿头上，瘙痒难堪却不疼痛，日久延漫成片，发焦脱落，即成秃疮，又名癞头疮。由胃经积

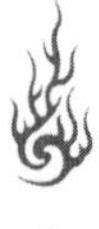

热生风而成。宜用防风通圣散。料醇酒浸焙为细末，每服一钱或二钱，量其壮弱用之。食后白滚水调下，服至头上多汗为验。初起肥疮，宜擦肥油膏，用久则效；已成秃疮者，先宜艾叶鸽粪，煎汤洗净疮痂，再用猪肉汤洗之，随擦踯躅花油，以杀虫散风。虫死则痒止风散，则发生；血潮则肌肤润，久擦甚效

防风通圣散

防风	当归	白芍(酒炒)	芒硝	大黄	连翘	桔梗
川芎	石膏(煅)	黄芩	薄荷	麻黄	滑石各一两	
山栀	白术(土炒)	荆芥各二钱五分	甘草(生)二两			

上药[1]酒浸焙干，共为末。每服一钱或二钱，食后白滚水调下。

肥油膏

番木鳖六钱	当归	藜芦各五钱	黄　檗	苦参
白附子	狼毒	杏仁各三钱	鲤鱼胆二个	

用香油十两，将前药入油内，熬至黑黄色，去渣加黄蜡一两二钱，熔化尽，用布滤过，收贮罐内。每用少许，用蓝布裹于手指，蘸油擦疮，神效。

踯躅花油方

踯躅花根四两，捣烂，用菜油一碗，煤枯去渣，加黄蜡少许，布滤。候冷，青布蘸擦，日用三次。毡帽戴之，勿令见风，即愈。

治头疮发落神效方

杏仁炒成炭，入葱白头，捣烂，调香油搽之。先用花椒煎汤，洗净即愈。须忌风七日。

加增神香散

此药专治心腹疼痛，或寒凉伤胃，或冷气入腹，或生冷停滞，或呕吐水浆不入

① 药　底本无，据上下文加。

等症，服之即止，然火症湿滞腹疼不宜。

丁香四钱	砂仁三钱	木香三钱	白蔻仁三钱
沉香	檀香	藿香各三钱	

共为极细末，每服三分，少刻再进三分，须臾连进三次，以生姜浓煎汤送下。

八仙桃

此方治下元虚冷，男子遗精，女子白带，或久无子者，男女皆服，大有奇功。

大熟地(久蒸久晒)四两	甘枸杞二两	肉苁蓉二两	琐阳二两
破故纸(盐水炒)四两	韭菜子五钱	桃核仁(捡净)二斤	

上药[①]用水三碗，煎至一碗取汁，再用水二碗，煎至一碗，取水去渣。将药汁放砂锅内，入青盐二两。化开，始将核桃仁入汁内，用文火煎炙，以桃仁[②]收干药汁为度。倾出日晒夜露，七日。每早空心，开水嚼食三钱。

治男女红烂眼皮神方凡属红烂眼皮，无论老少，以此擦之，百不失一。

白菊花五钱	防风五钱(共为细末)	鸡蛋六个（三个取油，三个熬药）

其取油之法：将鸡蛋二[③]个，打在小铁锅，或小铜锅，或铜勺、铁勺之内，火上极煎。煎到黑如墨时，其油自出（未如墨时，其油不出）。将油倾在杯中（渣滓不要）。又将三个打在锅内，和匀。将清水一碗，倾在锅中，极煮。煮到只剩一酒钟时，将汁倾在另一杯中（渣子不要）。待其汁澄清之候，将清者倾在前所取鸡蛋油之中和匀。以鸡毛一疋，调敷患处（敷上之时，全不疼痒，亦万不误事。患轻者，调敷三四次即愈；患重者，七八次亦断无不愈）。此疾多无眼边毛。其断病根之法，以眼边毛生齐为止。（如大眼角长流泪，其病源在内，又须服药，非此能并治也。）

---

① 根据后文意思，此处应为除核桃仁外的所有药。

② 桃仁 此处为“核桃仁”的略称。

③ 二 据上文文义推断，“二”当为“三”。

忌鸦片烟真方

鸦片流毒久矣，间有解毒传方，亦不尽效。此方获自洋人，药味甚平而奏效甚奇，用之无不立效。唯愿有心者广为流传，保全当不少也。

云茯苓二钱	怀山药(炒)一钱五分	金银花一钱五分	杜　仲一钱五分
旋复花一钱五分	鹤　虱一钱	洋　参一钱	生甘草八分

共药照分称准、研末。用鸦片烟灰四钱，浓汁去渣，再加黄酒半杯，调和为丸，如梧子大。每日饭前用烧酒和开，或八丸、十丸，视瘾之大小为度，空心服，早晚饭前两次。此一料，即可去患。七八日后，每日递减，减至两丸即愈。此药仅需钱数十文，而瘾疾立去，洵良方也。得之不易，望勿轻视。

治初生小儿脐风、马牙等症

凡小儿脐带落下，即用瓦片一片，扫去灰尘，将脐带安瓦中，周围用红炭火，须离远焙烤。煅至白烟起时，其带已枯，放泥地上，出火气后，研细末。如带有二三分，用朱砂二三分和匀，再加蜂蜜一匙，甘草汁一匙，调朱砂合脐带末，常抹小儿牙痕口内，作一日擦完为要。如系夏日，须用竹刀破开脐带，将白细蒙刷去，即虫也。

凡小儿下地时用

甘草一钱	生大黄一钱	朱砂二分
黄连二分	金银花五分	核桃(去皮，捣浆用)三个

和前药煎浓汁，时时灌之，内用红糖少许。

专治妇人产后风寒杂症

屡经应验，神效仙方。

焦荆芥八钱	沙参三钱	当归三钱	川芎二钱	益母草五钱

上药煎汤，用童便、甜酒冲服。（药味分两幸勿加减，致误。）

治疯狗咬伤方

用生射干根一两，切细片，酒水对熬。服二三次，受疯毒者大便必泻，未受毒者不泻，亦无碍。倘久泻不止，杀雄鸡一只，炖汤吃，即愈。孕妇加酒，瓜笪手捏处刮皮三钱，冲服，以保胎元。服此药后，发物、锣鼓概不禁忌。药苗与扁竹根相似，绿化白根，便是真的。恐急时难得，药铺内干者亦可。凡疯狗衔衣咬影与咬人无二，但受毒未受毒，以生黄豆，口嚼试之。受毒之人黄豆必香，嚼豆不香，尚未受毒也。

青糊丸治五疸症

即黄肿病也。黄汗、黄疸、酒疸、谷疸、女劳疸，名虽有五，终无寒热之异。起于湿伤脾肾，湿热熏蒸而发为黄疸。初病甚微，或途中冒雨，坐卧湿地，久着汗衣，斯为外感中湿也。或食生冷瓜果，饥饱停滞，饮凉冷酒菜，渴急，过饮凉水，为内伤于湿也。久之为积聚，为胀满，面黄唇白，爪甲无血色，动作气喘，耳鸣心跳，足膝软弱，喜嚼盐茶、姜米、壁土诸豆等物。此方不论男妇老幼，悉以治之。数年来，屡用屡效，真奇方也。

青矾二斤　　酒米六十两

只将米入锅内炒烧至枯黑为度。候冷，入矾，同碾细末。另称槟榔一两，官桂一两，用膏粮烧酒二斤，泡一夜。以酒少少调药为丸，如黑豆。随症用引，每服八丸，多则十余丸。

• 面黄唇白，气促积聚，胀满腹痛，用苍术、厚朴、陈皮、香附、槟榔、山楂、茵陈、枳壳、木香、青皮、麦芽、吴于[①]、神曲各等分，用烧酒泡，饮吞下药丸。药味腥不可嚼，但服此丸多糟杂，须吃猪肉以治之。

• 耳鸣、心跳、目黄、小便赤，丸药务用神砂为衣，用沙参、伏神、当归、枣仁、白术、陈皮、青皮、广香、茵陈、车前、菖蒲、栀子、泡酒送下。

• 足多无力，四肢软弱，用苍术、白术、牛膝、苡仁、茯苓、加皮，泡酒送下。

① 吴于　即吴茱萸。

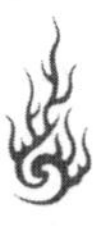

• 四肢肿胖，气促胀满，须忌盐，用平胃散，合五苓散，加茵陈等药，酒泡送下。

以上诸病，随症用引，忌食醋酱、生冷、煎炒、滞气发物，行远、房劳等事。服此丸一料，病必痊愈。后宜用四君子、香砂六君子、补血益气汤、归脾汤、六味地黄汤、八味丸、金匮肾气丸、理气健脾丸，随症合宜补之，永不复发。

治发风疹方俗名风丹。

皂角刺	铁马边	红活麻根

共煎水服，酒引。

治嘈虫气痛

老葱拌食盐少许，和香油，每食用以代菜，服至一月，其虫自下。但初食多觉翻胃，久食自惯。至虫将下时，早晚再用。

槟榔八钱	榧子十七个	明雄五钱	厚朴五钱

共为末，调米汤服，无不痊愈。

绵州有一人，少患此症，虫气壅胸，饮食难下，大便燥结，屡医不效，几于不治。后得此方，依法服之，月余而愈。后阅医书，有老葱化老虫之说，乃知为古方也。

治虫牙方

用屋瓦一小片，烧红，再用洗脸盆盛水，覆碗水中，将烧红之瓦放在碗底上，勿沾水。用茄米一撮，或青菜米亦可，置瓦上。滴麻油六七点，其烟即起，急用大酒敞[①]罩之。令患者口含敞尾，使烟入口。其虫自随涎而下落水中，视之可见。多熏数次，俟熏至虫尽，自愈。

① 酒敞　即漏斗。

治癣方

用野海椒捣烂，将癣刮破，敷。敷即起泡，数次可愈，其效如神。药苗不深，其味辣，多生田坎上，莫用口嚼。

红灵丹

冰片一钱	豆砂(水飞）五钱	牙硝三钱	蒙石(煅）一钱
明雄三钱	寸香一钱	硼砂三钱	佛金二十张

共研细末，磁瓶收贮（五月五日制药更妙)。治中风不语及一切危急之症。凡牙关紧闭及猝然气闭者，或灌口内，或吹鼻中。俟其苏醒，然后察其病症，另用方药调治。

医之为道，皆古圣贤成己之后，借以积功累行，非为财利谋身家计也，故范文正公等良医于良相。袁了凡公，亦欲成名于此道。盖谓天地间，扶生民之命，补造化之穷者，唯此术为至仁。奈精其业者恒少，间有擅一方之奇，得一法之妙者，又或秘不示人，非求重资，即索厚偿，使贫而无力者流浪于生死危亡莫救，亦大非利己利人之意也。我辈尝窃悯之。今因募刊，同善录成。爰旁搜旧典所传，兼博访明公所授，皆百发百中，万效万灵者，汇为一册，名曰《经验良方》。愿四方好善之人，为丸为散，方便救人，或刻或抄，流传寿世。是亦利益无穷之至意也，其功德岂有涯哉！

活幼心法大全

〔明〕清江聂尚恒久可　著

〔清〕双江刘沅止唐　整理

活幼心法原序

善矣，先辈陈邦瞻之叙《活幼心法》集曰：“世之不得已而用者二，兵之于敌，药之于病，是也。”二者其道皆宜攻伐为事，以克为攻，以速为巧。而世医不谙病机，损之则疑实，而益之则疑虚；燠之则疑阳，而冷之则疑阴。于是曲为调停之论，以图持久之计。而常处于不见功不见害之间，久之而功愈远，害愈近。此犹庸将握兵，智勇俱困龃龉，自保而徒卑词，重币乞盟于敌，冀其自退。敌脆可也，敌坚万不可覆矣。盖凡病书，然而至儿症之有痘，则受毒自始，生其伏不可窥，其发不可留，生死在呼吸变化，在俄瞬，而御以调停持久之法。此其谬尤甚。譬之，古者齐晋秦楚相遇中原，强弱已形，胜负可决。苟非摩垒而进，即当交绥而退。若借言中制，暗于事机，昧于战守，失其先发制人之策，则其受害顷刻间矣！此吾之所以独重吾友久吾明府之论痘也，曰：“毒可逐不可解也，治可急而不可缓也。”于是创为一书，尽破近世似是而非之论。庶几提抱中物，不至枉死，盖其见卓矣。即仓扁复生，不能易也。雨郇读之，因为三复起，曰：“昔孙子不云乎，解杂乱纷纠者不控拳，救斗者不搏撠，批亢捣虚，形格势禁，则自为解耳。”然则久吾先生之所谓可逐而不可解者，是故所以深解之也矣，是治痘之说也，而亦治兵之说也。又其于痘症之后，复附有痧麻、惊痫、疳泻、吐热诸病方论。其玄说也简以详，其制法也精以当，是其所以活幼者甚全。诶[1]而备，余常按书施治，百无一失，遂不忍自秘己笥，而梓行于世。俾世间幼者得无失其为幼，与世间司幼者并不至以活幼者而误至杀幼。则各成一父母之心，即以共成此天地大父母之心矣。久吾先生，豫之清江人，姓聂，名尚恒。于万历时，以乡进士出知福建汀州府宁化县事，卓有政声，惜当时以儒宦显，不列名于医林，故其姓字不传于今世岐黄之口，即有《活幼心法》一书，亦不传于今世岐黄之口。至其治男妇诸病也，则并著有奇效医述四十九篇，俱惜年久沦没。噫！世远代湮失，于是闻不及者，讵止一聂久吾著述已哉。此古人之悬金构书，良有以也。且其书考其自叙，则著于前之丙辰，而余之阐发此书复合岁纪，又在今之丙辰。闻之世运以六十载必为一更，为其甲子周也。今此刊也，其久吾先生独著之精神有不可终为湮没者，叹而故籍运会之当然，以假手于余之间校，复救斯世赤子于襁褓中也，欤时。

康熙十五年岁次丙辰嘉平望日

向山堂夕惕主人周京雨郇氏叙

① 诶　èi，表示应声或同意。

活幼心法大全上卷[①]

〔明〕清江聂尚恒久可　著

〔清〕盱黎[②]黄光　　会畏严父　校

论受病之源

痘疹之源，有谓儿在胎时食母血秽而致者，有谓父母欲火所致者。欲火之说出于臆测，故无明据，然尝见孕妇饮食清淡者，生子出痘多稀少而平顺；恣食厚味者，生子出痘多稠密而险危。则其病源受毒于母胎血秽似有明验，盖饮食淡则血气清而胎毒清，饮食厚则血气浊而胎毒重。受毒清故出痘少，受毒重故出痘多，其理易明也。近有好为奇论者，谓胡人岂无欲火胎毒，而独不出痘，则此二说皆非也。诸痛痒疮疡，皆属心火[③]。以中国地对胡人地，分四方，则中国属东南，胡地属西北。东南属火，故心火旺而有痘疮；西北属水，故心火不旺而无痘疮。又以胡人居中国，则亦出痘，中国人居胡地，则亦不出痘为证。此论似是而实非也。若痘非胎毒，果因地方火旺而有之，则闽广等极东南之地，其人出痘，当至再至三，何以一生只一次，与中国同也。意者胡地极寒，无屋居，火食犯风霜冰雪，腠理秘密，若无毒然，即有胎毒，当为别症，不能宣发于皮肤而为痘疮，是以胡人不出痘也。不可执此而谓痘非胎毒也。夫胎毒潜伏于五脏，有触则发，无触则不发，故其发有迟速。当其未发时，形气俱泯，无可端倪，若未燧之火，何处寻觅？又何可解释？故余以为古立预解痘毒诸方，若无故而逐寇于通都，不近理也。及其有触而发，则勃然不可御。盖其毒气发自五脏，实动五脏真气，全赖血气送毒气而出之于外。运化之而成浆，收结之而成痂，而后脏腑可安。若血气送毒气不出，则毒气反攻脏腑。如寇作于都城中，王者不能操谋奋武，逐之于外。致令操戈内攻，安得不危？故用药如用兵，不可不透此理也。

---

① 底本为“重刻活幼心法大全上卷”。

② 盱黎　盱 xū，盱黎为古地名，即今江西黎川。

③《素问·至真要大论》：“诸痛痒疮，皆属于心。”金刘完素《素问玄机原病式》：“诸痛痒疮疡，皆属心火。”

折诸家之衷

治痘之家多矣，刘河间悉用寒凉，偏害非小。至于钱仲阳立方，亦以解毒为主，而多用寒凉，少用温补，张洁古、王海藏咸宗之。此其意俱本于《内经》诸疮疡属心火之一言，故以寒凉泻火也。厥后陈文中立方，力矫其偏，专主温补。凡痘疮已出未出之间，诸症悉用十一味木香散；已出之后，诸症悉用十二味异功散。其意归重于太阴一经，盖以手太阴，肺主皮毛，足太阴，脾主肌肉。肺金恶寒，脾土恶湿，故用丁香、官桂以治肺之寒，用术、附、夏以治脾之湿。二方用之得其当，其效故大。然不分寒热虚实而一概用之，则宜于虚寒，不宜于实热，其偏害又可知也。朱丹溪辨之，是以至丹溪立论矫陈氏之偏，而取钱氏之长，主于解毒、和中、安表，似为的当，举世宗之。数百年来，无敢议其失者。予则以为丹溪治他病多妙论，独于治痘，则孟浪而未尽其妙，戃[①]亦千虑之失乎。盖其矫偏于陈氏而不敢轻用木香丁香桂附等热剂，似乎因噎而废食，惩羹而吹整。其取长于钱氏，而必用芩、连、牛蒡、连翘之类以监制参芪归术等补剂，似乎用将而中制，用兵而外监也。其失亦起于泥《内经》疮疡属心火之言，而未透其理也，不知痘疮虽属心火，却与诸疮不同。

诸疮之毒，当其初发而未成形，可用药解散，内消而愈；及其已成形而未成脓，又可用药逐散，未成脓而愈。痘毒发自五脏，必借血气送出于皮肤，运化之而成脓，收结之而成痂，而后收全功也，可内消而愈乎，可未成脓而愈乎。故诸疮以解毒为主，能解毒于早则轻，不能解毒于早则重。痘疮以血气为主，血气能送毒以灌脓结痂则生，血气不能送毒以灌脓结痂则死。解毒之药多损血气，不顾血气之亏损而急于解毒，是犹不虑我兵之羸弱而急于杀敌也。故毒有不必解者，又有不可解者，若小儿禀赋强壮、脾胃气好、饮食如常者，其血气自旺，自能送毒气以成功。其痘自始至终多顺症，此不必解毒者也。若其禀赋素弱，脾胃又弱，出痘时饮食又少，或泻或渴，或腹胀，或手足冷，或气短促，或失声痘，或出不快，或根窠不红活，或色白而顶陷，或当灌脓不灌脓，或当结痂不结痂，皆由血气不能送毒气，此不可解毒者也。当速用温补以扶胃气而助血气，若用参芪归术等，而力不及，即加入木香、丁香、桂、附等佐之亦不为过，又何可添入芩连旁翘等凉品，以监制温补之力而损血气乎。所谓丹溪未尽其妙者，此也。

---

① 戃 tǎng，失意忧愁的样子。

丹溪又教人用犀角地黄汤以解痘毒，后人沿其说，失其初意，相习用之以为奇妙，而不知其害。盖心者血之主，心之所以能主血者以其属火也。痘疮属心火，正借心火以运用一身之血而成功，岂心火可泻而去之乎。盖人身之血湿则流行，寒则凝滞，犀角地黄汤凉心经而泻心火，心经既凉，心火既泻，则一身之血俱凝滞不行，何以运化痘毒而成脓结痂乎？则内攻之患作而竟以告弊者，泻心火之药实杀之，而人竟不知也，医亦竟不悟也，可慨也！故余谓痘已出之后，未痂之前，凡一切凉心之药，如犀角、生地之类姑禁绝不用，直待结痂后用之解余毒可也，或曰：若然则未收结之前，毒俱不可解乎？曰：奚为皆不可，若其血气与毒气俱盛者，脉必洪数。痘或初出即带紫黑，或既出而稠密、红紫，内症则烦闷燥渴，小便赤涩，大便秘结。此则属实热，宜速用清凉之剂以解毒。如大便久秘者，量入酒炒大黄微利之，可也。若其毒气虽盛而血气未旺者，以解毒为主而兼活血养气，则参芪归术之类亦不可离也。

近世痘方多宗黄西邱。其书自始至终，俱分顺逆险，而立三图说。其为顺者，不必服药是也；谓险者，亦以保元汤加减调治，犹近理也；但谓逆者，俱不可治，治之徒劳无益，是教人袖手待毙矣。其言不仁之甚，而贻害于世不小也。此为俗医图利计则甚便，而于救济生灵之术则甚乖也。盖医者仁术，圣人以之赞助造化之不及，所贵者，扶危救困，起死回生耳。若治其易治者而弃其难治者，则何以医为？唯俗医意在图利又恐坏名，见症不顺者辄委弃之，彼诚恐利未必得而徒冒不识症之名。若仁人君子，当为之死里求生，岂忍断其必死而坐视不治。故曰：西邱之言，便于俗医而非所以济世也。且所指逆症多端，痘疮稠密者，多有之如初热而惊悸吐泻，报痘而先发于印堂、司空、天庭等处，初出而根窠无晕，既出而色白灰陷，或发水泡，或痒塌，或当行浆而不行浆，或痂未落而寒战咬牙等症，皆其图说所谓逆而不治者。余每治之而得生者多矣，奈何悉谓治之无益而戒人勿治乎。唯初出形如蚕种，既出而紫黑干枯者，难以灌浆，多为不可救耳。然宁救之而不活，不忍坐视而不救也。

近年有庠生管橓编集《保赤全书》载痘疹方论，颇为详备。然其人博而不精，未谙妙理，所论气血、虚实、寒热等理多混杂，未能融通所论。某症该用某方，多鲁莽又多乖舛，而不得其宜。在明者得之，犹可借参考；若昧者执而用之，鲜不误事。余恐其无益于世而反惑世也，故表而出之。

辟时医之谬

痘症于他症不同，自初发热以至结痂，限日限时救困扶危，当用之药宜及时而

用，如救焚拯溺，不可缓也。盖痘毒发自五脏，实动五脏之真气，其出痘多者，真气发泄亦多。当此之时人之血气几绝，岌岌乎殆哉，如油尽之灯，不速为之增油则灯焰熄，如风中之烛，不速为之蔽风则烛光灭也。时医则不然，轻视人命而重视财利，其愚而不知用药者，姑无论已。即稍知用药者亦不肯及时用药欲因祸大而显功，直待诸恶症出，然后乘人父母之惊惧而要重利。迟延至于血气已绝不可复续，虽有对症之药，缓不及事，因而误人姓命者多矣！嗟嗟天地鬼神昭布森列，不可欺罔。此辈以贪利而杀人，心术不善，岂无幽责？岂无冥诛？殃必及身，必及子孙，不可逃也。此医家之害，而病家不可不知也。又时医识见浅陋，未谙妙理，执泥祖传旧方，不知通变。遇痘症之轻者，犹可动手调治，而自以为功；一遇危险重症便束手无策，不能救疗，甚至一家十人而不活者七八人，则以为痘症原恶而不自咎其术之拙。病家亦以为痘症本恶而不归咎医之拙，殊不知痘疮常数，若无甚恶之症而调治得宜，十可十生，间有极恶之症必不可救疗者，十不过一二。今治十人而死者七八，何恶症之多也？无亦术之不精乎？予深悯之，故不得不为之著论立方也。

辨虚实寒热之异

凡治病必先辨虚实寒热四症，望闻问切，无非辨此四者而已，四者了然于胸中，则用药取效其应如响；四者不能分辨而执成方以用药，鲜有不误者，即或中病而愈亦幸而偶中也。至于痘疮之虚实寒热尤为紧要，辨之不明，用药多致败事，何以成功？奈何历代治痘之家，著论立方，互相异同，至于虚实寒热多略而不辨，或辨而不明。至今检方者漫无下手处，竟不知某症属虚属寒，当用某方；某症属实属热，当用某方。则虽有千百妙方、千百妙论，无益于用也。无怪乎自古至今治痘者之多迷途，而慈幼之术疏也。且痘疮之虚实寒热于诸病之虚实寒热，其异同固自有辨。诸病有虚者元气自虚，也宜补也；痘疮有表虚有里虚亦元气自虚，也宜补也。此其相同者也。诸病有实者邪气顽固而毒气不能为害，不可泻亦不必泻也。此其不同者也。诸病有虚之甚者，阴有余阳不足，则寒自虚生，宜温热之剂补之也。痘疮有虚之甚者亦阴有余阳不足，而寒自虚生，亦宜温热之剂补之也。此其相同者也。诸病有寒自外入者，外感是也。当其在表亦发散之，久而入里则郁而为热，宜清解之。痘出而风寒外袭，宜温而散之，或外寒入内而为吐泻诸症，亦宜温之而已。外不可发汗，内不可清解也。诸病有虚热者，元气虚、津液竭，而火从虚中起，补之则热自除也，不必解热也。痘疮亦有虚热者，元气虚而毒气肆也，当以补元气为主而略兼解毒可也。三者皆同而有不同者也。诸病有实热者，血气未亏而邪气壅盛，单用寒凉泻之可也。痘疮亦有实热者，禀气强、血气盛，而毒气亦盛，亦单用清凉解之可也，此又其相同者也。今自发热之初，以至还元之后，俱先辨证之虚实寒热而遂立方其后。令人细心审症而后用药，庶无不至于虚虚而实实乎；不至于损不足而补有余乎；不至于以水益寒而以火益热乎。热痘之虚实寒热，较之他病犹显明而易察。盖自见点以至结痂，其形其色既昭然可睹，若又听其声音，观其静躁，视其饮食之多少，审其大小便之利涩，三岁以上者，诊其脉之迟数洪微。其辨虚实寒热当如黑白之分明而用药取效亦易矣。

晰气血盈亏消长之理

痘疮全凭气血成功，而气血之盈亏消长，其理精微，不可不透悟也。盖气体天而亲上，血体地而亲下。痘之出也，其高起之疱，气之位也，上也，气宜充焉；其四晕根脚，血之位也，下也，血宜附焉。疱尖而色白润，是气充而居其亲上之尊也。四围有晕而色红活，是血附而安其亲下分也。气居其尊，血安其分，气血和顺而载毒出外，此最吉之痘，可勿药而愈也。顶陷则气反亲下，此气亏而不能充也，法当补气；四围根脚无红晕，此血亏而不能附也，法当补血。此其理犹易明也。其有通顶红色成血疱者是血反亲上也，此症最险，必不能成浆，至八九日后则痒塌而死。然此非血之独盈，乃由气亏而失其居尊之常，故血得以妄行而僭居其位也，急宜大补其气。气充则能统血，血自不得泛滥妄行而疱转白矣。世人不识此理，见其疱红则谬认为血热而用凉血、行血之剂致令气愈亏而毙愈速也，不亦悲乎！故气血盈亏之理微妙而难识也。至于调治痘疮气血，其气独虚者固宜专补气而不宜补血。盖阳不能从阴，阴愈长则阳愈消也。其有血虚者多由胃气损伤，元气不足所致。盖阴必从阳，阳生则阴长也。黄汝言《明医杂著》乃谓血虚而用参芪以补气，则阳旺而阴血愈消甚矣。其不明于阴阳消长之理而谬立此言，为世大害也。予每治便血之虚滑者，妇人产后去血过多而大发热者，妇人血虚崩漏而下血不止者，俱用参芪姜附为主而佐以血药与升提药，皆获奇效。安在血病不可补气乎，若小儿痘疮以胃气为主，则补血必先补气，明矣！故气血消长之理不可不深明也。

精炮制用药之法

凡用寒凉药品，除阳证伤寒热积痢症及诸实热等症外，其余若用之降炎上之火，用之清血分之火，俱有寒因热用之义，须依酒炒酒制之法最为紧要。同一寒药也，

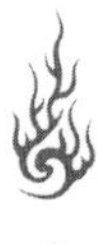

依法用之则取效；不依法用之则为害。若痘疮中前后所有解毒诸寒药，皆因毒火燥血而用入血分以凉血活血者，是以芩、连、栀、柏、花粉、大黄等味，必用酒拌湿炒燥；牛蒡子必炒香研碎；当归、生地、白芍、红花、紫草、牡丹皮、地骨皮之类，必以酒临时洗用。此要法也。而时医苟简粗率，每每不依法炒制而生用寒凉，不唯无益而反以致害者多矣！此其失非小也，而人不知也。不唯病家莫之知而医家亦竟不悟也，倘悟其失，岂其省此微劳而贻此大害哉！？予故表而出之，以训将来也。制之大概：有热者，甘草、黄芪、白芍俱生用；虚寒者，甘草炙熟，黄芪蜜炙，白芍酒炒。

初发热至痘出齐数日内调治法

大凡调治痘疮，自发热之初见点之时，即须思及何如起发，何如灌浆，何如收结。一动手用药便要顾首顾尾，慎其初以善其后，然后次第调治，可保万全也。

发热之初，若身热和缓，或热或退，神清气爽，饮食如常，则不必用药发汗，但戒荤禁风，调护而已。盖痘有顺而不必治者不轻治，即所以调治之也。

其或憎寒壮热，头痛咳嗽，鼻流清涕者，多因于外感，不可不发散也，当视儿强弱而用药发汗。儿体气素壮实者，用加味升麻葛根汤汗之；体气素怯弱者，用加味参苏饮汗之。然皆不可出汗太多，恐发虚其表，后难起胀灌浆也。

既经发汗而身热渐缓，儿颇安静者，痘出必稀少，此为顺候，且勿服药以待之。

亦有发热和缓后痘多者，血气虚也，加味升麻葛根汤。

此二方，即是伤感而非痘疹，服之发汗亦无妨。

加味升麻葛根汤

白粉葛一钱　小川芎四分　苏叶五分　升　麻八分
牛蒡子(拣净、炒香、研碎用)五分　山楂肉(净)八分
赤　芍六分　甘　草三分　防风(去芦去尾)三分
桔　梗三分　生　姜三片

同煎，热服，取汗。

加味参苏饮怯弱服。

人　参三分	苏　叶五分	前胡四分	白茯苓(去皮)五分
陈　皮二分	小川芎四分	粉葛八分	制半夏三分
甘　草二分	桔　梗(去芦)四分		山楂肉六分
牛蒡子(制同前)四分		生姜三片	

同煎热服取汗。

发汗之后或身热不退而烦躁者，且勿峻攻，姑少待之。其或烦闷燥渴而妄语者，用败毒和中散清之，切不可轻用伤寒加柴胡、黄芩、干葛、花粉等清解之剂。此药若用差一剂，解虚其表，至七八日后，浆必不行，虽极力补助莫能救疗，其疮枯焦痒塌而死矣。盖痘疮以里为根，以表为基，一虚其表是犹筑室而移其基也，是以治痘与治伤寒大不同也。近时管橓著书不知此理而首发表解表立说，岂谓痘疹可与伤寒同治乎，惑世误人为害甚大，姑举其一以辟其余。

败毒和中散

连　翘(去心、蒂，研碎)六分	黄　连(酒炒)七分		
陈枳壳(炒)七分	前　胡五分	牛蒡子(制同前)六分	
木　通五分　麦门冬(去心)八分	升　麻四分		
蝉　蜕(洗净，去头、足，晒)四分	小川芎四分		
紫草茸(酒洗)四分　甘　草四分	防　风五分	桔　梗四分	荆　芥五分

大便秘涩者加大黄（酒炒）一钱二分微利之，不秘者勿加。

服此觉烦闷少解即止，勿服，听其痘出外则中自安也。

或有腹痛腰痛而烦闷者，此其毒气诚重，然只当用此败毒和中散主之。大便秘则加酒炒大黄微利之，听其痘毒出外则内痛自止。然后看其痘或稠密，或红紫带黑，又议解毒可也，且不可纯用寒凉以阻遏其毒出之势，立致内攻告变。世人不知此理，多纯用寒凉解毒，或用硝黄峻下，因而速毙而卒不悟者多矣！当时令众人出痘时，小儿或有发热稍缓，其热或作或止，其红点或未见，或微见而未明，或是出痘，或非出痘，正在疑似之间。当此之时不如且服药以待其自定，但禁风禁荤调护之而已。所谓不轻治正所以深治之者，此也。有等富贵之家珍爱太过，见其如此屡投以清凉解毒之剂，不知若是痘症则其毒气发动于五脏，勃勃欲出外，其势决不可阻遏，屡用清凉阻遏其势，即所以迫之内攻而祸速矣。故犯此者多有报痘数日即烦闷惊搐而

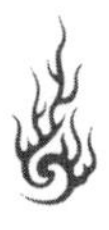

死，此解毒之剂杀之也。正如寇在宫墙之内，不逐之出外，反遏其出路，围而攻之，宫中之人有不遭残害者乎？然医者曰：吾用解毒药，何至于杀人。既不自任其咎，病家亦曰：彼用解毒药何至于杀吾人。亦不归咎于医杀人于冥冥之中，而己不悟也，人不知也，噫！亦可悲也已。予故表而出之以戒世之爱而反害者，语曰：久腊者毒必厚，痘毒禀于胎元，伏于五脏。其轻者无论已，其重者深藏久蓄，不为不厚矣。一旦触发于倏然忽然之顷，其势孟锐欲出，断不可御，是以必借气血载毒出外，成浆结痂，然后毒散而功成，此病机亦化机也。此岂若诸疮之毒可以骤然而解散者，故解之于既出之后是顺其欲散之势，尤为近理。解之于未出之先是遏其孟锐欲出之势，其祸甚速，如初决之堤水，势排山而欲捧土塞之，有是理乎？奈何自古治痘之家，其卑者固不足道，其高者亦未深悟此理。每每于痘疮发热之初，欲出未出之际，辄以解毒为主，且曰：服某药则毒可解而痘出必稀，不知痘之稀由其初受毒之轻耳，岂将出之时所能骤解乎？至启后之庸医讹以承讹，见痘疮欲出未出之间，毒气炽盛，则多用寒凉以解之，火妄下以解之。彼自以为对症之妙剂而不知反致内攻之奇祸，至于杀人而终不悟。前覆而后不鉴其祸，又无穷也。予睹近时庸医，治痘多犯此失，以致童幼数日而死者甚多，则皆茫然委于症恶难救，而举世莫觉其致死之由。殊可矜恻也！故不得不再三发明其理，以救将来。发热之际，有偶感风寒，饮食停滞而腹痛者，用升消平胃散一剂，其痛立止。

升消平胃散

小川芎五分	香附（炒）五分	苍术五分	紫苏五分
厚　朴（姜汁炒过）五分		麦芽（炒）六分	陈皮（去白）三分
山楂肉一钱	甘草（炙）二分	砂仁（研碎）三分	藿香三分
白　芷三分	生姜三片		

同煎，带热服。

然停食作腹痛与毒气作腹痛其症不同。停食痛者气痛，多急疾而啼叫必甚，必在脐以上痛，面必青白，唇淡，手足冷；毒气痛者痛稍延缓而有作有止，多在脐以下，或连腰而痛，面或红紫而唇紫，手足冷。此两者必分辨明白，方可用药。

发热之际有呕吐者，有泄泻者，有吐泻交作者，全要辨虚实寒热而用药。或吐泻交作而胸腹痛甚者，此感寒而停食也，仍用前升消平胃散主之，一服立效。或胃气弱而有寒，呕吐不思饮食，或食下即吐，其吐多顺快而无声，面青白唇淡，精神倦怠，宜用砂参和胃散主之。或脾气虚弱，饮食不化而泄泻者，其泄滑利，面色带白，宜用术苓调脾散主之。

参砂和胃散治虚寒呕吐。

人　参四分	半夏(制) 四分	甘草(炙) 二分	藿香三分
白茯苓(去皮) 五分		砂仁(研碎) 四分	
白　术(去芦，刮炒，去皮) 五分		陈皮二分	煨姜(去皮) 三片

同煎。

术苓调脾散治虚泄。

白术七分	白茯苓(制俱如前) 七分	白　芍(酒炒) 五分
香附(炒) 三分	砂　仁三分	白扁豆(姜汁浸，去壳) 八分
厚朴(制) 三分	神　面(炒) 五分	甘　草(炙) 五分
煨姜三片	大　枣(去核) 一枚	

同煎。或加人参三分。

或有毒气作吐泻者，其吐必酸刺而有声，神气不甚困倦，其泄必黄色臭秽，虽或吐泻交作，胸腹多不痛。此则毒气由吐泻而发泄，所谓吐泻为顺候而不必止者，唯此一症耳。若虚寒吐泻与此迥异者亦多矣。张洁古等乃一概谓痘前吐泻慎勿乱治而多吉，并不分虚实寒热，何其孟浪之甚耶！

身热至二三日之后，痘欲出不出，或烦闷惊搐，或狂言谵语，切不可惊惶失措，唯详审虚实寒热而治之。要知此等症，皆由毒气在内不得宣发于外而作，然毒气不得宣发症有不同，不可不辨。有毒气壅盛于内，不能骤发于外而惊搐狂躁者，宜用清解散以宣之；有内毒本盛，外为风邪所束，郁滞不得出而惊搐狂躁者，宜苏解散发之；又有血气虚弱，送毒气不出而惊搐狂躁者，宜用温中益气汤以托之。辨此惊狂诸症最宜精详，观形察色，审声问症，又参之以脉，然后可以分别。察其痘影红紫，面赤唇紫，声音亮，口气粗，手足热，脉洪数，此毒气壅甚者也。或形色多同前，但声重鼻塞或鼻涕，脉浮数者，此毒盛而为风寒所束者也。此症多在寒凉之月或不谨避风寒者，然后有之。察其痘影淡淡在皮下，不见红活，唇淡面白或带青，脉又迟缓，虽烦躁惊狂谵语，亦是血气虚而送毒气不出者也。三者分辨明而用药当，一剂之后，痘出而惊狂定矣。昔人谓痘未出之前，惊搐为顺而皆不必治，岂其然乎？

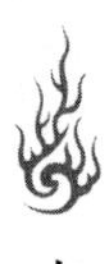

清解散毒气壅盛用之。

防　风　荆芥	蝉蜕　桔梗	小川芎各四分	前胡五分
干　葛五分	甘草三分	升　麻五分	紫草　木通各六分
黄　连（酒炒）	牛蒡	连　翘（制俱同前）各七分	
山楂肉八分	生姜三片		

同煎，温服。

苏解散为风寒所束者服之。

前方去黄芩、黄连，加紫苏、白芷各五分，羌活四分，生姜三片，同煎，带热服。

温中益气汤治痘前虚症，三四日内用此托之，影淡白者宜。

人参五分	当归身（酒洗）六分	南木香二分	川　芎四分
白术（同制前）五分		白茯苓六分	山楂肉六分
白芷三分	官　桂二分	黄　芪（生用）八分	甘　草（炙）四分
防风三分	生　姜一片	大　枣（去核）一枚	

同煎，一服，中病即止。

幼儿初出痘，有发热二三日全无痘点形影而忽然惊搐，状与急惊风一样者。此亦痘气壅盛不能宣发所致，宜用前清解散以宣之，痘出即惊定矣。若医者不知是痘而误作急惊施治，或单以寒凉投之，或以祛痰药峻下之，其儿必死。何者？阻遏其毒使不得出而内攻也。故未痘之儿若遇此等症，即当惊疑，恐是出痘，不可作急惊治。

又有发热稍轻，至三四日而痘尚隐隐不出者，最要详察，不可一概认为毒轻痘少而漫不加意。若发热和缓，精神清爽，饮食如常，出痘少而点数明，头粒尖渐渐长大红活，此为毒轻痘少无疑。若身热虽轻，至三四日而怠倦嗜卧，不思饮食，所出之痘影影淡白，点粒不明，此非痘毒轻少，亦是血气虚弱送毒气不出也，急宜用前温中益气汤以托之，甚者必连服二三剂，痘始出齐，其痘必多。若因安静，袖手玩视，而不急托痘出外，延至五六日后，毒气内攻，须臾告变，不可救疗，甚足畏也！昔人热轻则痘轻之说可尽信乎？而六日以前痘未出齐勿用温补之说可尽拘乎？

自有方书治痘以来，其时不啻二千年，其人不啻数百家，然皆详于已出之后，略于未出之前，深言出速而稠密之危，不言留中而不出之祸，不知已出之毒外寇也，未出之毒内冠也。出速而稠密者，外攻也；留中而不出者，内攻也。内冠与外冠势孰急？内攻与外攻祸孰烈？故痘已出而死者多在旬日之外，痘不出而死者多在六日之内。徒知御外冠而不知逐内冠，自古以来诸贤之为计疏也。然其失计安在唯在痘未出而急于解毒，缓于逐毒也，不知未出之毒不可解（说已见前），但当汲汲逐之出外也。予深悟其理而明鉴其失，故长顾却虑为未出以前。诸症设法唯明辨其虚实寒热以施治，实热者宣发其壅滞以逐毒出外，虚寒者补助其气血以逐毒出外。至于急用寒凉遏毒内攻等弊，则谆谆致戒不厌再三，一以救前哲之失，一以开后人之迷，虽岐黄复起不易吾言矣。

一发热至三四日，报痘形如粟米，口鼻腮耳年寿之间，先发数点淡红润泽者最吉，不必服药。若身热一二日，即出痘先发于天庭、司空、印堂等处者，或一齐出而稠密者，或干枯而紫黑者，或成片不分颗粒者，皆血气凝滞而毒气肆行，最为可忧，急宜活血养气而送毒，用调元化毒汤。

调元化毒汤

绵黄芪(生用)八分	当归(酒洗)六分	紫草茸(酒洗)六分
山楂肉八分	人参四分	防　风五分
花　粉三分	蝉蜕四分	白　芍(用生酒洗)六分
荆　芥五分	红花三分	生地黄(俱酒洗)三分
牛蒡子七分	桔梗五分	甘　草四分
木　通五分	前胡五分　　黄芩	黄　连(酒炒)各八分
生　姜一片		

同煎，温服。

腹痛者去参芪，加枳壳（炒）八分，大便久秘者去参芪，加大黄（酒炒）一钱五分，微利之，大便通乃除之。若血气与毒气俱旺而脉洪数者，归芍减三之一，去参芪。此方以生芪养气，当归、红花、生地活血，翘、蒡、芩、连、荆、防、前、桔、紫、蝉、通、草解毒，加山楂疏气。

若痘出不快者，其症不同，最宜分别。有痘色红紫干枯，或密如蚕种，或一片不分颗粒，身热大便秘，而出不快者，此毒气郁滞，血气不流行也，用前调元化毒汤去参芪加小川芎清之。

有痘色淡白，饮食减少，身凉手足冷，小便清大便滑，而出不快者，此气血怯弱，不能载毒出外也，用前温中益气汤托之。有鼻塞声重，咳嗽恶寒，而出不快者，风寒蔽之也，宜发散之，用加减参苏饮。

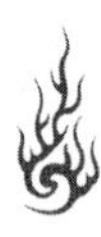

加减参苏饮

苏叶六分　人参　陈皮　小川芎　羌活　防风　荆芥各四分
桔梗　白芷　甘草各三分，

冬加麻黄五分，生姜三片，同煎，带热服，但不可出汗。

或有因邪秽所触，伏陷而出不快者，其痘必痒，宜用平和汤解之，外焚苍术、红枣、沉香等药于室，以辟其气。

平和汤

四味保元汤加桔梗，加芍，改芎苏，改朴四香，改木香，即是参芪实保汤。

人参　当归　檀香　乳香　藿香各二分
防风　白芷　甘草各三分　生姜一片

同煎，热服。

痘正出时，有忽然传风眼直视，牙关紧者，此调护不谨而为风邪所袭也，且勿轻用祛风峻药，宜用姜附汤。

姜附汤

白附子二钱　老生姜（切细）二钱，

二味浓煎汤，灌下一二酒杯，出微汗即愈。

痘正出时，身微温而不热不寒者为佳，或热轻和缓亦无妨，唯大热者可忧。若出齐发热尤可忧，其痘必稠密，必红紫，必干枯，仍用调元化毒汤去参芪主之。

有痘出齐与否，以脚心为验，脚心有痘则出齐矣，若痘稀少者，不必拘此，以身不热为出齐。

肉食不可太早，必待痘出齐而身不热方可食猪肉，若热未退而食肉以助火邪，必成大患。虽肉首尾俱不可食，唯起胀时怯弱者可食以助行浆，壮盛者亦忌之。诸鱼皆腥，牛羊皆膻，痘家最忌，并宜禁绝。

痘出齐后起发灌脓数日内调治法

报痘三日后痘已出齐，身体温和，精神清爽，颗粒尖圆润泽，根脚红活，胸背稀疏，饮食如常，二便不滞，此顺候也，不必服药，但节饮食，避风寒，防秽气而已。

痘出齐后三日内，其时日十分紧要，其形色症候最宜精察，盖好痘全要脓浆弄满，其次亦要六七分脓浆，方可保无虞。痘一出齐，形色显然，其脓之成与不成，足与不足，皆可逆睹矣。除以上顺候，自然脓足，不必服药外，其有不顺者，后必无脓或脓少而清急。于此三日内观形察色，分别寒热虚实，用药调治以为灌脓或犹可及也，失此不治。多有缓不及事而竟不成脓者矣。痘之生死判于脓之有无，有脓则毒从外散，故生，无脓则毒留者次也。其下者遍身俱水疱然，水疱七八分而间有二三分脓疱者犹可生也；其最下者密不成颗，串为一片，而其皮下有脓浆，又或疱密而溃，脓水湿清犹可望生也；唯干枯无脓浆，或薄浆不满二三分者，必痒塌而死无生意矣。是以出齐而调治灌脓如拯溺救焚，不可缓也。

气血流畅则毒化为脓，脓之不成，其病有二：毒气炽盛则血燥而凝，故不能运化而出脓；元气虚弱则血寒而缩，亦不能运化而出脓。故痘色红紫干枯或带焦黑，着毒炽而血凝者也必不成脓，急宜清毒活血汤。痘色淡白，疱不尖圆，根无红晕者，气血虚而血缩者，也必不成脓，急宜用参归鹿茸汤或千金内托散。

清毒活血汤

治紫陷，一二剂，其痘立转，灌脓时六七日不大便，亦此方，起胀时同。

紫草茸(酒洗)	当　归(酒洗)	前胡	木通	牛蒡子各六分
生地黄(酒洗)	生白芍(酒洗)	连翘	桔梗各五分	
生黄芪八分	黄　连(酒炒)七分	黄芩(酒炒)七分		
人　参三分	山楂肉八分	甘草四分	生姜一片	

同煎。烦渴者去参芪，加麦冬、花粉（酒炒）各八分。

参归鹿茸汤治白陷灰陷，痘不光溜，疱虚浆清，行脓二三日，尚不充满，皆可服以托痘。

甘　草(炙)六分	鹿茸(酒涂，炙，去毛，勿用酥炙，恐其膻也)三钱	
当归身(酒洗)一钱五分	人参一钱二分	嫩黄芪(蜜炙)一钱五分
生　姜一片	好龙眼肉三个	

同煎，去渣，与酒相伴，和服亦好。虚弱未甚者，服此一二剂，其痘即转红活形浆。困倦手足冷，饮食少者，加木香三分，丁香桂香各五分；寒战咬牙者再加官桂三分，附子（制）八分；泄泻者去当归加白术（面炒）、白芍（酒炒）、白茯苓各八分，木香丁香各三分，另用参术散止泻（方见后）。托脓之剂莫妙于此方，以鹿茸补血力峻与草本诸补药不同，然恐鹿茸未必得，故又录千金方备用。

千金内托散旧方有桔梗，治白陷灰陷等，与鹿茸汤同。

当归身五分	人　参一钱	白芍（酒炒）六分	南木香三分
大川芎六分	白　芷三分	甘草（炙）五分	厚　朴（炒）三分
山楂肉五分	官　桂五分	防风三分	黄　芪（蜜炙）一钱五分
生　姜一片	龙眼肉三个		

同煎，入好酒，和服。随症加减法同上。

有用人乳和药服者，虽于灌脓有理，但人乳性凉，脾胃弱而大便滑者忌之，泻者尤忌之。

出齐后当之不治，则浆不行而五陷之症作矣。五陷者，白陷、灰陷、紫黑陷、血陷也。

痘稠密红紫而顶陷者，紫陷也，甚则转而为黑陷也。此毒热炽盛，蔽其气，凝其血，而陷也，仍用前清毒活血汤治之。其随症加减法亦如之。然当其紫陷时，不过一二剂，而痘立起，奇效如神。及至黑陷则受毒已深，虽用此方救治，而不活者十常八九矣。

痘虽稠密，其色淡白，根无红晕而顶陷者，白陷也，甚则转而为灰陷也。此血气虚寒，不能运化毒气以成浆，故陷也，宜用前参归鹿茸汤或千金内托散治之。其随症加减法亦如之。

又有一种痘疮，头粒通红，成血疱而不成浆，此气血虚不能统血而血溢，妄居气位也。详见前论气血条，宜用参芪汤大补其气。

参芪汤

人参	黄芪（蜜炙）各五钱	甘草（炙）一钱
官桂五分	生姜一片	

同煎，温服。服此疱即转白而成浆。

血疱失治则气愈虚而为血陷，然治之亦不外此方。血陷与紫陷相类，但血陷虽红，然淡而不紫也。紫陷属热，气粗身热，血陷属虚，气少身凉，不可不辨。身热身凉，虚实显然。何西邱论五陷，说此朦胧不明？管橓论之，尤舛错可恶。痘出齐二三日后毒热，化为脓浆，渐渐充满，起顶光滑明润，身体温和，饮食能进，小便清利，大便二三日一次，此顺候也，不必服药，但节饮食，护风寒，避秽气而已。

犯五陷者治已见前，其或虽不陷顶而痘不光润，或疱虚而浆不过三四分，或虽有浆而清薄，或行脓至二三日尚不充满，此皆难以收靥，宜用生归鹿茸汤催足其浆。无根窠不能灌浆，浆不足不能结靥，此时看浆为主。脓浆不满，鸡冠血酒亦可用。用三五年以上大雄鸡，先将好酒一杯炖温，此时刺鸡冠血滴入、和匀，仍炖温服之。服后或燥痛一时，无妨。其鸡不可杀。

又有一种出痘稠密，毒火既盛，然元气虚，血气弱，津液枯竭，不能制火，以致虚火炎蒸，或烦或渴或咽喉痛或鼻时出血，虽任温补，痘必不能成浆结痂。大凡长之男女，嗜欲久开，血气既耗者，多有此症，最为难治。时医见其多热候，率用清凉如犀角地黄汤之类，不知原因血气不能胜毒气而致有此症。今又纯用寒凉，则血气愈亏损而毒气愈肆行，岂复有可生之理？是以此等痘症，时医治之十无一生，殊可哀怜。今特制参麦清补汤以补之。

参麦清补汤与后清肺汤不同，此兼补耳。

人　参八分　麦　冬（去心，酒蒸，晒）一钱二分　白芍（酒炒）四分
生黄芪一钱　前　胡五分　白芍（用生）四分　桔梗三分
白花粉（酒蒸，晒干）一钱　牛蒡五分　甘草（炒三分，生三分）
山楂肉五分　生地黄（酒洗）三分　川芎三分　当归（酒洗）八分
红　花（酒洗）三分　生姜一片　龙眼三个

同煎，温服。遇此症者，此药当频频服。

痘出五六日内至七八日，若脓浆不起则无生意矣，若有四五分脓，犹可望生。起发灌脓时有吐泻者症各不同。吐有二端，吐而酸苦有声，吐讫反快者，毒火上腾也，栀连二陈汤止之。此痘色必红紫。

栀连二陈汤

黄连（姜汁炒）　栀子（姜汁炒）各五分　白茯苓八分
半夏（制）四分　陈皮（去白）　甘　草（炙）各二分
生姜一片

同煎，缓缓服，吐止即勿服。

吐而有物，无声，不酸，不苦，吐讫困倦，不思饮食者，胃气损也，参砂和胃散主之（方见前）。此痘色必淡。

泄有二端，泄而粪黄、臭秽，小便赤涩者，毒气奔越也。痘色必红紫，加味四苓散主之。泄而粪青白、滑利者，虚寒也，痘色必淡白，参术散主之。如虚滑不止，

兼用七味豆蔻丸。

加味四苓散此方治热泄，下二方治虚寒泄泻如神。

猪苓	木通各八分	泽泻	赤茯苓各七分	车前子（炒）五分
黄连	黄芩（俱干炒）	牛蒡（制见前）各五分		灯芯一团

同煎，食前服。

参术散止泻良方，专治虚寒。

人参　砂仁各五钱　白茯苓五钱　广陈皮（洗净，去筋膜）四钱
神曲（炒）　山楂肉各五钱　甘草（去皮）五钱
诃子（煨，取肉，去核）四钱　白术（用里无油者去皮）一两
肉豆蔻（面里煨熟，去面，切细，用火纸包，打去油）四钱
薏苡仁（炒熟，拣净）五钱　南木香三钱　家莲子（去心，炒）五钱

以上共为极细末，每用二钱，清米饮调。食前温服。儿有不肯服者，入稀粥内和服亦可。

七味豆蔻丸米饮浸透，研烂，和粥食之为妙。

豆蔻肉　诃子（制俱同前）　砂仁　南木香
白龙骨（煅）各五钱　赤石脂（煅）　枯白矾各七钱

面糊为丸，如绿豆大，每用清米饮下三十丸或二十丸，量儿大小与之。儿有不能吞丸者，将丸研碎，入粥内服之，亦可。

此等丸散，治痘之家必须预制以防虚滑泄泻。若痘起胀或收结时骤然泄泻不止，危在旦夕矣。然止泻用汤药多不效，有服至异功散而不止者，唯此丸散可以止之。唯毒热作泻者，加味四苓散，一二服即可止。起胀灌脓时，或有六七日不大便而塞闷作痛者，毒盛而秘也。用前清毒活血汤去参芪加怀牛膝二钱，紫草当归各加至二钱，煎药熟，去渣，入生蜜半酒杯，服之。若仍不通，用猪胆汁滴入谷道中即通，终不可用硝黄大下，恐下后变他症则危矣！

身凉而汗不止者，归芪汤主之。

归芪汤

当归身五钱　黄芪（蜜炒）三钱　酸枣仁（炒，研）二钱

水煎服。

有痰，用白附子，热水磨服。切不可用二陈汤，恐燥阳明，孤阳无险不能施化

也。至收靥时，用之无妨。

浆足回水至结痂还元数日内调治法

痘出八九日，脓浆充满，颜色苍蜡者，上也。若无他症，勿药可也。然痘出稠密而脓不甚满者，至此时饮食多减，痰液多盛，宜用。

养胃开痰汤

人参	家莲子（去心，炒）	甘草（炙）	白术	茯苓各五分
桔梗三分	山楂肉五分	半夏（制）三分	山药（炒）	
陈皮（去白）各三分				

灌脓时忌用术苓半夏，恐其燥干津液，脓浆不行也。至此浆靥时，可用矣。以上十味，用生姜一片同煎，温服。渴者去半夏，加麦门冬（去心）八分，北五味（研碎）九粒。吐逆者加藿香砂仁各三分。此时有欬[1]逆者，俗呼砳[2]络，胃气上越也。取真黄土鼻边间之立止，用极细极黄极干，将童便调软，贴鼻两间闻之。此时浆满或为寒所薄，一时痘俱紫黑如紫葡萄色，不必惊恐，急以上好肉桂磨汤或煎汤服之，立见如旧。有寒战咬牙者，此真气外发而内虚寒也，宜建中汤大补之。

建中汤

人　参二钱	当归身一钱五分	肉桂一钱	干　姜（炒，带黑色）一钱
大川芎八分	黄　芪（蜜炙）三钱	甘草一钱	大附子（制）一钱
白　术一钱五分		丁香五分	生　姜一片

同煎，温服。一服立止，甚者不过二服。收靥后寒战咬牙者，同此方调治。

或谓寒战咬牙之症有热有寒，如痘色红紫，齐勇掀发，身热烦躁作渴，大便秘，小便赤涩，脉来洪数者，热也。盖胃热则咬牙，肺热则寒战也。如痘色淡白，皮薄顶陷，身凉恶寒，大小便利，脉来沉迟者，寒也。盖胃寒则咬牙，肺热则寒战也，此说当矣。然此症属寒者，十有九属热者，十仅一见于七八日之前，犹间有属热者；见于七八日之后，其属热者寡矣。是以不为热者立方。

九日十日间，脓浆足而色苍蜡者，必且发热熏蒸，此回水候也。盖真阳运化，其水自然消烁而收靥也。其元气不足者不能及时回水，而当靥不靥矣。此虚寒症也，必身凉而手足冷，须大补血气以助之收结，宜用温表调中汤。

---

① 欬　kài，同咳，咳嗽。又读 ài，胃里的气体从嘴里出来并发出声音。

② 砳　lè，象声词，石头撞击声。

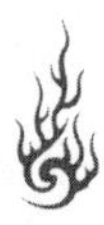

温表调中汤

黄　芪(蜜炙)二钱	人参一钱	白芷五分	附子五分	当归身一钱
大川芎一钱	白术一钱	防风八分	丁香五分	白茯苓一钱
干　姜(炒)一钱	官桂一钱	甘草(炙)一钱		生　姜一片

同煎，温服。

其有发热，蒸蒸而当靥不靥者，毒气未解也，退其热则痘自收，宜用清表解毒汤。

清表解毒汤

地骨皮	麦门冬	花粉(酒炒)各八分	连翘	牛蒡	当　归各五分
黄　芩(酒炒)		朱芪[①]	泽泻	木通	生甘草各四分

水煎，温服。

或用砂糖半酒杯，百沸汤调作一碗，温服，谓之甘露回天饮，能令热退痘收，亦好。但毒盛者恐未必效。

调治吐泻，分别寒热，用药俱同前。

痘靥时有外溃而脓水淋漓者，谓之水靥，宜用新瓦为末，筛令极细，用绢袋包扑患处。若干痂堆积不落，内又窨[②]脓，即以瓦粉，用鸭蛋调敷，立收而落。

当靥时或忽然腹痛，其痛着在中脘，此热毒凝滞，瘀血作痛也。

消毒散血汤

牛蒡	生白芍(酒洗)	桃　仁(炒，去皮、尖，研烂)	
大黄(酒炒)各一钱		红　花(酒洗)	没药
乳香(俱用灯心同研、细煎，药将熟，投入)各五分			

用水煎，温服。一服立愈。

结痂厚实无他症者，不必服药。结痂后发热或烦渴者，当辨其虚实寒热调治。发热壮盛，胸腹手足头面俱热，大便秘涩，小便赤涩者，余毒盛也，即当解毒，大连翘饮主之，若解毒迟则痂落后必发痈毒。

---

① 朱芪　很有可能为红芪，存疑。

② 窨　yìn，此处为隐藏的意思。窨脓，即暗藏脓浆。

大连翘饮内凉药多，俱要制过，斟酌用。

连翘	牛　蒡	柴胡(去芦)	当归	赤芍	防风各八分
木通	荆　芥	黄芩(酒炒)	山栀(酒炒)	滑石	甘草各五分
蝉蜕五分	车前子五分	生姜一片			

同煎。大便秘者加酒炒大黄一钱五分。

若其发热稍缓，头热面不甚热，手心脚心热，手足背脚背不热，精神困倦，大小便利者，虚热也，宜用补中益气汤。

补中益气汤

人参八分	黄芪(蜜炙)一钱	白术八分	当归身八分
陈皮四分	川芎　升麻各四分	柴胡四分	炙甘草五分

渴者加麦冬一钱，五味子九粒，生姜一片同煎，温服。

痂落还元后或痂落一半后，忽然遍身大热者，余毒欲发痈毒也。或手足四肢头顶胸背有一二处热更甚者，即痈之所在也。此在脓浆不满而结痂浮薄者，速收落者多有之，急宜用前大连翘饮以退其热。大便秘者加酒炒大黄微利之。如热不退须连服几剂，必须热退身凉，痈毒方可内消。

此时又有忽然头顶大痛者，余毒上攻也，或因多服热药所致。若不急治，其毒必注于两目，而目病大作矣。宜用大连翘饮去木通、车前、滑石，加升麻、桔梗各六分，川芎、薄荷各四分，服数剂以解散上攻之毒，庶可免目患。痂落或有精神困倦，饮食减少，胸腹头顶手足心发热，或有虽不发热而倦怠嗜卧，不思饮食，或手足冷，或津液少而渴，或斑白不红，皆内虚之候也。亦宜用补中益气汤调治，不然恐生他症。

须知出痘多者，收结之时，还元之后，五脏真气发泄已多，一身血气耗散已尽。盖虽或毒气未净而其正气独虚，是以用凉药解毒必须用酒炒制。其体气弱者，或时加人参芪归芎之类以救血气，切不可因其有热症而遽投以生三黄、生栀子、大黄、生石膏之类。此时正气微弱，骤用寒凉峻攻，多有一投辄毙者，戒之，戒之！

治痘之家既谨其始又必谨其终，盖痘之危险不测者有一二日毒盛，一日体虚，当其未出之时或三五日而速毙者，皆因毒盛也。及其结痂还元之时或误投一药，误进一饮而辄毙者，皆因体虚也。然毒盛欲出不出者，能顺其势以导之出，而不妄施解毒以阻遏拂逆之，则未必致毙，故前论再三戒论，深为谨始者虑也。体虚者能察其虚而补养之，又防其虚而不峻攻之，则可保无虞。唯玩其收结还元而忽易不加谨者多致误事，故又深为谨终者警也。

备用紧要诸症方论

夹斑丹

痘有夹斑而出者，有红赤点而无头粒，多随出而随没；又有夹丹而出者，红赤成片，如云头而突起。此皆毒火浮游散漫于皮肤之间也。遇此者不必惊惶，但用玄参升麻汤一二剂，散其游火，其斑丹自退。

玄参升麻汤

玄参（去芦）	升麻（去散小根）各二钱	甘草八分
防风	荆芥	牛蒡各六分

水煎，温服。

夹麻

有夹麻疹而出者，用前方加黄芩（酒炒）、桔梗各六分，令其麻疹先退，痘疮自当起发。

倒靥

痘疮初见一二日细小，四五日渐大，顶平，至六七日脚渐阔，顶愈平陷。其色金白，形如豆壳者，名曰倒靥，此气血大虚而浆不行也，宜用前参归鹿茸汤加官桂、白术、川芎各八分，南木香四分。大便溏泄者兼用参术散（方见前）。

痒

痘痒者表虚也，此为危症，宜用参芪实表汤，与平和汤意略相仿。

参芪实表汤

黄芪（蜜炙）一钱五分		人参一钱	甘草（炙）	官桂
白芷各八分	南木香三分	防风八分	当归	川芎
桔梗	厚　朴各六分	生姜一片		

同煎，温服。

一方外治痘痒，用荆芥穗为末，纸裹，紧搓，糊黏纸头，令不散，仍焙干，灯上燃之，却于桌上舂去灰。指定痒痘头，用荆芥火点痒处一下，患者自以为妙，每痒痘悉点之立止。

痘痒必定属虚，管橓乃谓有气盛血热而痒者，此无稽谬说也。又有谓因血上行气分，血味本咸，腌螫皮肉作痒，似为近理。然灰白之痘不唯气虚而血虚亦甚矣，岂能上行而腌皮肉而痒塌最甚，则此说亦未必然也。有秽气触犯而痒者，急烧苍术、红枣或黄茶叶以辟之，甚者内服平和汤（方见前）。

表虚之痘，脓浆不满，多有痒者，其在幼儿，或儿虽长，其神气困者，必不能禁其手搔，须令其着旧软绢衣，袖长者用绢条缚其袖口，令不得爪搔为妙。如无绢衣，或作软绢袋裹儿手亦可。有一六岁女孩其痘不正，脓浆淋漓而痒甚，曾用此法，得不搔破，其后头面亦无疤痕。若不用此法而爪破已多，纵性命能保，恶疤决难免也。

痛

痘痛为实，此为吉兆。用生白芍为细末，酒调下一钱五分，立止。甚者不过三服。

肉胀

痘出齐有面目肿胀而痘不胀者，此血气虚弱不能拘摄毒气以成脓，故其毒散漫，妄行肉分也。此为危候，急宜大补气血以收摄其毒，则痘灌脓而肿胀自消矣，以参归大补汤主之。

参归大补汤与和平汤、参芪实表汤相似，即实表汤去官桂，加山楂、紫草。

参归大补汤

人　参	当归	黄芪(蜜炙) 各一钱二分	白芷	厚朴(姜炒) 各六分
川　芎	桔梗	山楂肉各八分	防风六分	甘草(炙) 八分
紫草茸六分		南木香三分	生姜一片	

同煎、温服。

发疔

痘出齐数日后，其间有紫黑胀硬独大而无根晕者，痘疔也。用四圣膏填入或拔毒散点之。

四圣膏

珍珠	豌豆(俱烧存性)	乱发灰	三灰等分	冰片半分

用油胭脂点成膏，先将金银簪拨开疔口，将药填入疮内，即转红活。

拔毒散

雄黄（研细）一钱，胭脂浓浸水调，点疔头上，即时红活。

发痈

痘毒发于皮肤而气血不能悉运化以成脓结痂，则有郁热不散，赤肿而成痈者。其发于未收以前者少，发于既收以后者多。未收以前，必脓浆少而薄者有之。若脓浆浓满者，无有也；既收以后，必结痂浮薄而速结速落者有之。若结痂厚实而缓结缓落者，无有也。此毒气发泄尽与不尽之明验也。又有不虚而服补剂，不寒而服热剂，以致发痈者，医之误也。凡此俱大连翘饮主之（方见前）。但当其初发热发肿时，内外夹攻，急消散之为上。至于成脓，则尤小之儿多难堪，而在头顶胸腹腰背者，甚险也，慎之，慎之！外治以三豆浆涂之。

黑豆、菉豆、赤小豆，各用一，合以酸醋浸胀，捣研，浓浆时以鹅羽刷之，红肿退去，其效如神。又方用赤小豆为细末，清水调敷，干则易之。

臭烂

痘疮原多溃烂，收结后，或手足等处仍作热臭，烂出脓水不止者，生肌散掺之。

生肌散

地骨皮　黄连(炒)　黄柏(炒)　五倍子　生甘草

等分，为细末，干掺之，即热退结痂而愈。其有仍作热作脓而不即愈者，内毒未净也，仍用大连翘饮解之。又有余毒流注各处，出清水者，绵茧散掺之。

绵茧散

出蛾绵茧不拘多少，用生明矾末填在内烧，令汁尽成灰为末，干掺之。

衄血

痘有鼻中衄血者，毒气上冲于肺也。此其毒气外泄，亦非恶候，不必惊惶。只用发灰散或清肺汤治之，切不可峻用寒凉，如犀角、生地、山栀、生三黄之类。水浮其血，必为大害。世人不识此理，一遇痘疮有衄血咽喉口舌等症，即认为实热，遽投以寒凉，水凝血脉以致痘疮不得成脓，而变为坏症者，多矣。是治末而妨其本，昧之甚者也。

发灰散

用少壮无病人乱发，不拘男女，肥皂洗净油垢气，又用温汤洗净肥皂气，焙干。量发多少，用新瓦罐一个将发填入内，令满，净瓦片盖口，盐和泥封之。又全封瓦罐，晒干，用木炭火围罐一半，煅一炷香久，取出候冷。其灰成块，研令极细，每用二钱，童便七分，酒三分调服，立止。轻者只用灰吹鼻，亦止。此方极妙，不唯可用之痘疮，凡诸血症皆可用。

清肺汤与前参麦清补汤不同。

天门冬（去心皮，酒蒸）	麦门冬（去心）	花粉（酒炒）
甘　草　　桔梗各五分	生白芍（酒浸）四分	丹皮（酒洗）四分
当　归（酒洗）五分	知　母（蜜炒）四分	片芩（酒炒）四分
生　姜一片		

同煎。一二服立止。如有发灰，入一钱调服尤妙。

水疱

痘有水疱无脓者，血少不能化脓也，急宜用参归鹿茸汤，峻补其血（方见前）。若脓疱与水疱相伴者，无大妨害。如十分中有二三分脓疱者，犹有生意；唯浑身水疱，全无脓浆，则危矣；然胃气好而饮食如常者，亦可望生。但其毒气未散，须防发痈耳。

其或儿小痘多，则血气有限，不能尽成脓浆而水疱与脓疱相间，此常理也。若无他症，不必施治。

口疮

痘有口舌生疮者，或是热毒，或是虚火，当以痘色辨之。切不可概认为实热，而纯用寒凉解毒。如痘色红紫涌盛者，热毒也，用清上饮主之；如痘色淡白者，虚火也，用参麦清补汤主之（方见前）。外用赴筵散搽之。

清上饮

薄荷	防风	甘草各四分	白粉葛	牛蒡	连翘	桔梗
黄芩（酒炒）		黄连（酒炒）	麦门冬	花粉（酒炒）各六分		
生姜一片						

同煎，温服。

赴筵散

薄荷叶　黄柏

各等分，为细末，入青黛少许，和匀搽之。

或口舌有痘为肿硬者，痘靥自愈，不必治，治亦不效。

咽喉

痘有咽喉肿痛者，首尾俱用利咽解毒汤，外用玉锁匙吹之。

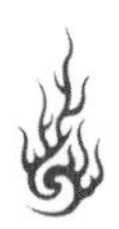

利咽解毒汤

山豆根	麦门冬各一钱	玄参	桔梗	牛蒡各七分
防　风	甘　草各五分	生姜一片		

同煎。食后良久，温服。每药一煎，分二三起，缓缓服。

玉锁匙

硼砂一钱	朴硝五分	僵蚕一条	片脑五厘

上为细末，以竹管吹之。

失声

痘有音哑者，当细辨痘色以分顺逆。若痘色红者，行浆而音哑者，以气喉有痘也。是以外痘行浆时，内痘亦行浆，窒碍气道，而音不亮也。待外痘靥，则内痘亦消而音自亮矣，此不必别加调治也。若痘色虚陷灰白而音哑者，乃血气虚弱，送毒不出，毒留于肺，肺气受伤，以致失音。此则危矣，宜参麦清补汤主之（方见前），兼用千金内托散（方见前）。

呛水

痘有咽喉呛水者，顺逆不同，须当分辨。若痘灌脓浆时呛水者，喉中有痘也。外痘成浆则内痘亦成浆，壅于会厌门而呛也。盖是门乃饮食所进之处，既有所壅则饮水必溢，入气喉而发呛。若食物有渣，自能咽下，不犯气道，故不呛也。待外痘靥，则内自痊，不药而愈矣。然此虽呛水，其喉不甚痛也。若痘未行浆而喉先呛水，此则毒气壅塞，其喉必痛，宜用前治咽喉方治之。

小便不利，痘有小便赤涩者用导赤散。

导赤散

木通	赤茯苓（去皮）	麦门冬各八分	车前子（微炒）
人参各二分	甘　草二分	生地黄四分	灯　心（如龙眼大）一团

同煎，饥时服。

患眼

痘毒入眼，有赤肿而痛不能开者，有翳膜遮蔽而不能视者。自古方书所论及俗说所传，皆以为痘疮入眼而不知此非有形之疮，乃无形之毒也。其遮睛之翳有似痘疮而实非也。盖有形之疮发于咽喉者有之，发于口舌者有之。然皆外疮，其胀时，内疮亦盛；外疮收靥时，内疮亦消。唯入眼之毒必作于收靥之时，或还元之后，与咽喉口舌之痘迥异。此以知其非有形之疮也，盖眼者五脏气血之精华也。痘毒之郁滞于肌肤者，为痈为疖；而其留滞于精华者，则发为眼患矣。毒已留于气血精华之分，则其受病也深。故患此者，当从容调治，收功于数十剂之后。切不可鲁莽躁率，责效于数剂之间可也。痘后之人，元气已弱，受毒又深，而其毒火发露在表，又在至高之位。若骤用寒凉峻攻其里而疏利其下，则既伤其元气又拂逆其病势，未有不至于丧明者。且或生他症，而为大患者，多矣。须用清毒拨翳汤，从容调治，使其毒气渐退而元气不损，此万不失一之术也。又忌用寒凉之药点洗，亦多致失明。

清毒拨翳汤加减逍遥散入花粉、牛蒡、桔梗、白蒺藜、甘菊、谷精、木贼、生地、草决明九味而已。

黄　连(酒炒)	当　归(酒洗)	白蒺藜(炒、碾、去刺)各五分
真甘菊花	蜜蒙花	谷精草
川木贼各四分	白葛粉四分	生地黄三分
山　栀(酒炒)三分	天花粉(酒蒸)五分	草决明五分
牛　蒡	甘　草　　桔梗各五分	羌　活三分
川　芎　　柴胡	防　风各三分　　薄荷三分	生　姜一片

同煎，食后良久服。大便秘涩者加酒炒大黄一钱五分，服一二剂后仍去之。此方毒轻者不满十剂而愈；毒重者服数十剂，然后可获全效。

再附古今治痘要方

十神解毒汤

当归梢(酒洗)	赤芍药	红　花(酒洗)	桔　梗
大腹皮(洗净，姜汁拌晒)		生地黄(酒洗)	牡丹皮
川　芎(小)	木　通	连　翘(去心、蒂，碾碎)各五分	

此方以凉血行血为主，而佐以桔梗川芎，有开提发散之义；引以大腹木通，有疏利之能；臣以连翘牡丹皮，有清解之良。视古方纯用寒凉冰伏热毒者大不同。痘已出未出，二三日间烦闷燥渴，小便赤涩，睡卧不宁者，可用之。此方可与初发热条败毒和中散参用。

九味神功散

人　参	紫草茸	黄芪	甘草	牛蒡
生地黄	红　花	前胡	白芍	

各等分，水煎服。

此方初出而稠密红紫或带焦黑色者可用。

荆防解毒汤

防风（去芦）	荆芥穗	升　麻各四分	黄柏（酒炒）
黄芩（酒炒）	玄　参	牛蒡子（炒、研）各六分	

用水煎服。

此方治痘夹斑、夹麻丹者俱可用。

四圣散

紫草	黄芪	甘草	木通各一钱

用水煎服。

鼠黏子汤牛蒡子即鼠黏子。

牛蒡（炒、研）	当归身	甘草（炙）	柴胡
连翘	地骨皮	黄芩（酒炒）	黄芪

各等分，用水煎服。

此方痘稠身热不退者宜用。

保元汤

黄芪三钱	人参一钱	甘草一钱	老生姜一片	大枣（去核）一枚

同煎。有热者，黄芪、甘草生用；虚者，黄芪蜜炙，甘草炒熟，更加官桂五分。

异功散

痘灰白痒塌，咬牙寒战，泄泻腹胀，宜用此方。此方与四君、二陈、平胃三方相合，去甘草、苍术，加丁香、木香、当归、肉果、官桂、附子六味。

人参	白术	茯苓	当归	陈皮	肉果（面裹、煨熟、去面）
厚朴（姜炒）	半夏（制）	木香	丁香	官桂	附子（制）

加姜、枣，用水煎服。

木香散

南木香(临时用酒磨入药)	赤茯苓(去皮)	人参	前　胡
丁　香	大腹皮(用黑豆汁洗净)		诃子肉
官　桂　　甘草	青　皮(去穰，炒)	半夏(姜汤泡洗七次)各三分	
生　姜一片	枣(去核)一枚		

同煎。

回生丹痘灰白，虚寒吐泻，手足冷者，可用此方以应急。

丁香九枚	干姜一钱

用水煎，热服。

八正散小便涩，秘服导赤散不效者，用此方。

赤茯苓	瞿麦	车前子	山栀仁各八分	
滑石末一钱		甘　草四分	萹　蓄	木通各八分

水二钟，灯心一团，煎至一钟，食前服。热盛，大便亦秘者加大黄一钱。

无价散黑陷欲死者，用此以应急。

用无病小儿粪阴干，将倾银罐二个，上下合定，盐泥固脐。火煅通红，取出为末，蜜水调服一钱。

一方加麝香、冰片少许。

辰砂益元散治痘，热毒太甚，狂言燥渴，欲饮水者。

滑石(飞过)六两	甘草末一两	辰砂(飞过)三钱

上合匀，每服：小儿一钱，大人用二钱，灯心汤下。

是编治痘诸方，多随症立法，而不拘于成见。而以上十二方，皆古今治痘之最要者，因附录于后，以便参用。

纸燃照法

用学书竹纸或烧钱草纸，烘干，作捻子，如小指大。蘸清油，于灯上往来熏炽，令纸条无泡，不爆咤。又泡，蘸油略熏炽，令油无泡，即点捻子。将患者房内牖门闭，令黑暗，看其左颧有何色点，右颧有何色点，中庭有何色点。观两颧，宜以捻子在两耳旁及鼻旁平照；观中庭，宜以捻子在两目角边平照。看其皮中，历历可指，是赤是紫，是块是点，晓然明白。若是麻疹，则浮于皮外，肉内无根；若是痘疹，

根在肉内极深。若以捻子当颧及中庭正照，则暗而不见。捻子有灰，即掐去令明。如此照之，病情在内者，可以预见。若以天日光观之，亦不见矣。

附痘疹避忌

避秽气

腋下狐臭气　房中淫液气　行远劳汗气　沟粪浊恶气　妇人经候气
诸疮腥臭气　砒硫蚊烟气　误烧头发气　吹灭灯烛气　紫烟鱼骨气
葱蒜韭薤气　煎炒油烟气　醉酒荤腥气　麝香燥秽气

守禁忌

生人往来
詈骂呼奴
对梳头
对搔痒
勿扫地
勿对荒言
勿使僧道师巫入房
勿对饮食歌乐
以上诸避忌，谨之，则重可变轻；不谨，则轻变重矣。

活幼心法大全卷上终

活幼心法大全下卷

〔明〕清江聂尚恒久可受　著

〔清〕盱黎黄光　　会畏严父　校

痘症或问六条

或问曰：事贵预防，医治未病，古人立预解痘毒之方，或解之于平时，或解之于临时。其方何啻数百子，何以知痘毒不可预解而不载以方也？曰：以其理知之又验其事而知之也。盖痘毒禀受于胚胎，而潜伏于五脏。或数年而后发，或十数年而后发，或数十年而后发。当其未发时，深藏潜伏，声臭俱泯，于何而解之。彼无声臭之毒，又岂有形质有气味之药所能解散？且用药攻病犹如用兵诛冦，故必执兵持竿，然后可以冦诛之。当闾阎无事时，虽有奸豪潜伏其中，而不执兵不执竿，谁能识其为冦而诛之？今预解痘毒于声臭俱泯之时，得无类是乎？此以理知其不能解也。予妇产男女十人，皆已出痘，前六人多用预解痘毒之方，而出痘反有极多者；后四人不用此方，而出痘极少，皆勿药自愈矣。此可验痘毒轻，复位于禀受之初，而不能预解也。然服解毒药于平时，虽无益犹无害也。至于临时解毒，而有反害者矣！每见富贵之家，父母珍爱其子，一闻邻家出痘则多服解毒之药，以致损儿胃气者，有之。或儿已发热将出痘而多服解毒药以郁遏其毒气者，有之。犯此二者所谓无益而害之者也。以是知解之于临时者，尤不可也。

或问曰：子立论折诸家之衷，若刘河间、钱仲阳、张洁古、王海藏、陈文中等，皆古名医。子议其失，犹之可也。至于朱丹溪集医道之大成，而子亦议其未书痘家之妙，何也？曰：丹溪之医诚精矣。子谓其足以书医家之妙乎？又足以书痘家之妙乎？且医之为道，精微广大，亦难言矣。自古名医虽各有精妙，然亦多有讹谬。如王叔和著《脉诀》，论五脏六腑，谓三焦无状，空有名寄在胸中。膈相应夫三焦者，右肾命门之腑也。男以藏精，女以系胞。若其无形状，何以藏系？若其寄在胸膈，何以为右肾之腑？而脉络独属之右尺也。此其说大谬矣！夫叔和名医岂无精妙，而错论脏腑，大失古人之意，有如此者。后人宗其讹谬，习焉不察。至宋张季明著《医说》，始论其谬。其言有理有据，然世竟宗叔和之谬，而莫知有季明之辨也。如此之类，何可枚举。若刘河间等之治痘，而专用寒凉解毒，则又宗《内经》诸疮疡属心火之言，而失其意者也。盖《内经》此言，为诸疮发也，非为痘疮发也。痘疮与诸疮大不同者也。且黄帝委幼小于不知，其于痘疮已置之勿论矣。而刘河间、钱仲阳辈，乃宗其论诸疮之言，以治痘疮。此何异行车于水，而推舟于陆也，讹谬甚矣！丹溪又宗刘钱而不能正其谬者也，何以能书痘家之妙也？

或问曰：古人治痘，一以解毒为主，至丹溪揭解毒、和中、安表六字。论者以为精当之极，大略谓痘未出而能解毒，则可以使痘出稀少。痘既出而能解毒，则可免溃烂、发痈、发疔、入眼等患。此岂不深有至理，而子独极言解毒之害而谆谆以妄解毒为戒。此其为说，未之前闻，不亦过高而骇众乎？曰：此痘家第一精深微妙之理。古今高明之士皆迷而不悟，是以徒知解毒之利，而不知解毒之害也。虽丹溪解毒、和中、安表之说，亦欠分晓。盖揭解毒二字于和中、安表之上，后人执而用之多致误事。以丹溪之明，而见不及此，况其下焉者乎？盖痘毒久伏于五脏，一旦触动而勃发，其勇悍猛烈之势断不可御遏，又何可解散。智者唯顺其势以导之出外而已。昧者当其欲出未出时，而遽投以解毒药，则拂逆其势，岂唯不能解散，而适以逼之返戈内攻，宜其祸不旋踵也。故多有痘纔[①]见数点而儿已毙者，多罹此祸。然而病家与医家终不误其失，且曰此痘最恶。吾先为之解毒，犹不能救，况不解毒乎。噫，迷亦甚矣！独不思使其不遽用解毒药，以逼毒内攻，则毒出外而内自安，何遽至于毙？纵其痘出或稠密或红紫或干枯，犹可从容调治，孰与未见痘而速死之惨乎？是以痘未出之前，除升发微汗一剂外，凡攻里清表寒凉解毒之剂，当一切禁之如砒巴，勿令入口可也。古人谓不可汗下，亦是此理，惜其语焉而不详也。

丹溪亦戒妄汗妄下，庶几不失古人之意矣。然又教人用犀角地黄汤之类，是徒知汗下之害，而不知当此欲出未出之时不必汗下而后为害。即多用清凉如犀角生地之类，亦能遏毒内攻而致害也。唯人参败毒散能宣发毒气出外，犹无害耳。若明胡氏辈率其愚臆谬见，而妄谓非汗则表热不解，非下则里热不解，汗下以解表里则痘出稀而必无逆症。而后之愚儒若管橓辈又从而敷衍其说，使世人不察，而误用之，以致儿童之罹此而夭折者，不可胜计，祸亦大矣！予欲救其祸，安得不详辨以破其迷也。至于痘既出之后，则有不必解毒者，有不可解毒者，有不可专解毒而必兼补养者，有可以专解毒而不必兼补养者，不必解毒与不可解毒者，前说辨之详矣。若其痘出稠密、紫暗、干枯而不起发，不灌脓者，此毒气盛而血气弱者也。或先用清凉药解散其毒气，而随以补血气药助其行浆，或于解毒药中兼活血、养血、扶元气药，可也。此则所谓不可专解毒而必兼补养者也。丹溪所谓解毒、和中、安表者唯

① 纔 cái，方，始。又义为仅仅。

用之于此，为适当乎。若其痘出稠密，涌盛红紫，凸绽而润泽，然而口渴喜饮，善饥喜食，烦躁不安，大便久秘，小便赤涩，此则可以专用清凉解药不必复兼补养者也。大略既出以后，未收以前可以专解毒者，唯此一症。以其血气与毒气俱盛耳，然儿童出痘多者，真气发泄难支，多致虚弱。恐血气毒气俱盛者，百中一二耳，专用解毒者错谬不亦多乎！唯收结后觉有余毒，则急宜解散不可少缓，缓则恐发痈患眼也。

或问曰：昔人治痘先辨生死，其症逆而必死者，或作为歌诀，或著为图说，戒人不必施治。若妄治则反招怨尤，子独不分别逆症，而一概为之立方说法，何也？曰：彼以医之心立法，而吾以父母之心立法也。世之出痘者孰非人子乎？父母之于子，忍度其必死而不为之救治乎？况病症虽有顺逆，而治法岂无工拙，彼前人思之未精，治之未尽其妙，多以可治之症认为必不可治，而一概教后人弃而勿治。此非仁人之心也。予甚恶其说，是以必矫其失。然非徒以空言矫之也。每于前人所指，必不可治之症，十尝活其五六，又未尝不咎前人之疏于立法，而轻于立言也，是以不忍不为之死里求生也。其或有求其生而不得，吾未如之何者，然后于好生之心无忝①矣。

或问曰：古人立方用大灵丹、无比散、小无比散、独圣散、大成散、人牙散、返灵丹、龙虎丹之类，皆相传以为治痘妙方，而子俱不取用，何也？曰：痘疮一以血气为主，其顺者，血气能胜毒气者也。其险而不顺者，皆血气不能胜毒气者也。治痘者当视血气强弱而酌其宜以解毒气、散毒气而损伤元气，殆甚用之于元气厚者或可以偶中而获效；用之于元气弱者，一不中而万有余败矣。前人传用其方，盖计其效，而不计其败者也。予所以不取用者恐未得其效，而反受其败也。唯热毒入心经而狂躁不知人事者，猪尾膏可间用之，而虚弱者仍忌用也。今录其方于后。

猪尾膏

冰片一分五厘　　刺猪尾血一钱

同研，温酒调下。

或问曰：子之著论立方，自以为得之透悟，前无古人后无今人矣。子固得心应手，随试辄效矣。不识依子之术者，亦能如子之妙应否乎？曰：此则难言之也。予唯精思透悟，善通古人之意，而妙用吾心之神，故每能转祸为福，起死回生也。后有能通吾意者，其神妙出吾之右，可也。若不能，然则未可必也。何者？得心应手之妙，不可以行之于言，而笔之于书也。予盖久精此术，而不轻于著书，亦为其有

① 忝　tiǎn，辱，有愧于，常用作谦辞。如忝为人师。

不可以言传者耳。之于近时历睹世人治痘之迷谬，而儿童多遭夭折之祸，故亟为是编以正之。虽未必能授意传神，而亦可以醒迷救祸也。

治痘医案十一条

予第四儿生四十日即出痘，其初头上并身上不过五点，儿身不甚热，饮乳如常。看者皆谓此儿痘极少，当不满百粒，予以为未必然，即令禁风调理。再越三日，而遍身出痘甚多，头上胸腹腰背手足俱稠密之甚。至于额上面上及阴囊等处俱一片纯红，不分颗粒。脐内痘甚多，脐因肿大突出，舌上痘亦多，形如白米浓浆，布置满舌，看者皆以为儿小痘多，又有不顺诸症，此必不可为矣。予见其痘出红舌，又颇能饮乳，以为尚可调治。虑其血气难支，因以人参、黄芪、熟甘草煎浓汁，时与乳相间服之，以助其灌脓起胀。至于五六日后，其头上之痘多有脓浆，而间有水泡，至于身上及手足则水疱大半，而脓疱小半耳。予以为儿小而气血有限，其理宜然，不足忧也。独忧其额上面上，一片纯红者，无一点脓浆，以为必得皮下有脓，而后毒气可散。仍时以参芪甘草汁与之，以助其灌脓。至于第七日一更时分，额上纯红者，忽有一二处转黑色。予见之而大惊，先大人亦见之而大惊，以为此毒盛，而将变逆症也。然察儿精神与饮乳，则又未见困惫。是夜三更时，见其阴囊亦转黑结痂。予因悟而喜曰："此非恶候，乃痘欲收而结痂也。缘儿小而气血易于周浃，是以七日后，即收靥，不可拘于九日常期也。"果而第八日寅卯时分，自上至下，遍身俱结痂，至晚而结完。第九日，自上至下，遍身俱落痂，至晚而落完。痂落完后，遍身复发大热。予曰："此痘毒未能尽发，是以速收速落，而复发热如此，盖余毒盛而欲发痈也，急宜解毒。"因以大连翘饮，浓煎汁，每用半酒杯，以茶匙缓缓挑服之。凡一日一夜，服至三酒杯，而热退身凉，可无痈患矣。其鼻上结痂，用银耳挖挑开鼻孔，以出其气。其一片纯红处，痂虽落而脓水未干，以黄柏、黄连、甘草、地骨皮、五倍子，为细末，糁之而愈。其阴囊流清水，数日不愈，诸药不效，用棉茧散，糁之而愈。夫以此极小之儿，极多之痘，极危之症，而随症用药，其应如神，立起回生。其效甚大，已试之明验，童章可睹矣。而古人之著书与世人之治痘，一遇见儿小痘多，与夫穿脐纪红，水泡等症，即弃而不治，不亦大误矣乎？生灵夭死，何可胜计也。虽往昔不可如何，而来者犹及救也。有司命之责者，怀慈幼之仁者，急宜知之。

予次女，六岁出痘，发热甚缓，至二日，而面与手，微有痘影数点。热至第四日，而痘影仍是数点且带白色，但困倦嗜卧，不思饮食。时医视之，谓其痘疮轻少，不满百粒。予心疑之，以为若痘不满百，其儿当精神清爽，饮食如常。今困倦嗜卧，不思饮食，而痘影淡白，此其痘不少。因血气虚弱，送毒气不出故也，因以温中益气汤（方见前）托之。服一剂，而皮下红点隐隐欲出者，甚多。服二剂而痘出大半。一日一夜连服四剂，而遍身出齐。稠密之甚，缘此女未出痘数日前，曾患发热呕吐，稍伤胃气，是以血气弱，而送痘不出，必待温中托里，而后痘出也。其时有一婢与之同日发热，其困倦嗜卧，不思饮食，痘色淡白等症，一一与之相类。但此婢数月前，曾经出赤痘，遍体稠密。其父母误认以为已经出痘，遂谓此症不是痘疮，勿令服药，但时以窝菜汤及粥食与之而已。至于第六日，忽然变症，痰涌直视，须臾而死。此痘不得出，而内攻之祸也。藉令予女不于第四日用药托出痘毒，而延至第六日，不与此婢同毙乎？以此知治痘于当出不出之时，若不能察其虚实而逐之出外，其不测之变，甚可畏也！

予妹年二十三岁，有娠三四月，夜间偶为盗贼所惊，因归宁到家。不数日而半产，又不数日而发热，二日而痘出颇多，至四五日而痘出齐，稠密可忧，又兼呕吐，痘色淡白。诸医见其禀气怯弱，半产亏损，痘出又多，皆不敢施治。予曰："岂有坐而待毙者乎！"因以参术陈皮等安和胃气，止其呕吐，而痘色亦略转红活。予喜曰："此可温补而调治也。"因以参、芪、穹、归、炙草、官桂、丁香、木香等大补剂，屡投之。每服补剂后，其痘色辄转红活，若半日不服药，则又转而淡白，予因一日一夜立投以两大剂，至于痘正灌脓时，闻其血路尚未净。予曰："此注漏厄也。"急于前补剂中，去官桂、木香、加炒黑干姜，蜜炒升麻、柴胡，各一钱二分，阿胶、艾叶，各八分。服二剂而血路立止，仍除此五味，依前补剂，频频投之，其脓浆渐渐充满。至二十余日，而后收靥获安，后又患眼肿翳颇甚。服清毒发翳汤（方见前）数十剂而愈。当其服大补剂时，每剂用参芪各三钱，丁香各一钱，他药多寡称足。前后二十日，服过四十余剂。遇此极虚之症，若不用此峻补之药，其能拯危为安乎？而区区常格，何足拘乎。

一表弟，年十五，出痘，遍身稠密。至八九日，当灌脓时，其痘粒粒陷入成窝。诸医用木香、异功等药治之，其陷伏愈甚，唯有待毙而已。予往视之，见其痘色红紫，而体气颇旺。予曰："此非虚弱，乃毒气壅蔽，血气是以陷伏，不行浆也。"（血气正欲行浆，而毒气壅蔽之，故陷伏也。清具毒，而血气行，浆行矣。）因以清毒活血汤（方见前）与之。辰时投一剂，至午时而陷伏立起。再投一剂，而充满，不必服药矣。及至将靥时，又发热蒸蒸不靥。投以回天甘露饮（方见前），即沙糖汤，而收靥获安矣。

一表弟，年四岁，出痘至八九日，当灌脓时，尚无一点脓浆，然其痘色红紫。予知其毒盛血热，是以浆滞不行，亦以清毒活血汤与之。服完一剂，而脓浆即充满，

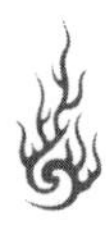

竟获全安。

一表弟，年十三，出痘，身热。三四日后，痘出隐隐数点。忽然，惊狂谵语，欲走出外。医欲以凉药解毒，其家疑而请予视之。予诊其脉缓弱，而察其痘色淡白。予曰："此其症虽似阳，然因血气弱，而送毒不出，故发狂谵也。"因投温中益气汤一剂，而痘出遍身，狂谵自解，精神清爽，不必服药矣。

予妻弟，年十八，出痘，痘甚稠密。既已收结，而烦闷不食，口鼻时微有血，危困之甚。予妻兄治之，以为症不可为矣。予视其症，知其元气虽弱，而毒气壅盛未解也。治以酒炒芩连、酒洗归芍、前胡、桔梗、牛蒡、连翘、木通、紫草之类。服二剂而精神清爽，能进饮食，可保无虞矣。予因戒令且勿服药，归而语予妇曰："汝兄暗于理，而莽于医。彼见吾治汝弟以清凉取效，必将执泥其方，而施与不当用者，不知将谁受其害也"已而越数日，妻弟痘痂尚未落尽，而眼微赤肿。妻兄果谓其热毒盛，而可用清凉也。遽投以生三黄、生栀子、生石膏等大寒之剂。午前纔投一剂，午后忽然变症，须臾死矣。初虑其将执方以误他人，不虞其即以杀其弟也。嗟乎！同一清凉之药，同用之一人之身，用得其宜，则可以生之；用失其宜，则可以杀之。用药者可以弗精弗慎乎！?

一表侄孙，年十岁，出痘，痘极稠密，而颈项甚多，俗谓之锁颈痘。又有暴胀痘数粒，在各处，谓之贼痘，又其痘初出带紫黑色。诸医技穷束手，以为断不可治之症也。其家星夜请予视之，予至时，其痘已出六日有余，正当灌脓之时，而尚无些少脓浆。医者因其儿体气素强，又有贼痘等疑，尚以解毒药与之。予曰："此但得灌脓充满，则可生，何必拘拘以锁颈与贼痘为疑也。且到此灌脓时，又何可解毒也。"其儿素骄，不肯服药，而喜饮酒。予曰："此时正宜于饮酒，可因之以为用。"遂制参归鹿茸汤（方见前）一大剂，令其浓煎汁，而以好酒相拌和匀，与儿频频饮之。自先日申时分起，至次日辰时分，服完一剂。视其头面各处痘疮，已灌脓浆大半矣。是日午刻，忽然糖泄二次。知其内虚而脾弱也。因制参术散（方见前）投稀粥内，服二三钱而泄立止。后再服参归鹿茸汤一剂，而脓浆充满矣，收靥后，余毒颇盛，大便秘涩。用大连翘饮，加酒炒大黄一钱二分，服数剂而安。

一族侄，年四岁，出痘。其痘正起胀时，泄泻大作，医投以参术柯蔻之类，竟不能止，势甚危急。予以参术散投之。服数次，约有五六钱许，而泄立止，因以获安。

一幼儿，年三岁，出痘。将靥时，泄不止，诸药不效。予以七味豆蔻丸数十粒与之，亦不能止。其丸从大便中泄出。予知其虚滑甚耶，仍以豆蔻丸数十粒。教令以米饮浸软，研烂如泥，和粥少许食之，其泄立止。痘靥而安。后予用此二方以止痘中虚寒泄泻，起危救困，不可胜计。姑举其二，以概其余。

一幼女，年六岁，出痘。其体虚弱，先服补药已多。至于痘已结痂，而忽然泄不止，投以异攻散，加柯蔻，亦不止。医将以七味豆蔻丸与之。予因思此女一向服补药，何以一旦虚滑若是。因审其大便时多努力，且所泄粪又少而色黄。此必毒气流注而泄也。因以加味四苓散（方见前）与之。一服而泄止。后因其大便涩滞，复加入槟榔、青皮，炒枳壳等药。数剂而安。

予用加味四苓散治痘中热毒泄，取效甚多，姑举一以概其余。

痧疹

痧疹形如沙，痘疹形如豆，皆象其形而名之也。痧痘俱胎毒，而痘出五脏。脏属阴，阴主闭藏，其毒深而难散；痧出六腑，腑属阳，阳主发散，其毒浅而易散。脏阴多虚寒，故痘可温补；腑阳多实热，故痧宜解散。然痧虽属腑，而其热毒之气，上蒸于肺。肺主皮毛，实受其毒，是以发热之初，虽似伤寒，而肺家见症独多。咳嗽喷嚏，鼻流清涕，眼疱肿，眼泪汪溢，面肿腮赤是也。身体微汗潮润，则出最轻；若气喘鼻干，作呕惊狂者最重。初见如疥，如米尖。再后成片红色者，轻紫色者，险黑色者，逆不可视为泛常，不可用药失序，又不可过为攻表。攻表太过，则胃气受伤，毒气不能运，反令停毒攻肺。务宜辨寒热虚实，察浅深，而治之。治之之法，唯在宣发其毒，以尽出之于外。虽红肿之甚，状如漆疮，亦不足虑。以其既发于外，即可免内攻，不若痘家之必顾其收结也。此症若调治得法，十可十全；而调治失宜，则杀人亦如反掌。大抵初发热时，必当发表见形，即宜清凉，其用药最忌酸险温补燥热。古云：“痧要清凉，痘要温清凉者，清肺热也。温者温补生浆也。一种初起眼白赤色，声哑唇肿，作渴腰痛腹胀，人事不清，口鼻出血，烦乱狂斗不安。此系闭塞不出，名目闭症，最为难治。服药后，若能现出者，或可得生。鼻内流血者毒重，口内出血者毒尤重。初起手足，心如火热非常者，毒亦重。若初时失于清解，以致毒蕴于胃，目鼻出气腥臭，则生牙疳；身热不退，余毒流入大肠，则成痢症；或过于发散后，来元气虚弱，骨瘦不堪，则成疳疾种地坏症，不可不慎。此症日出三次，三日九次为顺，总宜出透。毒气得净，即无他患。又有一种奶痧风疹，此类感风热而出，乃皮肤小疾，服药疏风清热即愈。不在此痧症中论道正景痧疹，有所大忌。病家犯其所忌，则至于杀人；医家犯其所忌，亦至于杀人也。其所忌不同，皆忌闭塞其毒，不得发泄也。今先标四大忌于前，令人勿犯，然后制方于其后。

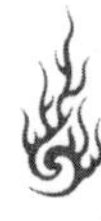

一忌荤腥生冷风寒

出痧疹时，大忌食荤腥，食生冷，冒犯风寒，皆能使皮肤闭塞，毒气抑郁，而内攻也。

一忌骤用寒凉忌在一骤字

初发热时，最忌骤用寒凉，以冰毒使毒气抑遏不得出，则成内攻之患。而昔人谓天气喧热，宜用辛凉发之，如黄连解毒汤之类。不知天时寒热之气，岂寒凉之药所能解。今骤用寒凉，恐不足以解外热。而适足以阻内热，使不得出也。曾见有一宦家艰子，得一男子，甫一岁，出痧发热，痧未见形，而发搐。医误认为急惊，而用凉药攻之，遂令痧毒隐隐在皮下不出。后医以滋阴为主，而用四物等药，亦不能救。烦闷声哑至旬日而死，此可以知凉药冰毒之害矣。今因天热而骤用寒凉，岂理也哉？

一忌误用辛热忌在一误字

初发热时，最忌误用辛热以助毒，如桂枝、麻黄、羌活、苍术、丁香、肉桂、砂仁之类，能使毒散蔽而不得出，亦致内攻之患。即有痧麻初起四肢逆冷，乃火极似水之故，不可妄投热药，痧现自然渐和。而昔人谓天气大寒，宜用辛热，如桂枝汤之类，发之。不知天气大寒，只宜置之燠室，谨避风寒，可也。且天气虽寒，而人身之热毒未必急也，而多用辛热，岂理也哉？

一忌用补涩

痧出之时，多有自利不止者，其毒亦因利而散，此殊无妨。如泄利过甚，则以加味四苓散与之。方见痘泄条　切忌用参术诃蔻补涩之药，以图速止，重则令腹胀喘满而不可救，轻则变为休息痢缠绵不已也。如痧后泻黄红色，乃内有伏热，加木通车前子黄芩可也，记之、记之！

初发热欲出未出时宜用宣毒发表汤。

宣毒发表汤

升麻八分	白粉葛八分	防　风（去芦）五分	桔梗五分	薄　荷三分
荆芥三分	甘　草三分	牛蒡子（炒香、研细）六分	前胡六分	
连翘（去心、蒂，研碎）六分		枳　壳（炒）六分	木通六分	淡竹叶六分

天气大热加黄芩（炒）八分，大寒加麻黄（蜜炒）八分，白水煎服。

痧麻已见形一二日内宜服解毒快斑汤。此条以下除清热导滞二方系心法原本，余皆孟氏介石所订并后论附入。

解毒快斑汤

连　翘七分　牛蒡子(研破)六分　荆芥七分　防风六分　蝉蜕五个
山楂肉三钱　归　尾六分　生地二钱　桔梗八分　黄芩(酒炒)八分
川　芎五分　干　葛八分　紫草八分

白水煎，引加观音柳二三分更可，亦不可多用。

痧麻已出而红肿大甚宜用化毒清表汤。

化毒清表汤

牛蒡(制同前)八分　连翘八分　天花粉八分　地骨皮八分　黄芩八分
黄连八分　山栀(炒)八分　知　母八分　干　葛八分　玄参八分
桔梗六分　前胡六分　木通六分　甘　草三分　薄　荷三分　防风三分

口渴加麦门冬（去心）一钱，白石膏（锻、研）三钱，大便涩加酒炒大黄一钱二分。

痧证四五日回时，尚有余毒留于肺胃，咳嗽、气粗、外热不退者宜服清肺饮。

清肺饮

石膏二钱　生地二钱　柴胡六分　麦冬一钱　玄参一钱　桔梗八分
僵蚕五条　甘草五分　陈皮六分　黄芩八分　竹叶三片　归尾八分
知母八分

白水煎服。

痧麻后面色青白唇淡紫气弱宜服调元健脾保肺汤。并治痧后瘦弱成疳疾。

调元健脾保肺汤

白茯苓　人参　黄芪　牡丹皮　陈皮　沙参
白芍(酒炒)甘草　当归　薏苡仁　百合　麦冬

如大便不实泻白色者，此方可加木香、白术、柯子少许。如泻黄色，加酒炒黄芩、车前子。

有毒气流注而成痢者宜用清热导滞汤。芩连旁翘甘五味清热，朴渣壳青槟五味导滞，气归芍花榆四味行滞血。此方去蒡翘，加棱莪，治疳热成痢。

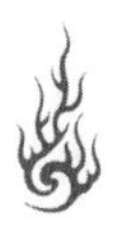

清热导滞汤

黄连一钱	条　芩一钱	白芍一钱	枳壳(炒)一钱	山楂肉一钱
厚朴(去皮，姜汁炒)六分		青皮六分	槟榔六分	当　归五分
甘草五分	牛蒡子五分	连翘五分		

红多者加红花三分，堤榆五分，秘涩甚者，加酒炒大黄一钱二分。

痧后口疮牙疳等患宜服清胃败毒汤。

清胃败毒汤

僵蚕	牡丹皮	甘草	连翘心	生地黄	桑　皮
沙参	白茯苓	银花	黄　柏(蜜水炒)		大力子

如体虚加白术。

痧后口疮、牙疳搽药：

救苦散

人中白(火煅)五分	青　黛(飞过)五分	冰片一分
白僵蚕一钱五分	寒水石(井水飞细)三钱	

共为细末，先以苦茶拭过，随搽患处，富便之家加牛黄二分，研入，其效更速。

痧疹咽喉肿痛不拘初起回后，有此证者皆可吹之：

二望散

苦参三钱	白僵蚕二钱

共为细末吹入。

有一种痧痘大吐大泻，而后见者甚轻，与作恶心干呕者不同，用药微表和平安胃为主，宜服和中汤。

和中汤

白术	米泔(米浸炒)八分	白　芍(酒炒)六分	当归身七分
陈皮五分	甘草六分	熟半夏六分	牡丹皮五分
桔梗七分	生姜一片	红　枣二枚	

水二钟，煎服。

有一种病后瘦弱，唇白气虚，感时气出痧疹者宜服加味逍遥散。或体虚瘦弱，瘀出白色，少红活者，俱可服。

加味逍遥散

白　术(水泔水浸炒)　白芍(酒炒)　薄荷叶　白茯苓　当归身
牡丹皮　陈皮　柴胡　麦门冬　甘　草　干　葛

白水煎服。

瘀麻证咳嗽气喘，唇红，结热在内，烦躁不安或口鼻出血，不拘前后俱宜服犀角解毒化痰清火丸。

犀角解毒化痰清火丸

生犀角(犀杯不用)一两　归　尾八钱　连翘心一两　赤　芍六钱
牛蒡子三钱　生地黄二两　牡丹皮一两　紫　草一两　甘草梢一两
川贝母(去心)　花　粉各二两　薄　荷一两　黄　连三钱

共为细末炼蜜成丸，如弹子大，每服一丸，竹叶汤化下。

瘀疹后失调骨瘦气虚，或成疳疾，或泄泻等症，宜服健脾肥儿丸。

健脾肥儿丸

人　参五钱　黄　芪(蜜水炒)一两　神　曲(炒)二两　山楂净肉二两
甘　草六钱　白扁豆(炒)一两　川黄连(炒)三钱
白　术(米汤浸炒)一两　白　芍(酒炒)六钱　橘　红五钱
当　归八钱　陈　皮五钱　地骨皮六钱
白茯苓一两　山　药一两　百　合八钱

共为细末，炼蜜为丸，如弹子大，每食边白滚汤调服一丸。

瘀疹后咳嗽，内热不清，心神慌乱，夜卧不安，脾虚或生疮疥，宜服天真膏。

天真膏

生地黄四两　麦门冬(去心)四两　玄　参四两　白茯苓二两　知母四两
枣　仁(炒)二两　沙参四两　茯　神二两　生黄芪四两　当归二两
牡丹皮二两　桑　皮四两　生薏苡仁四两　紫　苑二两　橘红二两
白　术(米汤浸炒)四两

取长流水，用砂锅、桑柴，文武火熬成珠，用上好白蜜收成，盛净器内，每服三五茶匙，白滚水调服。

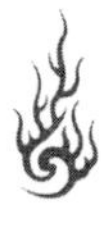

初起发热未见时二三日，或四五日内，或系奶痧封风疹，皆宜煎服防风发表汤。此药疏风清热。

防风发表汤

防风五分	干葛八分	红花三分	枳　壳（炒）七分	桔梗八分
苏梗六分	川芎五分	荆芥六分	当　归六分	陈皮六分
甘草五分	杏仁（炒，去皮、尖）一钱		山楂肉二钱	

白水煎。如遇冬月天寒或加蜜水炒麻黄，或加羌活，引用细葱白半寸。

痧疹痘疮阴逆等症，初时难于现形，出不快利。如寒冬之月，用芫荽或紫苏，宜用砂器将此种隔水煎煮室中，取微微香气能助发易现。今愚俗不明，即用煎水盈盆将小儿大洗大浴。浴后仍加衣被，不但无益，亦且有损，反致热气内攻，多令小儿闷燥不安，哑口难言，况痧痘见形，即不当下水，知者慎之。初起微微浴手足心，或可取其内外通运之意耳。至于痧疹前后病眼赤红者，当用生地、菊花、决明子、蒺藜、归尾、柴胡、红花等味，皆可随症加减。一种痧后面色青白，骨瘦不堪，元气损伤，肝脾血少，成痞，眼懒睁，畏明似害，宜服前方健脾肥儿丸，或服八珍汤，六味地黄汤，或六味地黄丸，庶可渐愈。

如清火疏风，一切治眼之药，万不可妄投。不但痧后如此，凡小儿病后失调成疳疾痞眼者，俱当如此医治。益血健脾为主。倘大便泻泄稀水白色者，归脾汤补中益气汤，皆对症要药也。

观音柳，一名西河柳，乃小儿痧疹之圣药也。冬月用枝梗，春夏取苗叶，每用一钱，煎汤服。年力大者，多服一次无妨，能清脾解毒发表。

小儿痧疹初起，近人多服笋汤，意图发表，不知止，可少少煎用，使引透肌肤，取其易出。若过用失宜，反令元气受伤，脾气亏损，不能消化毒气，以致干呕泄泻，出汗心烦。灌脓浆时，每有破烂、滋痒、口疮等患，药内引用笋尖，尤其所忌。今特择出，以为习弊用笋汤之戒。

孟氏介石募施治痧要方并表药性于左。

石　膏（煅）二两	川贝母四钱	红　花三钱	荆芥八钱	地骨皮八钱
桔　梗八钱	干　葛一两	当归尾一两	甘草四钱	赤　芍五钱
牛蒡子五钱	薄　荷五钱	桑白皮一两	陈皮五钱	枳　壳六钱

上方共为细末，每次用末三五钱，白水三钟，煎汤，榨去渣服。凡遇痧疹，不拘四时，皆可煎服。经验有年。等分药味，万勿增捐，照方施济，功德无量。

石膏味辛色白达表，淡而利窍，煅用即纯，痧疹要药，清凉解毒，用以为君。

陈皮、枳壳、桔梗疏风消肺胀，桑皮润肺止喘，清火化痰，红花、归尾、赤芍味辛活肺经血，热血，血活则毒散，牛蒡子解毒，发瘾疹，干葛味辛发表，解渴透肌，薄荷清肺胃间热，通气舒毛孔，地骨皮解肺毒，消热燥，甘草解毒和药，荆芥散血分中之风热，能开毛孔，贝母味辛，化痰解毒。轻者三五服，重者六七服，即愈。

幼儿杂症方论

幼儿之病，自痘疹而外，若惊疳吐泄等症，关系安危最重。予平生经验调治，颇有得其窍妙者。兹因痘书既成，而附刻方论于后，以备用。慈幼者，阅是编而几乎全矣。

急惊风古谓之阳痫

急惊之候，身热面赤，搐搦上视，牙关紧硬，口鼻中气热，痰涎潮壅，忽然而发，发过容色如故。有偶因惊吓而发者，有不因惊吓而发者，然多是身先有热，而后发惊搐，未有身凉而发者也。此阳证也。盖热盛生痰，痰盛生惊生风，宜用凉剂，以除其热，而化其痰，则惊风自除矣。切不可用辛辣等祛风药，反助心火而为害也。当其搐搦大作时，但可扶持，不可把捉，恐风痰流入经络，或致手足拘郁也。又不可惊惶失措，辄用艾火炙之，灯火烧之。此阳证，大不宜于火攻。曾见有用火攻而坏事者矣，戒之戒之。此症虽急，若从容服清凉之剂调理，自可平安，不可听信时医，峻用攻击，如巴豆轻粉之类，以取速效，伤害不小。古谚云:“急惊风慢慢医。”此迩言之切当而可用者也。急惊有八候，不可不知，搐搦掣颤反引窜视，是也。搐者两手伸；搐搦者十指开合；掣者势如相扑；颤者头偏不正；反者身仰向后；引者臂若开弓；窜者目直似怒；视者睛露不活。是谓八候也。身仰向后即所谓角弓反张也。又有一证，欲出痘疹，先身热惊跳，或发搐搦者，此似惊风，而非惊风也，最宜辨认。当服发散药，切不可误作惊风治之。说见痘疹初发热条。

清热镇惊汤

连　翘（去心、研碎）	柴　胡各四分	地骨皮四分	龙胆草四分
钩　藤四分	黄　连四分	山栀仁（炒黑）四分	
片　芩（酒炒）四分	麦门冬（去心）四分		木　通四分
赤茯苓（去皮）四分	车前子四分	陈枳实（炒）四分	甘　草二分
滑石细末八分	灯　心一团	淡竹叶三片	

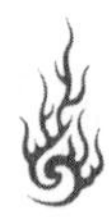

水一茶盅零五分，煎至七分，温服。儿小分作数次服。

加减凉膈散

连翘五分　片芩五分　山栀仁(炒)五分　枳实(炒)五分
前胡五分　大黄(酒炒)一钱　薄荷二分　甘草二分

水一盅煎五分。三岁以下者，分二三次服之，微利一两次，痰热自退。若已通利，则不必尽剂。

宣风散

陈皮(去白，为末)五钱　槟榔末五钱　甘草末二钱五分
黑牵牛四两半　生半夏(炒取头末)一两二钱五分

以上五味末和匀。一岁以下服三分，二岁以上服五分，五岁以上服七分，俱用蜜汤调服微利一两次为妙。服前方而痰热未除者，后二方随用一方，微利之。若前方已效，则后二方不必服。辰砂益元散、抱龙丸、牛黄丸等药，急惊俱可用，若慢惊切不可用之。

慢惊风古谓之阴痫

慢惊之候，多因吐泻，或因久泻，或因久虐而得之，身冷面或白或黄不甚，搐搦，目微微上视，口鼻中气寒，大小便清白，昏睡露睛，筋脉拘挛，俗谓之天吊风。盖由脾土极虚，中气不足，故寒痰壅盛，而风动筋急也。此阴证也，亦危证也，急宜温中补脾，则风痰自退。盖治本即所以治标，全不必治风治惊。彼用蜈蚣、全蝎、辰砂、牛黄等药，皆误也。

有所谓慢脾风者，即慢惊失治而甚者耳，其实难以分别，亦不必别立治法。

温中补脾汤

白术(用里白无油者，去芦、去皮、炒)一钱二分　半夏(制)七分
黄芪(蜜炙)八分　人参八分　白茯苓五分　干姜(炒)五分
白豆蔻仁(研)五分　砂仁(研)五分　官桂四分
陈皮四分　炙甘草四分　白芍(酒炒)四分

觉虚寒甚者，加熟附子五分，老生姜一片，大枣一枚去核，水二茶盅，煎八分，温服。儿小者分数次服。必得肢体温和，风除神爽，方可止服。遇此症服此药，不至于迟缓过时，其效如神，立起回生矣。而昔人谓慢惊为九死一生之症，何也？得非调治错误而然乎。

慢惊因吐泻而得者最多，其病势最危急。予第二儿禀气颇旺，甫一岁时，因脾胃受寒而泄，小便不利。有一幼科老医姓蔡者，予家素信用之。其时予尚未精医也。因召蔡治之，蔡用四苓散加木通、车前，以分利小便，不效。第二日，加琥珀磨服，亦不效。第三日，有少加炒黄连服。不知其泻原因感寒，而服分利清凉药太多，遂致脾胃虚寒。第三日申刻后，不唯泄不止，而又增呕吐矣。每饮乳辄吐，至一更初，即传慢惊，目上视，手微搐，身冷，昏睡。举家惊惶，予同先大人检方，以钱氏益黄散与之。纔投药下咽即吐，因以茶匙，每次只挑二三匙，少停又挑与之，然积至二三次，又尽吐出。举家相顾骇愕，以为吐不受药，不可如何，危急甚矣。予因思此必脾胃虚寒，胸膈胃口有寒痰，是以拒药不受，唯用辛热或可以冲开之。因用人参、黄芪、白术，各一钱，干姜、白蔻、砂仁，各八分，官桂、陈皮、半夏、炙甘草、白苓，各六分，加姜枣浓煎，以一酒杯骤灌之，其药下咽，即受而不吐。举家大喜，因渐渐连服此药二剂，而吐泻立止，惊搐等症悉除。但至次日眼皮犹不能舒，因用前药加熟附子四分，再服一剂，而痊愈矣。予因此而知庸医治此等病，不知误却多少人，自此遂不信时医，而益精心于医也。

急惊属实热，宜用清凉；慢惊属虚寒，宜用温补。二病若霄壤之相隔，治法若冰炭之相反，而诸方书多用一药，以治二病，何其谬妄之甚也！虽钱氏明戒之，而诸家又明犯之。著书立方者且然，又何责于时医乎！？

嚏开散

半夏(生用) 一钱　　皂角五分

上为细末，用一小豆许，用管子吹入鼻，立醒。

稀涎散

猪牙皂角　　明矾等分

上为末，每服二匙，白汤调下。若牙关紧不可开，即从鼻灌之。

此二方姑存，以备惊风急用。

治小儿惊风并退，只是声哑不能言，并诸病后不能言。大天南星一个，泡去皮脐，为末，量儿大小，每用二三分，或四五分，用猪胆汁，调成稀糊，又用淡姜汤少调开，食前服之即能言。

吐泻

小儿吐泻其证不一，最宜详审，有因伤食吐泻者，有因感寒停食而吐泻者，夏月则有因伏暑吐泻者。伤食吐泻者，其吐有酸气，其泻粪状如糟粕，亦有酸臭气，此宜消导之。感寒停食而吐泻者，或食后感冒风寒，则其食停滞不化，或脾胃先受风寒，而后饮食，则其食亦停滞不化，或饮食后，误食寒冷之物，则其食亦停滞不化。虽致病不同，其为感寒停食则一也，此宜发散，而兼消导。然此吐泻或多胸腹刺痛，即霍乱吐泻是也，治法亦同。伏暑吐泻者，小水必不利，必兼烦渴，当以暑治之。吐甚者，煎香薷散，调益元散。泻甚者，煎四苓散，调益元散，须斟酌用之。然而吐泻交作，最是小儿危证。若其屡作不止，则不论何因，皆当用参术等急救胃气。不唯伤食停食者，当急救之，即伏暑者，亦当急救之。盖其初，虽有暑气，而多吐多泻，之后则热气已散，而胃气骤虚，若不用温补急救，恐中气顿绝，则虚痰上涌，而须臾告变矣。且多吐之后，胃气大虚，气不归元，而阳浮于外，反有面赤，头热，身热，作渴，而似热症者。俗医不知其理，误认为热，而投以凉药，杀人如反掌，甚可畏也。故治吐泻而药不中病者，与其失之寒凉，宁失之温补。失之温补，犹可救疗，失之寒凉，其祸甚速，多不及救也。

加味平胃散治伤食吐泻。加的是山楂、麦芽、香附、砂仁、川芎、枳壳，半夏。

苍术（米泔水浸）六分	厚　朴（去皮，姜汁炒）六分		山楂肉六分
陈皮（去白）四分	青　皮四分	麦芽（炒）四分	香附米（炒）
砂仁（研）各四分	小川芎四分	甘草（炙）二分	生　姜三片

水半盅，煎七分，二三次，缓缓服。

藿香和中汤治感冒停食吐泻。即加味平胃散，去青皮，加藿香、羌活、紫苏、白茯苓而已。

藿香六分	紫　苏六分	香　附（炒）六分	苍术（制）六分
厚朴（制）六分	山楂肉六分	小川芎六分	羌活四分
砂仁四分	麦　芽（炒）四分	白　芷四分	陈皮（去白）四分
甘草（炙）二分	生　姜三片		

煎法、服法俱同前。

以下三方伏暑吐泻用。

香薷散

大花香薷三钱	白扁豆（炒，去壳，打碎）	厚朴（制）各一钱

水煎，候微温，调益元散二匙服。

四苓散

赤茯苓（去皮）一钱二分　猪苓一钱二分　白　术八分
泽　泻一钱二分　木通五分　车前子（微炒）五分

水煎，候温调益元散二三匙服。

益元散方见痘疹附方条，此不用辰砂。

钱氏白术散吐泻已久，虚火作渴者，用此方。

人　参　白　术　白茯苓　炙甘草　干葛各五分
南木香二分　老生姜一片

水一盅，煎半盅，温服。

参砂和胃散方见痘初发热条。

呕吐不止者宜用姜米汤。吐多而胃气欲绝者，用此安胃。

老生姜一块，重一两许，煨熟，去皮，研烂，用水一碗，陈米二撮，同入瓦罐内，煮清汤，候温，用小酒杯少少渐服，其呕自止。如无陈米，食米亦可。

凡吐泻交作者，止吐为急，吐而不泻者，治法俱同上。治小儿暑月水泻，小便赤涩，或全不小便者：

赤茯苓　猪苓　泽　泻各一钱　木瓜五分
白　术六分　木通八分　车前子（略炒）四分　灯心一团

水二盅，煎一盅，入盐少许，令药微有咸味，饥时服之。小便自利，其泻立止。此即前四苓散多木瓜。

治小儿脾泻，其泻每日只溏粪一两次。然病由脾虚久而不治，多不可救，宜用参术散，加山药，炒扁豆，治之。方见痘虚泻条。

疳

小儿脏腑娇嫩，饱则易伤，乳食不调，甘肥无节，则积滞而成疳。是积者，疳之本；疳者，积之标也。盖积郁既久，则生热，热蒸既久，则生虫，而疳成矣。热盛虫盛，而诸恶症生焉，则疳深而危矣。善治者，当其有积时，即用药以消除之，则热自退，而虫不生，此能治其本者也，易为力也。及其既成疳也，仍用莪术三棱槟榔厚朴等药以消积，用川黄连胡黄连等以清热，用使君子、芜夷、川楝、芦荟等以杀虫，此治本而兼治其标者也。循此法而早治之，未有不得痊安者也。但恐治之既晚而胸陷扁腹生，难为力矣。然消积清热杀虫，此古人治疳要法。必用此先除其病，然后可以加补养，此其次第也。近世治疳者，杂用参术诃蔻等剂，非其治矣。盖积疳之源，虽出脾胃虚弱，然当其有疳时，而投以补剂，适足以增其积滞，益其郁热，是助病而非除病也。其有疳泻已久，脾胃极虚，而不可单攻者，当兼用六神散与肥儿丸相间服之，此攻补兼施活法也。又有一种，母已有孕，儿饮孕乳多，亦成积热，久亦成疳。此病颇多，而古今方论不道及，何也？然其治法大略亦同。有疳热盛而成痢者，用清热导滞汤方见麻疹条。去牛蒡、连翘，加三棱、莪米。有成痞块者，治法亦同，须兼用外贴药交攻之。疳亦难分冷热，唯有泻有不泻耳。不泻者郁热无所发泄，故胸腹发热更甚。泻者郁热有所发泄，故胸腹不甚热，然亦由积热作泻也，非冷也。此泻温之而愈甚，清之消之而自愈。著书立方者，不知何以有冷疳之名，而用热药，无亦讹谬相承乎？如幼儿因疳成痞，肚大筋露，目暗耳聋，骨瘦如柴，甚危，垂死者用：

奇效疳疾猪肝方

谷精草（研为细末） 木别子（用陈壁土拌炒，去油） 使君子肉（焙研为细末）
夜明砂（研细为末） 蛤　粉（用紫边蛤蜊煨研为末） 牡　蛎（火煅为细末）等分

用猪肝一片，以竹刀开一口，入药在内。线紫沙锅煨熟，连汤与疾者吃，其药每服用八分或一钱。

肥儿丸九味消积，三味清热，二味杀虫。

三　棱　莪术　青皮（俱醋炒）　神曲（炒）　川黄连　胡黄连
使君子（去壳，浸去皮）各一两　芦荟　坚槟榔　广皮（去白）
香附子（炒）　麦芽（炒）　芜荑各五钱　南木香三钱

以上为细末，除神曲、麦芽，另研为细末，打糊和前药为丸，如粟米大。二岁以下，每服三分，五岁以下，服五分。空心清米饮下，临卧白滚水下。有癖块加阿魏（酒浸、研化、和入）、干漆（炒）各七分。

奇效加味消积肥儿丸此药专治小儿疳疾，肚大、青筋、瘦、毛焦、泻痢不止服之。瘦者肥弱者壮，应效如神。

人　参三钱三钱　白术（蜜水拌炒）一两　白茯苓（蒸）八钱　橘红五钱
金樱子（去毛用肉，略炒）五钱　青　皮（去穰，麸拌炒）五钱
粉　草（蜜水炙）一钱五分　使君子（炒）七钱　芡　实（蒸过）五钱
莲肉心（隔纸炒干）五钱　门　冬（去心）一两五钱　山楂肉（蒸过）五钱
鸡肫皮（火焙，雄者佳）十个　五谷虫（洗净）一两　麦　芽（炒黄色）五钱

如身热咳嗽，加地骨皮、百部各五钱。

肚胀，大便稀水，肠鸣作声或虫出不和：雄槟榔五分，木香一钱，以蜜为丸。蜜有炼法，先用大竹一段，在雨头节去青，用好蜜溶化，筛漉去滓，将竹筒节上钻一小孔，入蜜，仍以竹钉钉孔。隔水煮三炷香时，倾出和前药研为丸，如弹子大，每个重一钱。每日午间服一丸，或将前药研极细末，以炼蜜，每次和二三匙服亦可。

大芦荟丸治疳虫食脊膂、身热、羸瘦、十指生疮、频啮指甲等症。

芦　荟	芜　荑	青　黛	槟榔	黄　连各一两	胡黄连七钱
使君子肉七钱	南木香三钱		蝉蜕二十四只	麝　香(另研为细末）少许	

猪胆二个，取汁浸糕。丸如麻子大，每服三十丸饮下。

苦楝皮煮鸡子法疳虫轻者用之颇效。

取苦楝皮阔一寸，其长似儿身为度，刮去外黑皮，留白皮，切细入瓦罐，浓煮汁，去渣。然后入鸡子二个，在内煮熟，去壳，与儿空心食之。苦楝皮不可用不结子者，有毒伤人。

鸡蜡丸治疳疾、休息痢。

用黄蜡一块，如指大，入勺内，火上熔化，次入生鸡子，黄白一个，炒熟一个，与儿空心食之。

红花膏贴痞块用。

水红花料(煎汁，去渣，熬膏一碗）一捆	麝香	阿魏	血竭各三钱
没　药五钱	赤芍一两	当归一两	

为细末，入膏，内搅匀，以青皮摊贴患处。

腹痛

小儿骤然腹痛，其症不同：有挟热而痛者，其痛多缓，或一日只痛数次，甚者或自下而痛上，痛过一阵，则有时不痛，良久又痛，宜用凉药，加疏利药治之；有感寒挟食而痛者，其痛多急，连绵少有停止，甚者或如刀刺，欲吐不吐，欲泻不泻，手足冷，面色青，宜用升发药，加消导药，急治之。外有虫痛者，闻煎炙食物香气则痛，宜用苦楝皮、使君子等药，以杀其虫，则痛自止。

枳连到滞汤治热痛。

陈枳壳(去穰炒）	黄连	山栀仁(炒黑色）各六分	赤芍	前胡
连　翘(去心、蒂）各四分	三　棱	莪术(俱醋炒）	槟榔	甘草各三分

水煎饥服，觉热盛，大便秘者，加酒炒大黄一钱二分，微利之。

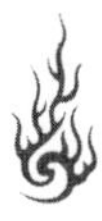

升消平胃散治感寒挟食痛，方见痘初发热条。此宜加羌活、防风各三分。

发热

小儿发热多端，有感寒发热，有伤风发热，有伤食发热，有内虚发热，有痘疹发热，有麻疹发热，有惊热，有疳热，以上诸热，俱可随症辨认，各有治法，兹不备载，唯内虚发热，其症难识，独有张季明《医说》深得病情。今录于后。《医说》云："有一小儿感冷，身大热，恶寒，此有表证，用发汗药，汗出遂凉。过一日复热，医谓表解里未解，以大便秘知服四顺清凉饮，利一行遂凉。隔一日又再热。医云：心经热未解。以小便赤知之服导赤饮，遂凉。过三日，又热，其家无所措手，医曰：脉已和，非病也。既发汗又利大小便，其儿已虚，阳气无所归，皆见于表，所以身热。以和胃气药，如六神散之类，加乌梅煎，令微有酸味，收其阳气归内，自此痊愈。"又云："小儿积热者，表里俱热，则遍身皆热，颊热口干小便赤大便焦黄。先用四顺清凉饮，利动脏腑，热则去。既去复热者，里热已解，而表热未解也，当用发散药，微汗，表热乃去。表热去后，又发热者，何也？世医到此，尽不能晓，或再用凉药，或再解表，或谓不可医，误致夭伤者，甚多。此表里俱虚，气不归元，而阳浮于外，所以再发热，非热证也。只用六神散，入粳米煎和其胃气，则阳气归内，身体自凉。"

此二说发明虚热妙理，最为明透，且此症不唯小儿有之，大人亦多有之，人多不识，遂束手待毙，此说直破千古之惑，大有回生之功。予故揭录于此，以补医家之缺。

四顺清凉饮治里热、大便闭。

当归	芍药	甘草	大黄

水煎服。

导赤饮治心经热、小便赤。

生地黄	赤茯苓	木通	麦门冬各等分	灯心一团

水煎服。

六神散治下汗后，复身热，乃虚阳浮外。

人参	白　术	茯苓	甘草(炙)
山药(炒)	白扁豆(姜水浸，去壳炒)	生姜二片	枣(去核)一枚

同煎。有用乌梅牧①阳气归内，有加粳米和其胃气，则收阳气归内。

治痢奇方妙论

痢为险恶之症，生死所关，不唯时医治之失宜，而古今治法之家，多有不得其窍，是以不能速收全效。今立方何以为奇，不泥成方，故奇也。立论何以为妙，不胶成说，故妙也。且能以数剂，而取效于数日内。初起者，或一二剂，而取效于一两日内。此所以奇妙也。然其药品又不外乎常，识者慎无忽之。

川黄连（去芦）　条实黄芩　大白芍（生用）　山楂净肉四味各一钱二分
陈枳壳（去穰，炒）　厚朴（去皮，姜汁拌炒）　厚青皮（去穰）三味各八分
坚槟榔八分　当归五分　桃　仁（炒，去皮尖，碎如粉）一钱　南木香二分
甘　草五分　地榆五分　红　花（酒洗）三分

用水二碗，煎一碗，去渣，空心服，渣再煎服。

此方或红或白或红白兼者，里急后重，身热腹痛者，俱可用。单白无红者，去地榆、桃仁，加去白陈皮四分，木香用三分；滞涩甚者，加酒炒大黄二钱。服一二剂，仍除之。此方用之于三五日，神效，用之于旬日内，亦效，唯十日半月外，则当加减，其法详具于后。

川黄连　条黄芩　大白芍三味酒炒各六分，生用各四分　山楂肉一钱
厚　朴（制）　陈　皮（制）　青　皮　槟榔各四分　南木香二分　当　归四分
地　榆四分　红　花三分　桃仁粉六分　甘　草炙三分，生用三分

如延至月余，觉脾胃弱而虚滑者，用：

酒炒芩连六分　白芍六分　陈皮（制）　厚朴（制）　南木香各三分
地　榆（醋炒）四分　红花二分　当归五分　人参五分　白　术五分
甘　草（炙）五分

以上三方，有胎妇人服之，去红花、桃仁、槟榔。

以上方法随用辄效，间有不效者，必其初投参术等补剂太早，补塞邪气在内，久而正气已虚，邪气犹盛，缠绵不已。欲补而涩之，则助邪；清而疏之，则愈滑。遂至于不可救疗。虽有奇方，无如之何，则初投温补杀之也，戒之，戒之！

---

① 牧　驱使，管理。

古今治痢者，皆曰热则清之，寒则温之，初起热盛，则下之。有表证则汗下，小便赤涩则分利之。此五者，举世信用，若规矩准绳之不可易者。予有独见，以为五者唯清热一法，无忌；其余四法，则犯四大忌，必不可用也。

一曰忌温补

痢之为病，由湿热蕴积胶滞于肠胃之中，清邪热，解内毒，行滞血，则其病速除。若用参术等温补则热愈盛，气愈滞，久之元气衰，毒气炽，至于不可救疗者，初投补剂之过也。

一曰忌大下

痢因邪热胶滞肠胃而成，与满渠壅塞相似，唯用药磨刮、疏通，则愈。若用承气大下之，譬如以清水荡壅塞之渠，壅塞必不可去也，徒伤胃气，损元气而已。正气伤损而邪气不除，强壮者犹可，怯弱者必危矣。

一曰忌发汗

痢有身发寒热，头痛，目眩者，此非外感，乃内毒熏蒸。自内达外，虽有表证，实非表邪也。若发汗则耗其正气，而邪气得肆，且风剂最热，愈助热邪，表虚于外，邪炽于内，鲜不毙矣。

一曰忌分利小便

利小便者，治水泄之良法也，以之治痢则乖。邪热胶滞津液，枯涩而成，若用五苓等剂，分利其水则津液愈枯，滞涩愈甚，遂至缠绵不愈，则分利之为害也。若清热导滞则痢自愈，而小便自利，安用分利为哉。

予于此一症，素畏其险恶，用心调治者，二十余年，百试百验，颇有妙悟，既而身自患之，试验益精，然后能破诸家之迷障，而为奇妙之方论。今刊而布之，以救世人，治疾苦而登之寿域也。

活幼心法大全卷下终

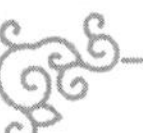

圣余医案诠解

〔清〕双江刘桹文子维　著

〔民国〕李俊　诠解

圣余医案诠解序一

医不通玄，不可谓工。近人讥中医为玄医，匪唯不知玄，且不知医矣。玄有深邃幽渺之义，在位为北，其行水，其色黑，故舜曰玄德，孔曰玄圣，老曰玄牝，诗曰玄鸟，易曰玄黄。夫玄黄者，天地之杂也，天玄而地黄。盖天为先天，于人为肾，其色玄；地为后天，于人为脾，其色黄。黄乃玄之浅者也，玄则黄之深者也。谓玄黄可，谓黄玄亦可，故曰杂也。后儒易玄为黑，易黄为黅①，失其义矣。故道者知黄中玄牝，可以却病、轻身、延年；医者知玄黄、黄玄之理，可以宝命全形，不治已病治未病，并能已已病为无病。是以黄帝崆峒问道，得广成子之传，飞身拔宅而又出其绪余，与岐伯、少俞、雷公之论，君臣辩难而作内、外经，此玄医之祖也。厥后，秦和、秦缓、程本、秦越人、淳于意、张机、皇甫谧、葛洪、巢元方、孙思邈、张介宾、龙树、耆婆诸贤类，皆先玄而后医。至若王叔和、胡洽、雷斅、王焘、成无已，以及金、元张、刘、李、朱，明、清薛、王、张、徐、俞、周诸子，亦复由医入玄。故能上肩医统，远接岐黄，从未有玄不能医，医而不能玄者也，有之则下工是矣。吾师刘子维先生，乡先儒止唐公讳沅者之第六子也，嗣槐轩之统，启迪多人。会讲道余闲，往往平脉制方，为人治病，治者十全，骥于光绪癸卯间入侍门墙所亲见如此。维时科目盛行，潜心举业，玄道医道两不深求，追悔当年，恍如梦幻。同门友李君子俊得维师医案二百余首，逐加按语，出以示骥，受而读之，无案不顾厥本源，无方不以水火为根、脾胃为用，即《内经》所谓"邪之所凑，其气必虚"，不问其虚，安问其余？又所谓"有者为实，无者为虚"、"邪气盛则实，精气夺则虚"。然则祛邪固所以辅正，而辅正正所以祛邪也。虚实实虚，神机运用，可谓玄矣。或者先补肾后补脾，时或先补脾后补肾，先先后后，了若洞垣，了无误着，此又玄之又玄者也。子俊征引黄素，援据仲景诸书，逐条证实，不托空言，不特发明师道，且可为治实不治虚、知病不知本、不通玄不知医之医者，大开一玄妙法门也。子俊远矣，顾骥以昂藏七尺之躯，荏苒悠忽，行年将七十，稍涉猎医经，妄谈著述。虽亦腼然为人诊病，浪得时名，独徘徊师门，薪传火尽，以视子俊之引经据理，表暴师传，发扬光大，不禁令人愧汗涔涔下也。速为付梓，俾玄医之教盛行，杜谗慝人之口而尊崇之，亦医门厚幸也夫。

甲申冬至后十日

双流张骥先识甫谨叙

---

① 黅　jīn，意为黄色。《素问》天有五气，黅天之气经于心尾。

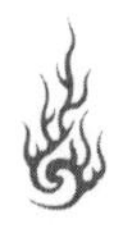

圣余医案诠解序二

医家有言：用仲景经方无不效，《千金》《外台》等方或效、或不效。唐、宋以后，方日多，效益微。顾金、元、明、清诸名家，殚毕生精力读书临证，岂无千虑一得，可补古人之缺？唯自矜弋获①，不胜其好名之心，遽欲排古人而定一尊，轻言著述，勒为一编，糟粕既多，菁华自少，亦其势然也。双流刘子维先生以名父之子讲学锦城，兼精医术，门下士之以疾求治者，不待察脉色而尽见五脏症结，试其方辄效。先生弗自爱惜，泛应而已。余友李君子俊尝从先生游，学道之余，酷嗜方技，裒而集之，得二百余首。始犹戎马驱驰，匆匆鲜暇，解甲以后，潜心体认，竭二纪之精力，取《灵》《素》、仲景诸书而详释之。凡人脏腑气血生化之源，医经所引而未发者，因端竟委，如剥茧抽丝，如烛照数计，可谓至矣。当其始也，人视先生之方，无从钻仰，不过等于沟中断梗，听厥浮沉。此书一出，可以泄苞苻之秘，可以砭世俗之蒙，济世功弘，良工心苦。《传》曰："作者之谓圣，述者之谓明。"其是之谓夫。

乙酉孟春望日

世愚弟王睢拜撰

---

① 弋获　获得。清·赵翼《消闲》诗："忽得新思矜弋获，偶忘佳句费追逋。"

圣余医案诠解序三

医者，意也。好学深思，心知其意，则能推本五德之终始、顺逆，疗治七情之否讼、睽剥①，是医之大归也。挽近之为医者，执局而昧于通，狃常而短于变，形证杂错则疑殆莫明，犹复墨守成方自矜。汉师遗法，求能心知其意者，盖百不得一焉。世执李子俊先生湛深斯三道逾十年，寝馈古今，玄览圆照，知死生之说，究阴阳之变，发愤着《圣余医案诠解》，独标宗趣，自成一家。荀卿所谓“奇物变怪，仓卒起一方，举统类以应之，若辨黑白者”，将于是乎见之。盖先生早岁知书，即好方伎，壮年历参戎幕，指纵运筹，亦常以医籍自随，不废研习。既而直道不耦，超然引去，北游秦晋，东下吴越，每过名都下邑，辄博观玉函，旁求秘典，兼收并蓄，校短量长，寝了然于古今蕃变之迹、嬴蚀之故。中岁以后，杜关却扫，荡意平心，保性命之真，而得悬解于《灵》《素》，于是人之血脉、经络、骨髓、阴阳、表里，所以起百病之本，分死生之域者，益复洞然。故其齐和之所施，通闭解结，反之于平，犹磁石取铁，以物相使也。余资禀弱丧，六贼交侵，颇涉方书，以求保摄。比年留寓成都，因得请益先生亲承音旨，燕居之侍，辄剌②《内经》疑义以相质正，先生为之批郄导窾③，剖析玄微，扬榷古今，昭示得失。凡昔贤之所故训，宥结而不清、惝恍而莫辨者，靡不涣然冰释，怡然理顺。盖其真积力久，故能若是之通微合莫也。时先生方欲写定是书，乃使余櫜笔载言、献替可否。实始役于壬午之春，蒇事于乙酉之夏，三易寒焕，始得杀青，而先生前此十余年之敷陈纂述不与焉？方先生之草是书也，寂然凝虑，思接千载，研阅以穷照，驯致以绎辞，或中夜有得则疾起奋书，覃精之际几废寝食，故一字之微或经数易，一义之细皆原经旨，夫然后“恢恑憰怪④，道通为一”。虽古人所谓“至精而后阐其妙，至变而后通其数”者，何以加诸？今先生年逾耆艾，充养粹然，而余亦弱丧知归，渐疎疾疢，将欲使国无疵疠，民无夭札，心乎爱矣！敢不疏所闻见于先生者，以为好学深思之君子告哉？

中华民国三十四年乙酉夏日

受业世愚侄张国铨白珩拜序

---

① 否讼、睽剥　否、讼、睽、剥都是《周易》中的卦名。

② 剌　lá 割开，划开；là 会意。从束，从刀。本义：乖戾；违背。

③ 批郄导窾　亦作“批隙导窾”。语出《庄子·养生主》：“批大郄，导大窾，因其固然。”

④ 恢恑憰怪　huī guǐ jué guài 指离奇怪异。语出《庄子·齐物论》。

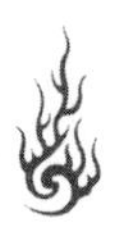

圣余医案诠解自序

《史记·扁鹊仓公传》借载医事本末，实医案之权舆，然扁鹊自云："越人之为方也，不待切脉、望色、闻声、写形。"立言诙诡，绝人跻攀之途，殊不足为法。其过齐也，见桓侯而知病在腠理，又五日在血脉，又五日在肠胃，又五日在骨髓为不治，亦属无稽。夫病在腠理则为外感，而非内伤可知。伤寒传经由表入里、以次而深，皆有病情可考。病在骨髓已传少阴，未有太阳病传至少阴，又后五日而始病者。且其年世舛错，不可爬梳，盖史公本不知医，杂采百家，刊落未尽。湘乡曾氏以为子长之书，"寓言亦居十之六七"，此类是矣。仓公精于脉而略于方，其下气与火剂汤及药酒皆有方无药。龋齿嗽以苦参汤日三升，难产饮以莨菪药一撮，皆与《本经》药性不符。唯芫花一撮，下蛲数升，稍近情实。然蛲瘕得之寒湿，芫花仅能治其标而不能拔其本，虽治效昭然，而未足绍也。汉唐以降，医案日多，逮乎有清，尤称极盛。虽见仁见智，各有可观，而确切精微则未之逮。余夙好玉函，略窥《灵》《素》，冥行擿埴①，盖亦有年。民国癸丑，闻双流刘子维先生年逾古稀，通性命之学，讲授锦城，达材日众。慕而委贽，忝列门墙，则见门弟子之因病求方，或疏其父母亲旧之病状以乞剂者，罔不膏肓可针、废疾咸起。退而钞录方案，简炼揣摩，未能了悟。而先生于次年遽归道山，余亦奔走戎行，无暇深究。唯枕膝之传，弗敢失坠，间加征集，都付什藏。己巳还家，始得闭门玩索，弥历岁年，藉知先生医学，先天则重肝肾，后天则重脾胃，而治病一以调和四隅之偏，同归中土为准。参究之余，逐案诠解，阅十寒暑，稿经三易，凡一字之微，一义之实，务求谛当，辄用穷思力探，餐寝几废，此中得失，寸心独觉，难以语人。唯自惭肤受，未造精微。闻先生平昔批点医书甚多，门弟子有得之者，辄珍如拱璧，秘不示人。著述则有《订正眼科七十二问答》，稿已散失，其刊行者仅《参订杨西山失血大法》一书。余于先生性命之学，仰高钻坚，未能趋步，若医学之神化精微，洞见症结，则目所亲睹。惧徽言之将绝，恐大义之不彰，而先生宏道济人之心，或遂自我而斩，因不揣谫，为之疏通，有明者起，发

---

① 冥行擿埴　汉·扬雄《法言·修身》："擿埴索涂，冥行而已矣。"李轨 注："埴，土也。盲人以杖擿地而求道，虽用白日，无异夜行。"后以"冥行擿埴"比喻研求学问不识门径，暗中摸索。康有为《大同书》甲部第五章："若愚者乎，既不能考大地万物之理，又不能收今古诸圣之华，擿埴自喜，冥行自夸。"如：几十年来，我冥行擿埴，虽然没有什么大的成就，却也小有所获。

皇胜义，庶承学之士，皆有榘镬[①]。俾含灵之类得免于夭昏札瘥，是区区之愿也！夫先生昌明圣学，诲人不倦，医术其余事也。疏义既竟，遂颜曰《圣余医案诠解》，世有达人，谅不以为小道而致泥软！

民国三十三年岁次甲申仲冬月

崇庆受业李俊子俊谨序

---

① 榘镬 yǔ yuē 法度、尺度、准则。

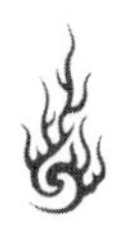

圣余医案诠解例言

是编首列病状原文，次列子维先生医方及注定副数与治效纪录，以下说明病理方义，则诠解也。其医方后间有先生批语者，则于诠解中加“原批云”，以揭明之。至间有未纪录治效者，因求方人道远或日久未据通知，而药病之针锋相对，则无不尽然也。

古医案或仅录治效之方名，或仅录用某某等药，一若一方之中药味及分量有不必求精确者。是编则不然，一病有一病之药，一药有一药之理，即分量轻重俱含至理，诚足供深造医学者精确之研究，而无毫厘千里之谬也。

脉为四诊之一，是编独略于脉，或不免疑于未周。然明者望而知之，闻而知之，固不待问切而已洞见症结矣。今为初学计，辩证既明，则脉象自着，亦可以补其缺云。

凡病有恶寒发热、头痛等症，而脉无力，或浮空散大者，宜以补中益气，或敛阴内守为主，而辅以驱邪恶之药。苟不知此，唯治以伤寒成法，以致虚者愈虚，则邪入转深，病必增剧。本编补散并行，或上散下敛之方颇多，皆为内不足而设，读者切须善会。

病有标本。内伤杂病，本不可见，可见者皆标也，治宜以本为主，以标为从，乃中肯綮。犹之治乱国者，固宜治其已乱之迹，尤必治其致乱之由，而后可操胜算也。是编立法，皆以治本为主。熟读之，自能由标知本，洞见其源。

辩证审治及制方选药之理，《内经》备言之，而实地致用则匪易事。是编合理致用于一途，为短于应变者开一康庄大道。苟能会而通之，引申触类，则证治方药均一一以理为归，而有非古法所可泥者矣

是编以类相从，共分为十四类，都凡二百一十四案，酌其篇帙之均，厘为四卷。内有一十三案，系余兄李诚一之方，切中病情，治效如响，谨分置各卷中，并于每卷目录下注明，以资识别。

读是编者，除先读《本草》《内经》及《伤寒论》《金匮要略》外，并须熟知“清升浊降，水升火降，一阳升降；阴阳阖辟变化，阴阳互宅互根，阴守阳使，阴平阳秘，阳含于阴，阴统于阳，心藏巳土，肾藏戊土，斡四隅，四隅归土；先天逆生，后天顺生；已发之火是标，宜散，未发之火是本，宜敛；天气宜清，地气宜温；腑主传化，脏主藏精；内守宜强，气化宜通；以及肝通大肠，心通胆，胃通肾，肺通膀胱，三焦通命门，脾通小肠”诸义，然后能层层细绎，得其奥妙，再进而博观

各家之书，则定见在我，取舍从心，庶无朱紫惑乱之弊也。

治病必先辨寒热，寒热既明，自无大失。先生旧传，有《认寒热秘诀》云：“唇红属热，如下眼皮内面白者，非真热也，宜服热药；如唇白固是寒象，而下眼皮内面红者，宜寒热并用；唇与眼宜合看以定寒热，匪可畸轻畸重也。”兹并录出以饷①读者。

医本济世活人之仁术，不可欺世渔利。读是编而有得者，当以利济为心，无分富贵贫贱，一视同仁，并劝人多存好心、多行好事。善气增则病魔减，七情不扰则六淫不侵，斯乃上工治病于未然，而愚忱之所馨香祝祷者也。

李俊子俊识

① 饷 xiǎng同“飨”。

卷一

中风类

一、孙某，睡至半夜，心内不好，出汗至天明，舌不转，不能言语。

干　姜五钱	郁金二钱	生鹿角二两	首乌八钱
厚附片八钱	玄参八钱	艾　叶二钱	法夏（姜汁炒）五钱
枸　杞五钱	山药五钱	大腹皮五钱	熟地五钱

三副。

此内风也。内风由于肾虚，本实先拨则气奔于上，而成欲脱之势，《素问·脉解》篇曰"内夺而厥，则为瘖俳"是已。《脉要精微论》曰："心脉搏坚而长，当病舌卷不能言。"夫搏坚而长，火有余也，火有余则水不足，仍以肾虚为主。《上古天真论①》曰："阴者，藏精而起极。"夫精藏于肾，然后能化气上荣，虚则封藏失而伎巧废，故舌强而不转。《灵枢·口问》篇曰："下气不足，则乃为痿厥心悗。"《宣明五气》篇曰："五脏化液，在心为汗。"夫阳生于子，正当中夜，此时真水垂绝，虚阳无依，故心火忽亢而烦闷，心阴不守而汗出也。

内风证河间以为水虚火亢，东垣以为本气自病，叶氏以为木失滋涵，其言虽殊，其义则一。夫命门为水火之根，水既虚则火不独留，故气逆于上而不降。苟欲降之，非水火双调不可，故用杞、地、玄、乌以补其垂绝之水，附片引僭越之火，俾仍归于一窟以定其根，如纸鸢之有系，则可上者复可下矣。而附片得首乌，则火为蛰藏温蒸之火而下潜；玄参、地、杞得附片，则水为升腾变化之水而上济，匪特不降之火可降，即不升之水亦升矣。脾胃居中，后天所重，然未有命根垂绝而能行后天生化者，故运以干姜，守以怀药，以待其定。俾与命火俱得其平，则火生土之功，乃复其旧。舌强、心悗皆上实也，郁金泻心开郁，法夏化痰，腹皮顺气，以去其实而资下交。鹿角、艾叶则一通使道以行神气，一通阴经以利血气者也。汗出有外脱之势，故不重开泄。

---

① 上古天真论　据下文可知底本有误，应为《四气调神大论》。

肾水衰于下，则心火亢于上，玄参壮水制火是其所长，熟地、枸杞则补水以配火者也。《灵兰秘典论》曰："主不明则十二官危，使道闭塞而不通，形乃大伤。"此证火亢于上，失其照临之职，而使道闭矣。鹿角能逐邪恶气留血在阴中以通之，而其助长生机之速，尤非他药所能及，故独重用。

前方服毕，又方：

杜仲一两	菟丝三钱	牡蛎一两	厚附片二两
生地四两	苡仁五钱	花粉五钱	枣　仁八钱
洋参三钱	上桂(去粗皮) 三钱	当归二钱	覆　盆八钱
故纸五钱	生姜三钱		

五副。

医书云："肝无补法。"补肾即所以补肝，此后天气化也。然人在先天有木始有火，火中有生气乃化出五脏，肝曷尝不生肾哉？人皆知木生火，不知其所生之火即命门相火。《天元纪大论》曰"相火以位"，以位者，位之于命门而不可离也，不离则生人，离则杀人，有不幸而离者，皆后天私累为之，非先天之本然也。孟子曰："持其志，无暴其气。"尽性之功与治病之理岂有殊哉？故补肾之法，必使命火寂然不动，而后生气下蛰，水乃可生。《汉书·翼奉传》晋灼注曰："肝性静，静则行仁。"夫仁者，生生不息之理也。乙木为生气之源，相火为生气之积，命门为生气之宅，肝静则源远而委长，积厚而流光矣。

命根为脾肺之先天，病有中上虚而不涉命根者，其先天生气如故，治之颇易也。若生气内竭，后天无所禀，则难矣。第二方结构甚伟，然其培养先天以生后天之义，则与前方如出一辙。夫润万物者，莫润乎水，故重用生地以补水；生万物者，莫生乎火，故用附、桂、故纸大补命火；杜仲、菟丝温木生火。覆盆、牡蛎固精秘火，如此则火在水中，水从火化而妙用生矣。上焦如雾，宜虚不宜实，前因泻实，故从开降；今则救正，故从敛补，而用枣仁以敛气；当归、洋参以益气生脉。枣仁得当归则阖中有开而血活，洋参得生姜则补中有行而气布。天气宜降，火在水上则热而不降，故用花粉以保上之清肃；地气宜升，水在火下则湿而不升，故用苡仁以除下之湿邪。综观全方，奇正相生，信手拈来，皆成妙用，神矣哉！

上实下虚均不宜行后天生化而用甘温之补，故前方敛肝生肾，补肾中水火以生金生土，皆逆生而非顺生也。今虽上焦得降，而下焦未定，故仍以逆生为主；虽有洋参，乃为补下以生上之使命，非补上以生下也。

舌强者，心血枯而脉不荣也；烦闷者，心火郁而神不安也；汗出者，心阴虚而阳不密也。病虽在上，本则在下，一言以蔽之，即《方盛衰论》所谓"至阴虚，天

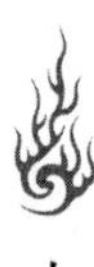

气绝也”。生地补阴凉血、通血脉、续绝筋，皆有必用之理。前方重在泻火救肺，故用玄参；此方重在补水荣心，故用生地，亦先后缓急之序也。

第二方服毕，又方：

即第二方加	北芪一两	广皮一钱	五味二钱	独活一钱
法夏三钱	白术（土炒）三两			

十五副，此方服至十五六副后即能言语，但稍稍不清耳。

己土在心，心阴未复，不可燥脾；化源在下，命根未定，不可补中。然而天地之气，升降互用，雨露之溉，出自上焦，而居中斡旋，则唯脾胃是赖。今则水火双调之剂已届八益之数，自无而有，勉告成功，故重加芪、术大补中气，以行后天生化，与先天相辅而行。唯后天气化升于脾胃，降于肺胃，芪、术之温升，必得味、半之敛降，再得独活通肾经气分以顺承之，然后天气乃能下流于地，而成交泰之功，五味得陈皮则又阖中有开也。

二、某，中风不能言语，左手不能动。

人参三钱	生北芪一两	厚附片五钱	法夏（姜汁一杯炒）三钱
枸杞五钱	泡　参八钱	杜　仲一两	熟地二两
白术三两	枣　皮三钱	干　姜二钱	

三副。

此脾虚偏枯也。《内经》言偏枯者不一，有因于邪者，《风论》曰：“风之伤人也，或为偏枯。”《刺节真邪论》曰“虚邪偏客于身半，其入深，内居营卫，营卫稍衰，则真气去，邪气独留，发为偏枯”是也。有不因于邪者，《生气通天论》曰：“汗出偏沮，使人偏枯。”《阴阳别论》① 曰“三阳三阴发病，为偏枯痿易”是也。按王注：“三阴不足，则发偏枯，三阳有余，则为痿易。”此其别也。夫人身四体百骸，无不赖血气以养，血气有不周之处，则废而不用，犹之树木一枝，津液不到，即一枝枯槁，固不必邪之有无也。昔人左血右气之说，辩论纷纭，莫衷一是，然以《经》言“脾病则四肢不用”，及人之左手足不如右强而论，凡不因于邪者，应以左偏为多；其因于邪者，则证以《经》言“风各入其门户所中，而为偏风”，及“虚邪偏客于身半，发为偏枯”等说，乃以受邪之左右为左右，未尝以气血为左右也。大抵痼疾宿痈，恒始于微而成于渐，如人一侧曾经醉卧湿地，或偏冒霖雨，偏受寒气，皆为将来或痛或痹之根，百不失一。其偏阴偏阳，贵乎临证细察，不可预有成

① 据下文可以判断底本误作《阴阳别论》，应为《阴阳应象大论》。

见，庶少贻误。此疾外无六经形证，内无便溺阻隔，且无阴虚火浮等象，足征其虚在阳，其伤在脾。其左半偏废者，乃脾阳虚而气血不周也；其不能言语者，乃脾阳虚而痰独不行也。若以左为血虚而强施檃栝①，则误矣。

后天生化，脾阳上升则为气，肺气下降则生血。凡因脾虚以致气血亏损者，非从后天施治不为功，故用二参、芪、术补中益气，再佐以干姜之温升，使中气上归于肺，则血从气生矣。然血虽从气生，未尝不资于汁，而卫出下焦，尤必有赖于肾，故用附、杜、杞、地、枣皮等温补肝肾，以培后天之母，便脾胃有所禀，则源之远者流自长，而生发尤富矣。至半夏用姜汁一杯炒者，所以宣通肺胃，祛痰浊而发音声，补中有行也。

脾恶湿，脾阳虚而湿甚，则白术宜重。全方除姜、夏二味化痰降逆，开发上焦外，绝无其他引经通阳之药，意者其先过服辛散之品，不堪再事消耗乎？

三、邵张氏之母，中风，口眼㖞斜，手足麻木。

独活二钱	当归（酒洗）八钱	生白芍一两	川　芎三钱
紫苏一钱	防风三钱	生桑叶三片	生艾叶五钱
桂枝五钱	橘红三钱	生黄芪五钱	生　姜三钱

二副。

此中经也。《灵枢·经筋》篇言：“足之阳明、手之太阳，筋急则口目为噼。”夫筋何以急？《本脏》篇曰：“经脉者，所以行血气而营阴阳、濡筋骨、利关节者也。”若风舍于经而血郁，或风甚于内而脉滞，无以溉经筋而资濡润，则挛急生矣。阳明之脉挟口环唇，太阳之脉抵目上内眦，故口眼㖞斜者，二经之血脉不得而筋急也。《素问·痹论》曰“凡痹之类，逢寒则急，逢热则纵”，医书因之而有左寒右热则左急而右缓，右寒左热则右急而左缓之说。夫风寒之邪虽恒杂至，然谓寒急热缓则可，谓左右之缓急为一寒一热则未是也。

《灵枢·邪客》篇曰：“卫气者，出其悍气之栗疾，而先行于四末、分肉、皮肤之间，而不休者也。”卫气虚而不至，则痰滞血凝而为手足麻木，与《内经》痹之病久入深、不痛不仁者约为一类。唯今之病手足麻者，辄并木而言之，尚当辨别。

《阴阳应象大论》曰“风气通于肝”，是人必先有内风，而后召外风，又必气血不平而后生内风，故用白芍平肝以治气血不平之本，而用苏、橘利气化痰，芎、归活血润燥，以治气血不平之标，而收气匀风自顺、血活风自散之效；独活、防风、桂枝等则用以通经脉、散风气于表者也；木升有余则金降不足，生桑叶清天气以降

① 檃栝　yǐn kuò，矫正木材弯曲的器具；剪裁改写。

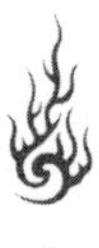

风气；下脉厥则上脉瘥，生艾叶通下脉以舒上脉；而邪之所凑，其气必虚，黄芪、生姜则从上焦开发，与诸风药同致其力于手足头面，驱之补之，互为其功，则麻木㖞斜均治矣。愈后宜补肾生肝以息风气，补土生金以固表气，并惩忿窒欲以和血气，可保无虞。

四、孙某，中风舌强不语，半身不遂，夜小便。

石菖蒲一钱	厚附片八钱	巴戟三钱	羚羊角三钱
酸枣仁三钱	防　风二钱	上桂（去粗皮）三钱	羌　活一钱
天　麻二钱	玄　参五钱	熟地五钱	生姜汁一杯

三副。

此风痱也。《脉解》篇曰："内夺而厥，则为喑痱，且此肾虚也。"与此症无异，然舌强不语乃肾气不荣于舌，足废不行乃脾气不行于四肢，而《经》但言肾虚者，盖以肾虚为主也。《宣明五气》篇曰"膀胱……不约为遗溺"，《经脉》篇曰"肝所生病遗溺"，《五常政大论》曰"肾主二阴"，夜小便多者，木生在亥，而水为之母，肾水不足无以生之，则疏泄太过而膀胱不约也。

肾为水脏而火宅焉，肾之阴虚则火不藏，而病下虚上实，玄参、熟地补肾水之不足，附、桂、巴戟返肾火之不藏，俾水火同归于肾，则下实而不虚矣；羌活、天麻、菖蒲、生姜汁等或散风气，或豁风痰，或开心窍而发声音，或宣肺胃而通神明，则共以泻上焦之实，俾心火得以下降者也；上实宜泻，而正则宜守，故用枣仁敛心肝之阴以守之。用兵之道必能守而后能战，治病之法亦独是也。羚羊角入肝，祛风降火，散血舒筋，为肝热筋痿要药。《痿论》曰"肝气热，则胆泄口苦筋膜干，筋膜干则筋急而挛，发为筋痿"，又曰"肝热者，色苍而爪枯"。观于此则羚羊角之用法可以知矣，非半身不遂必用也。

五、李某，头痛，半边怕风，日夜不安，肚胀。

陈皮三钱	白芷二钱	生黄芪一两	花粉二钱	香附三钱
木通三钱	杏仁三钱	当　归五钱	秦艽三钱	桂枝五钱
薄荷一钱	白芍三钱	生　姜一钱		

三副。服二副尚觉无效，三副即痊愈。

此头风也。太阳病，头痛之深而远者，为头风。夫中风，恶风常也，而此之一偏恶风者，《风论》所谓"风各入其门户，所中则为偏风"是也；《金匮要略》谓"小邪中里"，偏风者，小邪之所中也，与大邪漫风之仅中于表而不深入者有别。《营卫生会》篇言："营卫之气昼行于阳，夜行于阴，阴阳相贯，如环无端，日夜不安者，阴阳之行皆不利也。”《风论》言“胃风之状，颈多汗恶风，食饮不下，鬲塞不通，腹善满、失衣则䐜胀者”，阳明之脉循腹，风邪客之，则经气外郁而腑气内壅也。

白芷、秦艽、桂枝驱手足阳明及太阳之风，生姜宣肺郁，薄荷清头目，以和营卫而通天气。归、芍、香附润燥息风，活血利气，医书所谓“治风须治血，血行风自灭”是也。陈皮、木通利气化痰，通经行络，医书所谓“治风须治气，气匀风自散”是也。夫地有经水，人有经脉，血气之行，环周不休，暴风卒至则经水波涌而陇起，其袭于经脉也亦然。此治风之所以必兼理气血，乃能各得其平而复其初也。五行之情，金降木升，风胜则木升有余，金降不足而生胀满，故用花粉、杏仁等清降肺气，俾金木和合同归于土。而“邪之所凑，其气必虚”，虚不补则邪难出，故重用黄芪协诸风药，以成驱邪固表之功。《经》曰“无虚虚，无失正”，苟正虚而务攻邪，则犯虚虚失正之戒；若正足而妄补，则又助邪为虐，此中妙用在临证时详察色脉以求之，未可胶柱鼓瑟也。

咳嗽类

六、某，胃不利，咳痰多，气紧，稍食多即不消化。

枣皮三钱	法　夏三钱	白术五钱	葶苈三钱	生黄芪一两
细辛八分	五　味二钱	杜仲一两	故纸五钱	砂　仁二钱
怀药五钱	厚附片五钱	生姜五钱		

五副。

此肺饮也。《金匮要略》言：“肺饮者不弦，苦喘短气。”与支饮之咳逆倚息不得眠，情状颇似。盖支饮附于肺，肺饮在肺中，皆足以碍大气之升降而窒息也。《经脉别论》曰：“饮入于胃，游溢精气，上输于脾，脾气散精，上归于肺，通调水道，下输膀胱，水精四布，五经并行。”夫胃不利、食不化、痰多者，脾不能为胃散精于肺而为痰也；咳逆、苦喘、短气者，肺不能为胃布精，留而为饮也。《内经》有水饮、积饮，而无痰饮；有膹郁、喘呼而无气紧，可知饮为六气之本病，而痰则六气皆生。气紧者，不宽舒之象，即膹郁也。

考《内经》饮症，恒发于太阳太阴司天在泉之年。其偏胜之气，白不出太阳太阴范围，而痰则后世医书有风热湿燥寒之分，不为阴邪所限，唯寒湿二痰与饮同气，同气则为一病，故《金匮要略》合而称之曰痰饮，以冠乎四饮之上。四饮之外又有

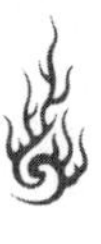

肺饮、留饮、伏饮，流虽不同，源则无二，故从流而分之为七，从源而皆名之曰饮。此症本痰饮而不以之命名者，饮在肺也。

《金匮要略》曰："病痰饮者，当以温药和之。"盖"邪之所凑，其气必虚"，寒宜温散，湿宜温燥，寒湿之有余，由于生阳之不足，又宜温补，而生阳之发源则在肝木，故用杜仲补木生火以溯其源，附片、故纸补火以生土，黄芪、白术补土以生金，节节相承，俾生阳之气出于地而丽于天。半夏燥脾胃之湿以化痰，砂仁醒脾胃之阳以化食，则佐白术健运于中也。葶苈泻肺饮之实，生姜宣肺窍之闭，细辛散肺饮之寒，则佐黄芪治节于上也。夫肺主气而行水，气行则水行矣。《经脉别论》所谓"水精四布，五经并行者"，皆气以运之也。饮之初由于气不运，饮既成则又气不舒，徒补虚则盛盛而固邪，不舒者愈不舒；徒攻邪则虚虚而伤正，可散者复可聚。唯黄芪与葶苈、生姜、细辛相辅而行，则各展其长，互制其短，溃已成之坚，杜未来之渐，固不仅泻药得补药之运易于奏功已也。《五脏别论》曰："五脏者，藏精气而不泻。"夫有形之痰饮，虽宜攻散；而无形之精气，则宜静藏。犹之善用兵者，必能守而后能战，故又用五味、枣皮、怀药分别敛肺、肝、脾之阴，以为阳之守，俾丽于天者仍系于地，斯照于上者自操于下，而阴平阳秘，邪弗能容矣。方以温和为主，而葶苈一味独辛苦寒者，《六元正纪大论》所谓"攻里不远寒"也。

七、某，久咳不已，痰多，胃不利，一咳小便即下。

上桂二钱	法夏(姜汁炒)五钱	广皮三钱	苏子二钱
薄荷八分	白术一两	茯苓三钱	细辛一钱
枳壳八分	熟地五钱	黑豆八钱	五味三钱
生姜三片			

五副。

此土不制水也。《宣明五气》篇曰"脾恶湿"，又曰"肺为咳"，又曰"膀胱不约为遗溺"。《咳论》曰"膀胱咳状，咳而遗溺"，《经脉别论》曰"脾主为胃行其津液"，《至真要大论》曰"湿气大来，土之胜也，寒水受邪，肾病生焉"，《灵兰秘典论》曰"膀胱者，州都之官，津液藏焉"，《五色》篇曰"厥逆者，寒湿之气也"。夫脾者，肾之官、肺之母，居中以斡旋上下者也。脾湿不能散精，则不生津液而生痰；不能制水，则膀胱津液上涌为痰；不能生金，则治节失职、厥气上行，此其所以久咳不已、痰多、胃不利也。肾主二便而司开阖，足三焦脉实约下焦，久咳则肾及三焦脉虚，而膀胱不约，故一咳小便即下也。

《脏气法时论》曰："脾苦湿，急食苦以燥之，用甘补之；肺苦气上逆，急食苦以淌之；肺欲收，急食酸以收之，用辛泻之；肾苦燥，急食辛以润之。"《至真要大论》曰“湿淫于内，以苦燥之，以淡泄之；寒淫于内，治以甘热，以辛润之”，又曰“燥者润之”，又曰“各安其气，各守其乡”。观此则方义尽知矣。白术燥湿暖土，半夏燥湿化痰，茯苓泄湿利水，治在脾胃；五味酸收以周精气，陈皮、枳壳、苏子、薄荷、生姜、细辛辛开苦泄，以宣郁结而降逆气，则肺治于上；肉桂甘热助阳化气，细辛辛温散寒行水，熟地滋水生精以润燥，黑豆调中下气以镇逆，则肾治于下。方中之药有肺肾同治者，如五味、细辛；有肺胃同治者，如生姜、陈皮，未可截然分也。

土湿则气不化于中，水寒则气不化于下，皆足以致燥。因于湿若，谓之湿燥；因寒者，谓之寒燥。其致燥之由虽殊，而津液不足则一。欲治湿燥必除其湿，欲治寒燥必祛其寒。白术、半夏为治湿燥要药，肉桂、细辛为治寒燥要药，熟地为补水润燥要药，故并用之以收相辅而行之效。夫津液上泛则肾水下虚，祛致燥之邪虽宜苦与辛，而既虚之肾水则非滋补不可。大肠主津所生病，津液枯则大便结，以此验之，亦一据也。

古方六、八味地黄汤，皆治水泛为痰。盖肾者，水火之脏，水火皆有不归元之症，按其阴虚阳虚而选用之，再按其土湿水寒而加减化裁之，则未有不命中者矣。

八、刘张氏，久病咳嗽。

故　纸（盐水炒）三钱	艾　叶三钱	生姜一钱	薄荷一钱
生牡蛎五钱	黑　豆一两	枣皮五钱	防风二钱
银　花八钱	生甘草三钱	黄芩（酒炒）二钱	连翘三钱
灯　心五钱			

五副。

此三焦咳也。《阴阳应象大论》曰“肺在变动为咳”，盖肺合皮毛而通天气，风寒外入，与肺气争，则变动而为肺咳。肺出治节而行气于五脏六腑，五脏六腑有六淫偏胜之邪气及七情不和之乱气，与肺气争，则变动而为五脏六腑之咳，故《咳论》曰：“五脏六腑皆令人咳，非独肺也。”然三焦咳不言传自何脏，但云久咳不已则三焦受之，可知五脏五腑之咳其极也，皆以三焦为归，如细流之归河海。夫三焦者，相火之气。相火者，位于命门，深藏不露。是命门相火者，即三焦之根。三焦之气皆出于命门火也。久咳三焦之根不固，三焦之气皆逆，既非五脏五腑所能辨，尤非一脏一腑所能赅，故名曰三焦咳也。

三焦之根不固则下虚，三焦之气皆逆则上实下虚，故温以故纸，镇以黑豆，固以牡蛎、枣皮；而敛阴者必利阴气，故用艾叶利之；上实故散以薄荷、生姜、防风，清以银花、连翘、黄芩、灯心。而泻阳者，必缓中气，故用甘草缓之；俟下焦能纳

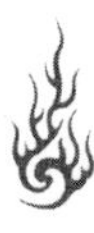

气，上焦无壅气，再为健脾救肺，补肾之母，使肺金与肾水相生而全功可收矣。

九、某，咳嗽，痰多，周身麻木，四肢无力。

桔梗二钱	百部三钱	白术五钱	生姜三钱	生栀子五钱
沙参八钱	独活一钱	桂枝二钱	枳壳八分	薄　荷一钱
大力二钱	连翘三钱	紫苏二钱		

三副。

此肺郁也。脾虚湿动，不能为胃行津液，则痰生于上焦。一则滑而易出，一则涩而难唾，此脾肺二经之辨也，而相兼为病则宜辨其主从。此证四肢无力为脾虚，而周身麻木则为肺虚，盖肺居上焦，外合皮毛，内行气于诸经百脉，玄腑致密于外则肺气顺郁于内，咳嗽痰多皆基于是。脾者，肺之母，久咳则肺虚而脾亦虚，肺虚痰塞则百脉之气不畅，故周身麻木；脾虚气少则手足之禀不足，故四肢无力。是此证之初，乃起于肺郁，而非脾湿，观其周身麻木，四肢则但无力，而不麻木，其主从可知，则此证之痰应以肺为主治，而以脾为从治明矣。

咳嗽痰多为邪实，麻木无力为正虚，故用桔梗、生姜、独活、桂枝、薄荷、大力、紫苏等开肺郁、泻肺盛，百部、枳壳降肺逆，栀子、连翘清心肺之热，共以治邪实。沙参、白术则补土生金以治正虚，缘邪正不两立，一胜则一负，故必以补正为祛邪之本，而后克伐诸药乃得以成祛邪之用。夫操刀杀贼，必假健儿之手，非刀自能杀贼也，用克伐药祛邪，必籍脾胃之运，非克伐药自能祛邪也。若有泻无补，则既虚之脾胃方苦不克承当，乌有余力运之以祛邪哉？知此则知邪实正虚之宜补泻兼施为不易之治矣。医书有言："治咳嗽而不知顾脾胃者，必倾其生。"盖久咳无不伤肺，即无不伤脾，脾太伤则不治，非昔贤之好为补也。俗医狃于围邪之说而不敢补，则克伐药不祛邪而杀人矣。至补泻之配合则宜细心衡量，总以保持上焦得通，心火得以下交为度。

医书有谓"痰即有形之火，火即无形之痰者"，此不在脾肾，乃指上焦而言，如此证是也。夫肺为高原之水，心火不降，则高原之水被熬为痰，故痰即火，火即痰，而由痰之多寡可知火之微甚。此证咳嗽痰多，有形之火彰着。治咳则必治痰，治痰则必治火。治火之法则，郁者发之，实者折之，故以桔梗泄气逆痰壅，大力消风热痰壅，以及生姜、桂枝、独活、薄荷、紫苏等祛风散寒，发火之郁外，并重用栀子辅以连翘折火之实，以清心肺，俾百部、枳壳得以成下降天气之功，而咳嗽自已。合之沙参、白术补中益气、与辛通诸药相辅而行，则肺气得行于经脉，脾气得行于四肢，而麻木无力自无不愈矣。

十、某，胃不利，心内不好，咳，气紧，四肢无力，昏晕。

沙参五钱　枳壳一钱　香附三钱　白术五钱　法夏一钱
薄荷八分　生地五钱　干姜三钱　广皮一钱　怀药五钱
桂枝三钱　枸杞五钱　木通二钱

五副。

此脾胃气虚，心主血虚也。四隅得气之偏，唯土禀气冲和，木不得土则急，金不得土则逆，火不得土则燥，水不得土则湿，遂各造其偏而为病。此四隅皆不离土以为生也。夫脾胃之阳健运于中，阳虚则健运不行，故胃不利、四肢无力，此脾胃自病也。心火盛则血燥而神气不藏，故怔忡不安；肺金虚则气逆而治节失职，故咳喘气紧；肝木旺则风生而动宕不静，故头目眩昏。此皆不得土之和而各造其偏以为病也。然四者之中，又不无主从焉。脾者，肺之母，母能令子虚，故咳喘气紧，虽出于肺，实本于脾；心者，肝之子，子能令母实，故头目眩昏，虽出于肝，实本于心。是此症应以脾胃气虚及心之血虚为主病，其他皆从病也。唯脾之根在心，未有心血虚而脾血不虚者，此又隐而未显之一从病也。

参、术补中益气，干姜温通胃脘，怀药则敛脾阴、守中土、交上下，共以治脾胃本病及肺虚气逆之从病；生地、枸杞泻心火以补肾水，即以补肾水者，济心火而养肝木，以治心不得土而造其偏之本病，及木旺风生之从病。水足以济火即足以润燥，而脾血不足亦无不治矣。夫心为火脏，与水相配，肾水足则心君宁，故心血虚者，不治心而治肾也。桂枝则为参、术之使，以通四肢；枳、陈、半则为干姜之使，以通肺胃；木通则为生地之使，以降心火；薄荷则疏风气于上，以治眩昏之标；香附则理三焦血气之滞，以畅气化之流行者也。

夫气上为云，云下为雨，雨化为气，而又上升，云化为雨，而又下降，如此循环不已。在太虚则为天地交，在人身则为水火交。然从上焦言之，则气固为水之母；若从下焦言之，则水又为气之母。病有一于阳虚而血不生者，但补其阳与气以为血之母，而血自生；若兼阴虚而血不生者，则除补气以为水之母外，又当补水以为气之母，而血乃可生，此古人所以有“气生于血”及“补血当在肝肾”之说。观于此方之并用参、术、枸、地可以知矣。

伤寒发汗多，心阳虚寒，水上凌而悸动、眩晕，宜真武以镇逆者，与此症颇同，宜明辨之。

十一、某，咳喘不卧，腹胀，小便不利。

五味二钱	干姜五钱	生白芍八钱	茯苓五钱
白术五钱	杏仁二钱	法　夏（姜汁炒）三钱	桂枝三钱
木通三钱	石膏三钱	桔　梗一钱	生姜三片

三副。

此浊阴不降也。脾失健运则不能制水于地下，肺失治节则不能行气于州都，故小便不利，小便不利则浊阴不能下出，合肝木升动之气，逆冲而上逆于脾胃则腹胀，逆于肺胃则咳喘不卧。《阴阳应象大论》曰“肝在志为怒”，《脏气法时论》曰“肝苦急”，凡病有逆冲之势，暨急迫之情者，皆木旺也。

土喜温而恶湿，统乎脏腑之全，故治四隅失德者，皆不离调和脾胃以为之枢纽。夫浊阴上逆，若莫之御者，乃脾胃之阳不能主宰于中也，故以姜、术、半夏燥湿温中。木有余泻以白芍，肺苦逆降以杏仁，肺欲收敛以五味，皆各以平为期。其由逆而上郁之气，则用桔梗、生姜开而散之，以补杏仁、五味之不及，合之桂枝宣通太阳气化，茯苓、木通导湿利水，则下焦如渎之功成，而浊阴循其故道矣。阳明行身之前，不卧由于阳不入阴。阳不入阴则阳明经脉上壅而生热，其外候必面热及胸前热，而胃中之寒仍如故。寒者既温以干姜，而热者可不清以石膏哉？夫阴阳不通为不卧之定局，而郁热与否则随人脏腑之偏及症之新久为转移。《灵枢·邪客》篇但饮以半夏汤者，盖治其必然，而不及或然也。

《水热穴论》曰：“肾者，胃之关也。”关门不利，则肾本肺标皆能聚水生病，下为胕肿大腹，上为喘呼不得卧。《五癃津液别》篇曰：“邪气内逆，则气为之闭塞而不行，则为水胀。”夫胀者，水仅聚于内，肿则水已溢于外。此症情形但不肿耳，其余与《经》言无不一一符合，盖水胀也。然水胀者，其气必闭塞不行，而气不行因于水不行者，水行则气自行，故本方除温中平逆以治其本外，但利水而不理气也。

《大惑论》曰：“人之善饥而不嗜食者，何气使然？曰：精气并于脾，热气留于胃，胃热则消谷，谷消故善饥。胃气逆上，则胃脘寒，故不嗜食。”夫热气留于胃而不降则逆，逆则上脘热而中脘寒，故饥而不嗜食，此《内经》胃有寒复有热之一例。观于此则此方之石膏、干姜并用，可了然矣。

十二、某，头痛身热，咳嗽，吐风泡痰，心内不安。

柴胡一钱	白芍五钱	薄荷八分	法夏二钱	白术五钱
枳壳二钱	甘草二钱	沙参三钱	紫苏一钱	杏仁三钱
防风二钱	黄芩二钱	生姜五片		

三副。

此心肺之脾胃病也。金中之土不足则上逆而咳，火中之土不足则不降而烦。上焦为阳，心肺郁则阳盛于阳，故头痛身热。医书言痰清而多泡者为风痰，属肝经，盖心肺之降不足，则肝木之升有余，木旺生风，与上焦不行之津液，聚而成痰，故有是名耳，非尽属于肝也。

柴胡、薄荷、紫苏、防风、生姜等祛风通阳，以达木火之郁于外；法夏、枳壳、杏仁等破气行痰，以降肺胃之逆于内；黄芩则泻心肺由郁而生之热，以清天气于上；木有余，平以白芍，与半、枳、杏、芩等，共成天气下降之功；参、术、甘草则补土生金，并缓心火之急者也。夫邪之所在，皆为不足，而肺之化源在脾，故古人言“治咳病而不知顾脾胃者，必倾其生”。盖肺之不足，即脾之不足也，然用之不当则又固邪，神而明之，斯无弊矣。

十三、某，咳嗽痰多，恶风，面白。

白术五钱	广皮一钱	花粉二钱	益智仁一钱
沙参八钱	茯苓二钱	上桂二钱	制附片五钱
怀药五钱	法夏二钱	生地三钱	干　姜二钱

三副。

此脾湿也。命火在下，为先天生化之源，火不生土则脾湿，土不生金则肺逆，故咳嗽痰多。血属于心，其华在面，血虚故面白。卫出下焦，其温在表，卫虚故恶风。唯血为阴类，阴虚者固血虚，而血生于气，气虚者亦必血虚，此症则由气虚而血虚也。

肉桂、附片益下焦火以生土，姜、术、沙参补中以生金，此治咳嗽痰多之本也；广皮、益智、茯苓、法夏开郁和中，消痰泄湿，则治标也。治本则新痰不生，治标旧痰渐灭，二者不可偏废也。《经》曰“无阴则阳无以化”，此方以补阳为主，而用花粉清气分，生地清血分，怀药敛脾阴者，盖以化上下之阳，俾交媾于中以生气生血也。不特此也，即润以和燥、静以制动，亦俱有化之之义存焉。夫然后健脾燥湿而不动火，利气消痰而不耗正也。

原批云：此方补脾去湿，且不助火、不耗气，而痰症自消。夫阴阳水火互根互宅，水中有火则升而生阳，火中有水则降而生阴，升有余而降不足则助火耗气。此方以扶阳为主，而用花粉、生地以保阳中之阴，且有怀药节制于中，则可升者即可降，故有火之利而无火之害也。

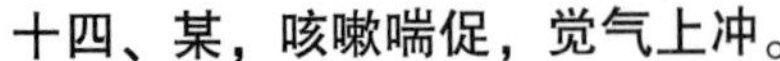

十四、某，咳嗽喘促，觉气上冲。

法　夏三钱	白术五钱	砂仁一钱	茯苓八钱	泡参一两
甘　草一钱	细辛五分	干姜三钱	广皮一钱	怀药五钱
五味子二钱	薄荷八分	苏子二钱		

三副。

此虚喘也。原批云：肺金主上，肾水主下，虚喘为天水不交之危症。土为金母，金为水母，危笃之候必以脾胃为主。按《内经》论喘，或因于郁与痹，或因于厥与劳。脾为肺之后天母，肾为肺之先天母，由脾虚而肺虚者治之较易，由肾虚而肺虚者治之甚难。此症由脾虚而肺虚，故治法以脾胃为主。虽金为水母，肺虚者无不肾虚，然溯厥根源，咎不在肾，故可补土生金以治之，若由肾虚而肺虚者，则非徒治脾胃可以为法矣。

《玉机真脏论》曰："胸中气满，喘息不便……其气动形，期六月死。"《伤寒论》曰："少阴病六七日，息高者死。"夫肺金主上而统气，肾水主下而纳气，下无根而上不降，肺肾皆失其主，故为喘满息高之死症。无已而求治法，轻泻肺之实，重固肾之虚，可苟延日月，以俟其机之转。若补土生金，则速其死耳。盖肾病治脾，上盛盛而下虚虚，参、术虽补，其如不对症何？此证咳嗽、喘促、气冲，皆治节不行于上也，然而未至胸满息高，足征肾水犹能主下，故可从后天脾胃治也。

白术、泡参、干姜、甘草为温补脾胃之理中汤。泡参重而甘草轻者，以益气为主也；五味敛肺，怀药敛脾，苏子降肺，半夏降胃，则益气而使之归于下焦也；砂仁调气，广皮导滞，薄荷疏散，细辛宣泄，则益气而使之畅于上焦也；茯苓开窍而利水，则益气而使行于水道也。《经脉别论》言"肺主通调水道"，肺不降则水道闭塞，《本经》言"茯苓……主胸胁逆气……烦满，咳逆"，皆通调水道之功也，故重用之。

十五、周某之祖母，年七十六岁，心馁心跳，胃不利，气不顺，咳风泡痰，神少，小便多，腰痛。

泽泻三钱	银花五钱	山栀仁三钱	白术五钱	玄参五钱
薄荷一钱	花粉一钱	法　夏三钱	枳壳八分	连翘三钱
沙参八钱	杏仁三钱	姜　黄一钱		

三副。

此下虚也。《阴阳应象大论》曰："人年六十，阴痿，气大衰，九窍不利，下虚上实，涕泣俱出矣。"夫老人无不下虚，下虚则水不升而火不降，火不降则上实，此其常也。以此症言之，小便多、腰痛，为下虚；而神少则为水不升，不能生土以生金；心馁心跳、胃不利、气不顺、咳痰，则皆火不降所致也。

阴者，阳之系也，心阴不足，心阳失所系，而悸动不宁者，名曰怔忡，即心跳也。心阴不足，本脏自失其养，时觉似饥，似辣而懊侬不安者，名曰嘈杂，即心馁也。年老血虚，阴守不足，阳不能密，故多患此，而曾经忧患及劳心过度者尤烈。揆其病源皆在于肾，缘五脏六腑各有阴阳配合，而心与肾则为一身阴阳之大配合，盖未有水足以配火、升降互济而病嘈杂怔忡者也。

伤寒发汗多心阳虚，而寒水凑之，或水在肾，或痰饮在心下者，均病心下悸，按之此症，则异源而同流也。

《经》曰："肾咳之状，咳则腰背相引而痛。"此其为病在经，非谓肾虚也。肾虚腰痛不分阴阳，然背为阳，肾脉入肺贯脊，未有腰痛及背而非阳虚者。此病由肾阴虚又不在经，故腰痛不引背也。

医家恒言：下焦不约则小便多，未尝指为热也。唯王节斋曰：小便不禁或频数，古以为寒而用温涩之药，而不知属热者多，盖阳旺则膀胱火邪妄动，水不得宁，故不禁而频数也，盖此症之谓矣。

玄参补北方不足之水以配心，栀、翘泻南方有余之火以配肾，参、术补中，半夏降胃以斡旋之，肾水足则心君宁，心火降则肾水升，此补泻互就法也。补肾水者，必泻肾火，泽泻之功用，前人已论之于六味地黄汤矣。唯火生土而克金，火不下交则脾肺皆虚，而咳嗽益甚，故除参、术治本外，薄荷泄肺盛，杏仁降肺逆，银花、花粉清肺热，以治其标，姜黄、枳壳共理脾肺血气之滞，《经》所谓"逸者行之"也。

前方服毕，心已不馁不跳，咳亦稍好，又求方：

白术五钱	尖　贝二钱	银花三钱	芥花一钱	细辛五分
干姜三钱	牡　蛎三钱	怀药三钱	荷叶五钱	紫菀三钱
五味八分	金沸草三钱	玄胡二钱		

五副，服三副痊愈。

服前方后，心肾虽和，结邪未解，故嘈杂怔忡若失，而咳嗽犹留连也。夫结邪者，结痰、结水、结气也。后天水谷之气，脾输之而肺布之，虚则输布失职，津液不行，从火则蒸为痰，从湿则酿为饮，积久牢固以成结邪，则不但气分不和，而血分亦不和矣。气者，血之主，气和而后血乃可和。故治病之要，必先气分而后血分，又必血气两和而后结邪可解，病根可去也。是则此症之有愈有不愈者，盖有缓急之分存乎其间矣。

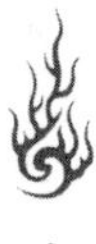

《标本病传论》曰："谨察间甚，以意调之，间者并行，甚者独行。"前方补泻互就，其为间者并行无论矣。后方既用金沸草、紫菀、细辛等以消结痰、结水、结气，尤必以白术、干姜、怀药等厚土之力居中主持，使虚者复强，而后结邪可去。盖脾胃为后天生之母，结邪为患，由于脾胃之虚，苟徒张挞伐之师而不设节制之帅，则骄兵悍卒为害方滋，将何以为溃坚破积之地乎？是亦间者并行之理也，上焦如雾，天之气也。咳则气逆于上而不清，芥花、荷叶发郁升清，以清头目；银花、尖贝散热泻火，以清华盖；肺欲收，肾宜藏，咳则肺叶张而不收，肾被震撼而不藏，五味敛之，牡蛎潜之，合之玄胡活血利气，皆以平为期也。

夫所谓缓急之分者，何也？《阴阳应象大论》曰："其实者，散而泻之。"前方何尝不可用金沸草、紫菀、细辛等三味以消结邪，然而心肾未和，其势不暇，脾肺正虚，其势不可，沙参、白术方负交媾水火之重任，责成贵专，不容携贰，此其一。胃不利，脾虚不能为胃行气也，干姜为温通胃土要药，何尝不可用于前方？然而心血方虚，心火方炽，亟待玄参补水以为之配。《六元正纪大论》曰"热无犯热"，干姜通心助阳，适犯此戒，此其二。浊有不能降于下者，势必开而泄之于上，《玉机真脏论》[①] 曰"其高者，因而越之'是已。病有正气不足，欲泄先补者，《五常政大论》曰"无虚虚……无失正"是已。因神少，不胜克伐，故轻用薄荷、重用沙参以补肺气；后则专治其标，故轻用五味守肺之正，而重用荷叶、芥花之升泄，细辛、干姜之辛开，以及金沸草、紫菀之降泻，此其三。夫荷叶等数味，非不可与沙参同用者也，然因气血标本之分，既用沙参补气于前，以为从血分祛邪之也，自不必再用于后方祛之而复固之也。

《至真要大论》曰："必先五胜，疏其血气，令其调达。"此症火炎金郁，升多降少，上气之偏胜可知，故既有薄荷、银花、杏仁等从气分疏之于前，又用金沸草、紫菀、芥花、荷叶等从血分疏之于后，所以令其调达而致和平者至矣。姜黄入脾胃血分，不待后方而用之者，因人身气化在中，凡欲通四隅者，必先通脾胃，故可先而不可后也。夫病在气分者，浅而易治；在血分者，深而难疗。亦唯入血分者，可从血分用药，否则诛伐无过，或开门揖盗矣。

肺为娇脏，恶寒畏热，故治咳病者，往往寒热并用而各尽其妙。盖寒薄于外则热生于内，气逆于下则热生于上，苦甘寒但能清热和阴，而不能通阳开郁，此不得不并用者，一也；唯土喜温而生清，清虽为肺之本气，而温则其母气也，内伤咳嗽，火不下生而上克，则金热而土寒，若热者清之而寒者不顾则母气绝矣，此不得不并用者，二也；且咳则金不能制木而木有余，木有余则土愈不足，唯积厚脾土可以生

---

① 据下文可知底本有误，应为《阴阳应象大论》。

金制木，此不得不并用者，三也。

五行之理，唯水生木，此症水不足而肝气和，诚难事也，故前后两方皆不治肝。虽山栀仁入肝泻热，是因调子而及母，非肝有咎也。其人之能享遐龄者，非此乎哉？昔柳公度尝曰：吾不以元气佐喜怒。其涵养功夫深矣。

十六、杨某为祖母，咳嗽痰中有点血，卧下更咳，坐好点，心馁，两少阳胀。

葶苈三钱	白　术五钱	栀子三钱	银花五钱
花粉一钱	法　夏五钱	薄荷八分	茯苓五钱
菊花三钱	炙紫菀三钱	沙参八钱	竹茹三钱

五副。服一副好一半，三副全好。

此肺实也。五脏主藏精而不泻，不可实也，实则害生，然未有如肺之一触即鸣，彰效速者也。《经》曰“肺……积水……则为喘呼……不得卧”，又曰“肺气盛则脉大……不得偃卧”，又曰“肺咳之状，咳而喘息有音，甚则唾血”，皆肺实也。此病卧剧坐轻，痰中带血，为肺实；而火郁心馁，木郁少阳胀，则上实也。脾肺为子母之脏，肺邪实则脾正虚，如桴鼓之相应也。

凡咳无不伤肺，即无不伤脾，脾伤则津液不行，肺伤则津液不布，五味所出，郁为痰饮，把持胸臆，窒塞气机，急剧之情，匪言可状，失此不治，恐痰愈多，咳愈甚，而正愈衰矣。唯咳生于痰，痰不去，咳不止也。痰生于虚，虚不补，痰不休也。沙参、白术补土生金，土旺则能制水，金旺则能行水，后天谷气不至再泛为痰矣，此治痰之本也。

姑息反以养奸，小不忍则乱大谋，而贮蓄之痰、负隅之饮，在肺固不嫌葶苈之猛，固不嫌半夏之多也，合之紫菀散结气、消血痰，茯苓开水道、泄痰湿，则邪可去而正可安矣，此治痰之标也。

痰生于脾胃之虚，亦生于心肺之热。心肺居高驭下，以君主傅相之尊，行光明清肃之令，故能与水木会于中州，成交合变化之妙。一旦阴阳偏盛，政令失常，金不交则不归经，水火不交则水不化气，浸灌表里，淫溢上下，或偏身肿，或四肢肿，或头面肿，或足膝肿，固不仅为痰为饮也。此病络伤血溢、火郁心馁皆亢热之象，若无栀子、银花、花粉、竹茹等清心肺、涤烦躁，何以复其光明清肃之令而下交哉？一脉不和，全身之累，纵暂时获济，容有豸乎？夫治水以脾肺肾为要，人皆知之；而清心以降肺，导火以交水，则知者少也。

金郁木侮，降少升多，少阳气逆故头角痛，菊花、薄荷开而泄之，盖不能降于下者，必泄之于上也。

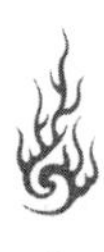

十七、廖浦仁，前病吐血，今三、四月声失，日夜咳吐白泡痰，上夜重下夜轻，面青头晕，口干唇稍白。

官　桂钱半	生地一钱	制附片五钱	首　乌五钱
生白术八钱	干姜钱半	白　芍（酒炒）三钱	桂圆肉五钱
炙黄芪五钱	薄荷一钱	生栀子一钱	

三副。

此肝肺之脾胃虚也。原批云：咳病不必单从肺治，当从胃上设法。如面青而咳，肝象也，宜黄芩、干姜并用，如热多重用黄芩，寒多重用干姜，此二味互用有妙理。盖肝病而用于姜者，积厚脾土以制木也，治肝之大法如此，不必咳病为然。按《脏气法时论》曰“肝病者，平旦慧，下晡甚，夜半静”，又曰“肝色青”，《五脏生成》篇曰“面青目赤……面青目黑者皆死也”，《卫气》篇“上虚则眩”，《经脉别论》曰“饮入于胃，输脾归肺”，《六节藏象论》曰“脾之华在唇”，《决气》篇曰“血脱者色白，夭然不泽”，《五色》篇曰“白为寒”，《难经·四十难》曰“金者肺，肺主声”。夫五脏皆以胃气为本，唇白者，脾胃虚；咳痰声失，头晕口干者，肺之脾胃虚；面青者，肝之脾胃虚也；金旺于酉，水旺于子，肝病上夜重下夜轻者，木畏金而喜水也。五脏真色不可见，唯黄色可略见。面青目赤、面青目黑主死者，无黄色即无胃气也。金空则鸣，金实则无声，金破碎亦无声，吐血后咳嗽声失者，金破碎也。火宜降，木不平则火不降，火不降则不生土而刑金，黄芩清上以治火刑金，干姜温中以治火不生土，且干姜之辛能通上焦遏郁之阳以行于经脉，不使为泻火之黄芩所扑灭，是火在上不能生土。而黄芩、干姜并用者，不唯不使其伤中焦之阳，且不使其伤上焦之阳也，此肝肺不和，二味互用之妙理也。

《难经·十四难》曰：“损其肺者益其气……损其肝者缓其中。”《金匮要略》曰：“见肝之病……当先实脾。”夫脾者肺之母，肝者脾所畏，损在肝肺而不知顾脾者，必倾其生。故此方用白术、干姜、桂圆肉、炙黄芪以补脾胃之不足，而借缓中益气之能事，附、桂则补下焦之火以生土也。脾胃旺则由中央以溉四隅，而肝肺两脏不足之脾胃，皆有所资矣。肝性静，故用白芍、首乌和营养血以安肝气；肺苦逆，故用薄荷、栀子辛泄苦降以安肺气；心恶热，故用生地和阴化阳以安心气也。

曾经吐血，其血必虚，血生于气，血虚者无不气虚，是此症以气血言之，固两虚也；以阴阳言之，则阳虚而阴不虚也。唯阳虚而阴不虚，故虽日夜咳而下焦无逆冲之火，上焦无显着之热，斯温补中下之法，乃克用之而无弊也。

十八、黄思望之叔母，久病，面青白，口子午干苦，足冷，右胁有包，今春误药吐血，现胃口不开，作咳有痰，四肢无力，不能坐起。

麦　冬三钱	制附片八钱	生　姜二钱	白　术八钱
薄　荷二钱	生党参五钱	生黄芪八钱	生黄芩二钱
佛手片五钱	香　附(酒炒）二钱	生　地五钱	木　通二钱

此脾胃虚也。《太阴阳明论》曰："脾病则四肢不用。"四肢无力，不能起坐者，脾虚也。《通评虚实论》曰："气逆者足寒也。"《解精微论》曰："阳并于上，则火独光；阴并于下，则足寒。"口子午干苦，足冷者，寒气厥逆而火不降也。五脏皆以胃气为本，阳虚于中则胃口不开，肝肺之脾胃虚，则真色现而面色青白。若夫咳逆有痰者，肺虚而火不降；右胁有包者，肺虚而气不运也。

脾胃虚，故补以白术、参、芪；寒在下，故温以附片；热在上，故凉以生地、黄芩，清以麦冬，散以薄荷，降以木通；胃口不开，生姜宣发上焦，为附、术之使以开之；右胁有包，香附、佛手开郁利气，为参、芪之使以运之。

诸血皆属于心，口子午干苦者，由于吐血后，离中之阴虚而火不降也，故用生地补离中之阴，以治火不降之本，黄芩、麦冬、薄荷则清金散火，以治火不降之标也。

十九、雷大经，前失血，今咳嗽食减，时发寒热，口干，腰胀，神少气弱，面青黄，心烧，舌起红子。

黄　柏(酒炒）一钱	知母三钱	生黄芪五钱	生大黄一钱
麦　冬五钱	腹皮三钱	桂　枝三钱	生甘草五钱
侧柏叶三钱	青皮二钱	连　翘五钱	生石膏一钱

此虚实互见也。热盛于心，则心烧；火克金，则口干咳嗽；热结于手少阴血分，则舌起红子；太阳经气不和，则时发寒热、腰胀；肝脾气血不荣于外，则面色青黄；土不生金，脾肺两虚，则食减、神少、气弱。

《阴阳应象大论》曰："心在窍为舌。"《经脉》篇曰："足太阴连舌本，散舌下……足少阴挟舌本……足厥阴络舌本。"《金匮真言论》曰："中央黄色，入通于脾，开窍于口，藏精于脾，故病在舌本。"《通评虚实论》曰："九窍不利，肠胃之所生。"观此则知舌起红子，应以心经为主，脾经次之，肝肾又次之。至六腑者，传化物而不藏，苟肠胃否塞则气不顺序，以至血不顺序而热留之。诸血皆属于心，热留之则结于内，而现于舌也。心热者，应面赤；肺虚者，应面白，面白而时有热气上冲，以至面发赤者，弱症也。此症心烧而面色青黄，不赤不白，足征金水二脏尚未亏损，虽上焦有热，乃火郁而非火冲也。

面青黄、食减、神少、气弱，皆宜补中，而心烧不宜白术，故用泻心之甘草，合黄芪以补之。咳嗽口干则宜清金降火，故用知母、麦冬、柏叶并气分血分以清之。心烧、舌起红子，则非一经所能治愈，故合连翘、石膏、大黄、黄柏、青皮、腹皮以治之。夫心烧、舌起红子而用连翘者，治其本经也。用石膏、大黄者，实则泻其子也。用黄柏者，泻五脏肠胃中结热也。用青皮、腹皮者，肠胃有否塞，则气不顺序而血亦不顺序也。桂枝则通太阳，和营卫，以治时发寒热、腰胀，此所谓杂合之病，治以杂合之药，各以平为期也。苟知补虚而不知泻实，则实者愈实；或知泻实而不知补虚，则虚者愈虚，皆非其治矣。

二十、冯某，发烧咳嗽，头痛，耳痛，四肢无力，胃不利。

白芍三钱	大力二钱	沙参五钱	陈皮三钱
桂枝八分	法夏三钱	枳壳一钱	白术八钱
青蒿三钱	木香二钱	黄芪三钱	紫苏八分

三副。

此脾虚伤暑也。脾为胃行气于肺与四肢，四肢无力，胃不利者，脾不能为胃行气也。肺苦逆，外合皮毛，咳嗽发烧者，暑热伤肺而天气不清也。肺胃逆则上盛而头痛耳痛，尤不清之甚者也。

肺合皮毛，人身脏腑之气，息息与皮毛相通者也。肺郁生热，遂致发烧固已，然而上焦不通，则寒薄于外而恶寒。此症但发烧而不恶寒者，《经》曰“脉虚身热，得之伤暑”，故不恶寒也。

脾虚补以参、芪、白术，此治本也；胃逆降以陈、半、枳、香，此治标也；肺郁火炎，陈皮、枳壳、木香、桂枝、紫苏等内通外泄，大力、青蒿内清外散，亦治标也。治本则中气旺而阳升，治标则肺胃和而热泄，复其常矣。土不足则木有余，白芍制肝安脾，和血敛阴，开中有阖也。

大力、青蒿一宜于肺郁风热上壅，一宜于伤暑虚而发热。此病发烧、咳逆、头痛、耳痛，皆风热上壅，而四肢无力，中气正虚，虽有热，不胜芩、连之苦寒，故用大力以开上，用青蒿以清暑热也。

凡虚而发热及虚而上焦不通等症，必清补或通补兼施方克有济，固不独伤暑为然也。若徒知去邪，则正随邪去而大命反倾；徒知补正，则邪随补固而气血受害，危道也。唯药物选择及轻重配合难于精当，如能细心斟酌，庶少误耳。

二十一、某，干咳鼻涕，甚在亥子丑，脉不静，痰不易出，必连咳始出，舌有一点脱皮，冬月。

花粉四钱	薄荷一钱	生栀子一钱	浙　贝二钱	黄芩一钱
天冬三钱	麦冬三钱	广玄参二钱	甜桔梗一钱	甘草一钱

二副，服毕愈。

此燥胜也。痰不易出、脉不静、舌脱皮、鼻涕下，皆燥热为之也。亥子丑为肾水当令之时，肺金之气夜卧则归藏于肾水之中，而就养于先天，肾燥则肺气不能下归，故于此时而甚也。

燥者润之，花粉、二冬是也；热者寒之，栀子、黄芩是也；郁者开之，薄荷、浙贝、甜桔梗是也；玄参、甘草则补肾水以降肺火，缓中气而和诸药也。

二十二、某，夜咳，白日不咳，痰不易出，背冷，大便燥，晚睡二三小时，咳至天明，脉无弱象，亦不紧，饮食如常，癸未二月。

芡实三钱	苡仁四钱	杏仁三钱	炙薄荷一钱
防风二钱	云苓四钱	甘草一钱	

一副愈。

此湿逆也。《太阴阳明论》曰：“伤于湿者，下先受之。”《生气通天论》曰：“秋伤于湿，上逆而咳。”《五色》篇曰：“厥逆者，寒湿之气也。”《卫气行》篇曰：“昼为阳，夜为阴，卫气昼行于阳，夜行于阴。”《顺气一日分为四时》篇曰：“旦昼人气盛，病气衰，夕夜则反之。”《金匮真言论》曰：“背为阳。”夫太阳行身之背，足少阴之脉贯脊络膀胱。背冷者，二经之阳虚，或寒湿二气偏盛，必有一于此也。然阳虚之脉弱，寒盛之脉紧，此症之脉则非弱非紧，其不为阳虚寒盛，而为湿邪也审矣。湿为阴邪，盛于夕夜；风为阳邪，旺于春月，风湿相召而上争，则肺苦气逆而变作，故背冷而夜咳不休也。大肠庚金为肺之腑，雨露之溉出自上焦，肺燥则下移大肠，故痰不易出，与大便燥并见；此亦脏腑素有燥气之故，故一触即发，各逞其偏，非偶然也。

茯苓、苡仁、芡实利水和脾，除湿固肾，以治湿邪在下；杏仁、防风、薄荷润燥降逆，散风达郁，以治风燥在上；甘草则和诸药以缓中也。夫去湿而用芡实之敛者，肾主封藏，逆则封藏不固也，且湿邪夜逆，则阳不得夜行于阴而火在上，防风、薄荷散火之实则敛火之本也。白术为补脾燥湿正药，而不用者，饮食如常，足征湿不在脾，且金燥液枯，尤非温燥之剂所宜。

人身阴阳互为其宅，凡夜发及夜甚之病，除湿邪在阴，厥逆为厉。如此症外，有由于饮食不节、阳明逆满者；有由于下焦阴虚、肾失封藏者。虽来源不同，而阳不宅于阴则无殊也。夫顺时用药，医者之务。肺燥而咳于秋，应以秋燥为主，而用清燥救肺汤；背寒而咳于冬，应以冬寒为主，而用麻辛附子汤。皆随时气之偏胜而为之救治也。此症痰易出似肺燥，背冷似肾寒，而时则在春，虽不从燥寒，亦当从风热，乃合时气。何以湿反为主哉？盖宿湿根深，与正混杂，随春月地气之动而动，为此病之本。肝风之挠于夜，肺燥之非其时，莫不由之。苟不知除湿固肾以治本，而徒祛风润燥以逐末，则湿逆未已之夜，即肺气不降之时，欲求收效难矣！此《阴阳应象大论》所以言“治病必求其本”也。

阴盛阳虚类

附：消渴、劳伤、痿痹、虫证、瘙痒、善饥

二十三、某老人，七十余岁，每日嗜卧不语，舌黑，食少，不食时多，神少，脉微，吐清水。

法夏一钱	砂仁一钱	制附片二两	细辛八分
芦巴三钱	柴胡八分	干　姜五钱	白术五钱
故纸五钱	紫苏一钱	安　桂二钱	大枣五钱

五副。

此阴盛阳虚也。脉微嗜卧为少阴病，食少唾水为太阴病，皆阳微欲绝之候也。《口问》篇曰“阴气盛，则目瞑”，《脉要精微论》曰“言而微，终日乃复言者，此夺气也”，观此则嗜卧不语之因可知矣。《玉机真脏论》以“饮食不入”为五虚死之一，《伤寒论》以喜唾为胃上有寒，此症虽未至饮食不入，然行百里者逾九十，前途近矣。血生于气，神丽于血，气血两虚故神少；黑为肾色，舌乃心苗，水胜火灭，故舌黑。病象虽多，约言之则火不生土，土不生金而已。

《阴阳应象大论》曰“阴静阳躁”，《阴阳别论》曰“静者为阴”，夫病有阳虚而卧不安者，水火不交，寒在下而热在上也。此症神少、脉微，阴气独盛，故无躁形。凡脏病以胜相加，至其所不胜而甚，至其所生而静，常也。若夫五脏全衰，无胜无复，则不可以常候例矣。至七情伤之，无不气血离乱，寒热错杂者，其弊在不和，非虚之咎，亦非此症之比也。火不生土，故用附片、故纸、芦巴大补命火以生之；然火生于木，必有木始有火，故用安桂补木火以生命火为之端倪；干姜、白术、大枣则温胃暖脾、益气养血，正位于中，制水于下，与命火相接而化；柴胡则升木培土，法夏、砂仁、细辛、紫苏则通阳散寒，致津蠲饮，统任使命之职者也。

寒为收降之气，故以热治寒者，宜分别和之以升散，犹之隆冬严寒，万物凋谢，必三阳上升，而后春气和融，草木萌动也。病有阳虚而阴寒不甚者，但补其阳，以与阴配可也。然知补而不知通，则寒未去而热又生，非其治矣，此本方用柴胡、细辛、紫苏等之义也。

五副服毕，接服后方：

前方加	洋参五钱	牡蛎八钱	花粉三钱	独　活五分	怀药五钱
	沙参一两	生姜五钱	官桂二钱	桂圆肉八钱	

八副服毕，痊愈。

后天生化以土为主，然必火能生土，土能健运，而后后天生化乃行。若命火衰微，虽以甘温益气之药投之，不能自为蒸发而上注也。前为阴盛阳虚，中下皆失其职，正补火生土以复健运之时，而补土生金尚有所待。今则功候已到，故于前方加洋参、圆肉，由土而金以充天气，天气既充，又经花粉之清降，生姜之开发，则内溉脏腑，外泽皮毛而下交矣。夫此之谓自无而有，自有而充，塞而归脏。凡下虚病，皆当以此为准，而循序调治之若合符节。彼纷纷以补肾不如补脾，或补脾不如补肾之说为争者，畸轻畸重均两失，不足以治此病也。

寒盛则气滞血涩，宜治以热而通之，故前方五副不行收纳。五副后阳气渐复，寒气渐散，虽经脉运行之气宜通畅，而元海命根之火则宜封藏，故用牡蛎潜之于下，怀药守之于中，以为暗发氤氛氲，布散全躯之本。盖周身运行之气，即命火所发之氤氲，必有藏而后有发，又必有通而后发者不郁，生机乃畅。唯后方既加补敛，则前方温通之力必苦不足，故再加生姜、独活、官桂以助之。

《阴阳应象大论》曰“阴胜则阳病”，故前后两方但益火消阴，而不补阴。《决气》篇曰：“中焦受气取汁，变化而赤，是为血。”是血生于气，未有气虚而血不虚者，然血生于滋润之气，而不生于干燥之气，故前方大枣，后方圆肉，皆甘温滋润，为生血而设。《营卫生会》篇曰“血者，神气也”，土旺生金，肺气下滋则血生，而神亦与之俱生矣。

火为人身生化之源，微而欲绝则阴盛，露而不藏则阳盛，郁而不舒则渐积而热盛，补之、潜之、通之，各以平为期。

二十四、李某，夜卧是好人，次早周身不能动，四肢无力不能动，大小便要人抬，如痴人，饮食减少，口无味，精神少，下身冷。

杜　仲八钱	黄　芪一两	枸杞三钱	故纸五钱
桂圆肉八钱	官　桂三钱	玄胡八分	白芍三钱
菟　丝三钱	生甘草五钱	怀药八钱	洋参三钱
制附片一两	熟　地五钱	首乌五钱	

五副。

此阳虚痿也。《痿论》谓："肺曰痿躄①，心曰脉痿，肝曰筋痿，脾曰肉痿，肾曰骨痿，皆阳盛阴虚，血液不濡之热痿也。"《上古天真论》曰"男子七八，肝气衰，筋不能动……五脏皆衰，筋骨解堕"，《脉要精微论》曰"腰者，肾之腑，转摇不能，肾将惫矣；膝者，筋之腑，屈伸不能行则偻附，筋将惫矣"，《太阴阳明》篇曰"脾病则四肢不用"，《灵枢·经脉》篇曰"虚则痿躄，坐不能起"等说则又不尽为阴虚。《说文》训"痿"为"痹疾"，《内经》则两论并存，盖同为肢体不仁，而有表里之分耳。

此症四肢周身无力，不能动，即《太阴阳明》篇所谓"脾病则四肢不用"，《上古天真论》所谓"五脏皆衰，筋骨解堕"是也。其不能动者，乃无气以动，非屈而不伸，伸而不屈也。至于饮食减，口无味，精神少及下身冷等症，何莫非热证之反而为脾肾阳虚之确据乎？

《五脏生成》篇曰"足受血而能步，掌受血而能握，指受血而能摄"，《本脏》篇曰"血和则经脉流行，营覆阴阳，筋骨劲强，关节清利"。夫人身气以运之，血以濡之，故能动作如意，然无阳则阴无以生，无气则血无以生，而此症阳虚至于下体冷，气虚至于不能动，生阴生血之源匮矣。方中补肾药阴阳合撰，而又阳药重于阴药者，此也。

脾胃者，人身之釜也；肾中之火，釜底之薪也；肾中之水，爇②火之膏也。是脾胃为后天生化之源，而肾命又为脾胃生化之源。凡虚极之病，应从根本挽救者，无不以肾为主。此症脾肾两虚，上无热象，既非阳盛阴虚，又非上实下虚，自宜脾肾并治，然亦不可无轻重之分，方中肝肾药重于脾胃药者，此也。

---

① 躄　跛脚，此处指肺痿导致的腿脚行动不方便的症状。痿躄即肺痿。《灵枢·热病》："热病面青脑痛……筋躄目浸，索筋于肝，不得索之金，金者肺也。"张介宾注："筋躄者，足不能行也。"

② 爇　《说文》："爇，烧也。"

参、芪、甘、圆，血气双调，纳之釜中者也；附、桂、故、菟丝、杞、地，水火并育，置之釜底者也。天一生水，肾中有水，则火得养；地二生火，肾中有火，则土得生。《六节藏象论》曰“肾者，主蛰，封藏之本”，是补之而必藏之也。否则肝为肾子，肝阴不敛，火不藏也；土为火子，脾阴不敛，亦不藏也。故用芍、乌守肝，防其随木疏泄；怀药守脾，防其越土燎原。有火而不见火之形，无火而得火之用，然后其力始专，其效乃大，不但釜中参、芪、甘、圆等上蒸为雾而顺生，即水中之金亦上升为云而逆生矣。

己土在心，神藏于心，痴而不慧，神欲丧也。神无补法，桂圆肉润脾以养之。补火用杜仲者，有木始有火也，补火而不知补木，是鞠子而弃其母也。玄胡活血利气，以血气虚故不多用。

五副服毕，稍能举动，颇有转机，又方：

北芪二两	金　樱五钱	黑附片三两	生鹿角四两
独活一钱	桑寄生三钱	白　术(土炒) 八钱	上　桂三钱
砂仁二钱	五　味三钱	干　姜二钱	黄　芩八分

三副痊愈。

有水火，然后生血气，犹之有天地，然后生万物，有夫妇，然后生男女也。否则孤阴孤阳、偏阴偏阳，或病阴病阳，皆不生也。前方既培阴阳之总根，为血气之父母矣。而虚羸之极，至于下身冷，无气以动，非大补阳气使之充塞弥纶，不足以廉顽立懦[①]也。唯附、桂能从少阴充其阳于九天，唯黄芪能从太阴包其气于九地；唯金樱能驭附、桂之阳为封藏之阳，发氤氲于元海；唯五味能驭黄芪之气为治节之气，垂雨露于洪钧。人身气化在中，白术、姜、砂则强胃健脾，运于中宫而收天水合一之效。骨痿筋惫，补以鹿角，坚以寄生；肺不可热，黄芩保之；阳不可滞，独活通之。各随所喜，以平并期。

《灵兰秘典论》曰“心者，君主之官……神明出焉……主不明则使道闭塞而不通”，唯鹿角能通此以复其神明。是骨痿用鹿角者，以骨补骨也；神痴用鹿角者，以灵致灵也。此病则兼而有之，故一举而两得也。

枯索之木，宜救其根，前方是也；根既生矣，宜随其偏，而益培之，以期硕茂，后方是也。

① 廉顽立懦　指高尚的节操可以激励人振奋向上。语出《孟子·万章下》：“故闻伯夷之风者，顽夫廉，懦夫有立志。”此处指让人精神振奋。

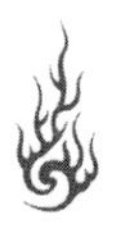

二十五、夏某之父，小便不止，胃不食，大便溏，每日至巳时口渴不休，吃茶要热，稍温吃下心即不安，舌黑黄色，神少无力。

杜　仲三两	枸　杞三钱	故　纸五钱	白术一两
覆　盆三钱	五　味二钱	益智仁三钱	上桂二钱
制附片一曲	金樱子五钱	菟　丝三钱	

三副。

此消渴也。喻嘉言曰："肾水下趋则消，肾水不上腾则渴。"二语分析颇明。夫水何以下趋，膀胱不藏也；何以不上升，命门无火也。口渴似乎有火，然渴而热饮，乃精液干，仍非火也，巳时心火渐旺，干者愈干，故愈渴。黑为水之色，舌乃心之苗，水胜火负，故舌黑。胃阳虚故不食，脾阳虚故便溏。人身真气藏于命门，为先天生化之源，后天脾胃之母，未有命火衰于下而脾胃之阳犹独盛者。

水中无火则肾气独沉，有降无升。降者，治之以升，此必然之势也。附、桂、故纸，釜底加薪，水得火则化气而升矣。唯热生于温，火生于寅，附、桂、故纸，补火者也；杜仲、菟丝，生火者也。知补火而不知生火，犹之劫财而不知理财也，虽苟得，乌足恃哉？《难经》有"虚则补母"之说，而顺逆未详，盖妙悟在人，难以言尽也。阳无阴不化，配枸杞以速其化，兼以护天一之精。

以火之升，治水之降，撮其纲矣。而北门锁钥，久失封藏，不当虑乎？命火下蛰，始克温升，不当守乎？金樱、覆盆固精气而缩水泉，凝炉火以吐氤氲，附、桂得之，则敛财就范，厥功尤伟也。

白术、益智皆有补中纳食之长，与下焦命火互为功用，而一关前阴，一关后阴，尤与此病若合符节。昔人谓一病有一病之药，一药有一药之理，信然。

肺欲收，急食酸以收之，上焦方苦干燥，暂不用姜，唯用五味子生津以保肺，一俟肾水上升即可用矣。

三副服毕，又方：

干姜二钱	枣皮二钱	狗脊三钱	制附片二两
官桂三钱	五味三钱	白术三两	白　芍三钱
沙参八钱	丹皮八分	熟地五钱	胡芦巴五钱

五副服毕，此病愈七八分。

古人治消渴，本《内经》"地气上为云"之旨，每用大剂八味地黄汤补水中之阳，使水化气而升是已。然而水泉不止，膀胱之渗透有余；食少便溏，脾胃之温运不足。拘执古方能无弊乎！此第二方之所以合八味理中，加胡巴、狗脊、五味、白芍，而去苓、泽、怀药、甘草也。

第一方偏重逆生，故补肾药多于补脾，第二方顺逆并重，故脾肾药略相等，此顺逆、轻重、缓急之序也。

逆生者，子生母也，即第一方之肾生肺也。天道用逆，性功与医道俱以逆为贵，非如此不能返先天也。杜仲之于附、桂，温生热也，木生火也，若顺生也。然潜之深渊之中所生者为命火，而非心火，则反顺为逆矣。此用药之妙也。越寻丈之沟者，不始于涯涘，而始于涯涘之后，盖蓄势也；挽滔滔之水者，不始于肾，而始于肝，亦蓄势也。此补虚之道宜尔，不可与去邪同论也。

第一方无干姜，义已见前，不赘。前为急补肺之先天，沙参尚非所宜，今则先天之火候有加，后天之培养须继，而不可缓矣；胡巴壮阳，狗脊节溺，佐附、桂司政北方而复其常，大约为一类，而各有专司。

治下者，制以急，故不用甘草；肝喜动，白芍和之；肺欲收，五味敛之，以平为期，此之谓也。

又方：

洋　参三钱	阿胶五钱	北　芪三两	桂　枝二钱	香附三钱
草　果一钱	荔核五钱	柏子仁三钱	沙蒺藜五钱	砂仁二钱
生白术八钱	均姜[①]五钱	枯　芩八分	黑　豆一两	

三副服毕，痉愈。

第一方偏重水生金，以润天气之燥。第二方兼重土生金，再润天气之燥，地气上为云之能事尽矣。然必天气降为雨，始获春回大地，万物滋生，此第三方之所以偏重金生水，而施行后天生化也。

水丽于地，天以大气举之，流施潜行，奉生万物，人身亦犹是也。小便不止，固由关门之过开，亦由大气之不举，此消渴善后，宜大补肺气，以资包举者一也。

肾水消于下，肺阴涸于上，内无以洒陈于脏腑，外无以输精于皮毛，十二经脉如大旱之望云霓也久矣。兹值地气已上为云，如膏之雨若不及时下沛，何以成地天泰，而生生不已哉！此消渴善后宜兼润肺燥，以资灌溉者二也。

黄芪、洋参充气者也，阿胶、柏仁充液者也，二者合化，不特包举有力，而如膏之雨亦霈然下降矣。虽然仓廪居中，五味之所出也，不有姜、术、砂、果为之温运，何以输精于九天！作强居下，封藏之本也，不有沙苑、黑豆为之镇固，何以藏

① 均姜　即生姜、白姜。

精于九地！故自无而有者，先天之始也；自有而藏者，后天之终也。若夫经脉之沟通，气机之流畅，则桂枝、香附、荔核等任之，日月虽明，不能摘光于曲穴也。

五脏之情中下宜温，故不嫌姜、附之热；中上宜清，故不嫌黄芩之寒。然适可而止，过则偏胜，神而明之，在乎其人。

二十六、某之子肚痛，遗精，四肢疼痛，手足热，喉口燥，咳，气喘。

生白芍一两	首乌五钱	生黄芪三两	桂枝二钱
怀　药五钱	姜黄一钱	生甘草五钱	枸杞五钱
广　皮一钱	枣仁五钱	白麻糖(冲) 三两	生姜三钱

五副。

此劳伤也。原批云：此乃肝寒胆热证也。相火为生生之源，劳伤之人无不肾虚，虚则肝木偏旺，胆火上僭，故脾土日亏，中气日伤也。按阴在内为之守，肝阴不守而阳浮，则肝木偏旺。少阳厥阴表里一气，阳浮则离于肝而逆于胆，故肝寒而胆热也。木生火，藏于命门，谓之相火。火生土，土生万物，故为生生之源。然相火在下，固为生生之源，而在上则为杀人之气。其在下而或在上也，一以肝为衡，肝平则火在下而孳生，肝不平则火在上而肆虐。知此则凡风火上壅之杂病，皆在肝寒胆热范围中，无不上宜散而宜敛也审矣。唯水生木，肝旺之因不一，而以肾虚为主；唯土克水，肾虚之因不一，而清阳不升者，则以劳倦伤脾为主。夫劳倦伤脾，脾自病也，脾病而传肾、传肝，以致肝木偏旺、胆火上僭，则生土者转而克土，故脾土日亏、中气日伤也。后天脾阳宜升不宜陷，先天肝阳宜密不宜浮。脾阳陷则阳虚于上，阴虚于下；肝阳浮则阴虚于上，阳虚于下。合之则上下阴阳皆病矣，此《金匮要略》所以谓之“诸不足”也。

《金匮要略》以小建中及黄芪建中汤统治“虚劳里急诸不足”。盖劳则耗气生火，积渐而成虚劳，非甘温之补不能治也。此证所列不出“虚劳里急语不足”范围，其为劳倦内伤可知也。夫肝苦急，脾欲缓，土衰木旺则肝急而脾不缓，故肚痛。肝主疏泄，肾主闭藏，水虚木旺则疏泄有余，闭藏不足，故遗精。四肢皆禀气于胃，而必因于脾，劳伤脾阴则津液涸而四肢失营，故手足热。劳伤脾阳则阳气微而脉道不利，故四肢痛。李东垣补中益气汤治劳伤脾阳者则适合，治劳伤脾之阴阳者则未备也。脾阳下陷，胆火上僭，则肺金有克无生，而气血两虚，气虚不足以呼吸则咳逆喘促，血虚不足以濡润则喉干口燥。

黄芪补中举陷，饴糖、甘草缓中润脾肺，枸杞生水滋肝肾，共以治脾阳下陷而阳虚于上、阴虚于下。夫阴虚于下者，忌甘温之升，唯由于脾陷者，则必举陷以去其致虚之由，而后肾气克伸，补之乃有效也。白芍平肝，首乌养肝，共以治胆火上僭而阴虚于上，阳虚于下。夫肝寒胆热者，火不在下而在上，非不足也。重用白芍之酸，则肝阴敛而肝阳附，合之首乌、枸杞生水养木，则木平火降，不唯肝不寒，而胆亦不热矣。《五脏别论》曰："五脏者，藏精气而不泻。"《宣明五气》篇曰："心藏神……脾藏意。"夫神者，气之主；气者，血之主。神劳则气耗，气耗则血虚，故用枣仁、怀药敛心脾之神气，以复其藏。《五味》篇曰："辛入于胃，其气走于上焦，上焦者，受气而营诸阳。"《决气》篇曰："上焦开发，宣五谷味，熏肤、充身、泽毛，若雾露之溉。"《阳明脉解》篇曰："四肢者，诸阳之本。"《阴阳应象大论》曰："清阳实四肢。"夫辛甘无降，甘温为上走之体，辛温为上走之用，用桂枝、生姜以扬稼穑，作甘之味，而复其营；若姜黄、陈皮则补中有通，以畅气化，而速生机者也。

前方服毕，又方：

白　术五钱	黑豆二两	生白芍五钱	金樱子五钱
桂　枝二钱	牡蛎八钱	枣　皮三钱	百　部三钱
桂圆肉三钱	香附二钱	生北芪五钱	广玄参三钱

三副。

《阴阳应象大论》曰："治病必求其本。"盖虚劳起于肝肾者，宜先肝肾而后脾胃；虚劳起于脾胃者，宜先脾胃而后肝肾。非"补脾不如补肾"，亦非"补肾不如补脾"也。此证起于劳倦伤脾，故前方以脾胃为主，而兼匀肝肾，五副后土能生金，木能生水，先后天初步生化，告成厥功，当进而求金水互生，俾先后天之气化合一，则无不生矣。夫人身气化，有不可逆行者，食喉与二便也；有不可顺行者，气喉与精窍也。脾陷则气喉顺行，而土生金之化源绝，遗精则精窍顺行，而水生金之化源绝。《六节藏象论》言"肝者……魂之居也……以生血气"，《生气通天论》言"阴者，藏精而起亟"，皆先天生化也。《营卫生会》篇言"人受气于谷，谷入于胃，以传于肺"，五脏六腑皆以受气，则后天生化也。然先天为后天之母，未有先天不生而后天能生者。精窍不固则肾不藏精，肾不藏精则不能起亟以生金，五脏皆各有真气为之主宰，非区区后天水谷之气，遂能使五脏各尽其职而妙其用。此后方之所以重在封锁下元，承肝之逆生肾，再进而逆生肺也。

黑豆补水镇火，安肾气，牡蛎补水定火，金樱、枣皮强阴益精，俱涩精气，如此则肾复其封藏之职，精得以化气而生肺矣。黄芪、圆肉补中润脾，白芍、桂枝调和营卫，与前方无殊，而主辅则异。阴虚者必有化热之气，唯玄参能清之，俾五脏之气皆得其平。脾阴虚宜润不宜燥，肺气虚宜补不宜降，前方之所以不用白术、百部，而后方乃用之者，此也。治节下行则金生水，藏精起亟则水生金，而金水互生

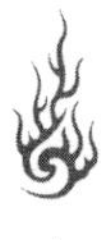

之功成矣。香附利血气，枣皮、金樱得之，则阖中有开也。

《六元正纪大论》曰“厥阴所至为里急”，可知《金匮》所谓里急、弦急、拘急，皆木旺也。

二十七、某，手足软无力，舌无力，言语不清。

熟地三两	山药五钱	茯苓三钱	鹿茸五钱	枣皮三钱
泽泻一钱	丹皮二钱	升麻一钱	白术一两	柴胡一钱
广皮二钱	当归五钱	洋参二钱		

八副服毕，愈。

此肝肾虚也。肝主筋，肾主骨，力之源在筋骨，而充于脾胃。《曲礼》曰：“老者不以筋力为礼。”盖肝肾虚则筋骨惫也。经曰：脾病则四肢不用，盖脾病则不能为胃行其津液于四肢也。诸阴皆连舌本，脏气虚不荣于舌，则舌软无力。

六味地黄汤补水生木，治肝肾不足；补中益气汤培土制木，治脾胃不足。肝肾足则筋骨强，脾胃健则气血充，而运用之能可渐复矣。

人身阴阳二气不外一生气，故善补虚者，必加生气之药，以助长其生机，乃事半而功倍也。此证下虚而上不实，水虚而火不亢，故可脾肾并治，而六味地黄汤加鹿茸则下焦之生气奋兴，回精血以上奉；补中益气汤用洋参则上焦之生气充举，垂雨露以下溉，而交泰之功成矣。然下焦者，中上二焦之母也，方虽脾肾合撰，而以肾虚为主，非补脾不如补肾，乃先后缓急之分耳。

二十八、某，每日思睡懒言，夜热不休。

熟地五钱	怀药三钱	枣皮三钱	白　术八钱
当归三钱	枳壳八分	五味一钱	生白芍五钱
党参五钱	陈皮一钱	黑豆五钱	黄　芪五钱

五副。

此土克水也。病得之脾虚阳陷，脾虚则肺气绝于上而治节废，故思睡懒言；阳陷则肾气郁于下而阴火炽，故夜热不已。参、芪、术、归升举脾气，则上生而不下克；地、枣、怀、豆敛补肾阴，则水足而火自平，一切病无不迎刃而解矣。水土不足皆足以致木气偏旺，故用白芍以平之。肺胃下降则生血，故用五味、枳壳、陈皮等阖中有开以降之也。

二十九、江某之父，神少，不思食，口苦，人不好。

生黄芩三钱	防风三钱	艾叶八分	生黄芪五钱
生白术八钱	姜黄一钱	玄胡一钱	白　芍(酒炒) 三两
紫　苏八分	桂枝五钱	灯心三钱	

五副。

此木旺土衰也。脾虚而清阳不升，故神少、不思食；肝旺而风火不降，故口苦、人不好。不升者，黄芪、白术补而升之；不降者，白芍平而降之。上壅之风火，则用防风、桂枝散之，黄芩清之，灯心引而下之；紫苏、艾叶、姜黄、玄胡则通阴阳气血，以赞化机者也。夫木不平则鼓动而升，此方用白芍以治其不平之本，重至三两，而治标之防风、桂枝、黄芩合之亦重一两有奇，其不平之甚，可概见矣。

三十、某，周身发痒不止，现有红点，痒已极。

沙　参五钱	干　姜三钱	白　术五钱	薄荷八分	土茯苓五钱
黄　芪八钱	制附片五钱	艾　叶三钱	官桂三钱	牡　蛎二两
生粉葛一钱	生　姜五钱	生白芍五两		

五副服毕，愈。

此虚痒也。原批云：此人素不足，宜回阳收纳为要，如作风疹治之则误矣。按：风疹似疹而痒不已，本属邪实，此证由则正虚，故不同治。《刺节》篇曰："淫气往来行，则为痒。"夫淫气者，以邪实言之，则为郁而不泄之气；以正虚言之，则为壅而不运之气，故皆妄行于肌肉皮肤而为痒也。

《生气通天论》曰"苍天之气，清静则志意治""失之则内闭九窍、外壅肌肉"，又曰"营气不从，逆于肉理，乃生痈肿"。夫五方五色，东方在色为苍，在脏为肝，苍天之气即东方生气，人本受气于天，天气清净则志意治而气血从，虽弱者亦能却病，否则乱而无纪，未有不随体质之偏而为有余不足之病者。五脏治乱之机在肝，此人之体素不足，复逆苍天清净之气，故"卫气不运，壅于肌肉"，"营气不从，逆于肉理"，而为形似风疹之虚痒，与痈肿之虚实虽异，而因则无异也。

人身有外卫之气，有内守之气。外卫之气，宜运行不息；内守之气，宜深藏不露；本相辅而行，如纸鸢之有系也，苟或失之，则不运不藏，倚伏为害，如此证是已。周身虚痒者，乃皮肤肌肉外卫之气不归，治节壅而不行也。夫既外卫之气不归，治节垂节壅而不行，则阴阳有离决之势，其脉之浮大而空可必，故不可作风疹治，而偏用内清、外散、下引之剂也。《阴阳别论》曰："阳气破散，阴气乃消亡。"夫阴阳之义，如影随形，内弛者外必壅，外散者内必绝，而将欲破散者，则必先鼓壅。

此证之阳已鼓壅于皮肤肌肉矣，可不畏哉！

《脏气法时论》曰“肝苦急”，《本脏》篇曰“志意和则精神专直，魂魄不散”。夫人身以神为主，形病而神不病者，虽剧无害；神病而形不病者，虽轻亦危。此证发痒以至奇痒，其肝之苦急、志意之骚乱可知，是形神俱病也。苟不有以定之，则精神魂魄将日以散而不收矣，故重用白芍平肝敛阴，并用牡蛎纳肾潜阳，如泊舟之下锤石以资镇定而免漂没，此为治命。附、桂、姜、术、参、芪补火生土，补土生金，则阳虚补阳也。生姜上开，艾叶下散，则静守之气宜藏，而运行之气宜通也。薄荷、甘葛升散阳邪，土茯苓降泄阴邪，则为皮肤病通治法，不因回阳收纳而废也。此为治病，命病双调，则正固而邪去矣。

虽然卫气外壅，而用参、芪，得毋犯盛盛之戒乎？不知虚胀宜补，虚壅亦宜补。《五脏生成》篇曰：“诸气者皆属于肺。”盖统气者肺也，虚则不统而逆满生，补之则治节如初而胀壅自已，《至真要大论》所谓“塞因塞用”是也。唯下虚不可用黄芪，否则升气于表而里愈虚。此证内气不藏，固不宜用，而外气不运则在所必用，权衡至当，唯有强其内守而用之，乃无所失，此白芍、牡蛎之所以特重也。

三十一、某，周身骨节痛，饮食少，心内不好，怕风。

防风三钱	艾叶八钱	金樱子五钱	香附三钱
柴胡一钱	生黄芪八钱	花椒二钱	厚附片一两
生黄芩一钱	桂枝五钱	松节一钱	法夏一钱
桂圆肉一两	干姜一钱	肉桂五钱	紫苏八分
生姜三钱	白术五钱		

五副。服三副，愈八分，八副痊愈。

此阳虚也。阳虚于中则饮食少，阳虚于外则恶风。诸筋皆属于节，阳虚于肝肾，而风寒湿凑之则骨节痛。唯心内不好不尽为阳虚，盖心主血而藏神，血虚生风而神不安，则心内不好。天气宜清，凡郁热甚于上者，无不心烦与头昏并见，此则似烦非烦而头不昏，盖血虚无热之象也。

骨节痛有寒在外者，《伤寒论》“太阳病，头痛发热，身疼腰痛，骨节疼”是也；有寒在内者，“少阴病，身体痛，手足寒，骨节痛”是也；有内外之阳俱虚，风寒湿三气杂至合而成之者，“伤寒八九日，风湿相搏，身体骨节痛烦，不得屈伸转侧，汗出恶风”是也。《痹论》曰“风寒湿三气杂至合而为痹”，比而观之，则此证与风湿相搏证无异，盖之类也。夫太阳脉浮，少阴脉沉，风湿相搏则脉浮虚而涩。此证虽不言脉，然无太阳头痛发热之证见，其为内寒可知。内寒而不尽为少阴病，其为内外之阳俱虚而三气杂至可知。再以证求脉，则卫阳不足于外而恶风，脉当浮虚；周身骨节痛，脉当涩，与风湿相搏之脉无异，又可知矣。《平脉》篇训“涩者荣气不足”，《平人气象论》训“脉涩曰痹”，盖涩为阴脉，主阴血不足，故当病痹也。《逆调论》曰“寒从中生者……是人多痹气”，夫寒从中生者，火衰于下，不能生土也，火不生土则气血日衰，脉道不利，故多痹气。物必先腐也而后虫生之，风寒湿三气不能无因而至也。

三气杂至之病应治以三气杂合之药，而三气有微甚之殊，则三气之药有主辅之别。此证各情乃阳虚而寒气胜也，故用附子、肉桂益火生土以胜寒；白术、干姜以暖土承接于中以治三气之本；防风、艾叶、香附、柴胡、花椒、桂枝、松节、紫苏等则宣发通和以三气之标；黄芪补中气、固表气以卫外，圆肉滋脾血、养心血以安神，均治虚以托邪，与附、桂、姜、术殊途同归。盖“邪之所凑，其气必虚”，用走散药祛邪，必藉肾阳之化中气之运乃能奏功。否则不失之盛盛，即失之虚虚，均非其治矣。肺气宜清，清以黄芩；胃气宜和，和以半夏、生姜；命火宜潜，潜以金樱。《经》曰“相火以位”，位则火在水中，乃能生土以生金，此用药之妙也。

少阴病，骨节痛，伤寒八九日，风湿相搏，身体骨节疼烦，《伤寒论》治以甘草附子汤及桂枝附子等汤。卫阳虚，自汗恶风，《世医得效方》治以玉屏风散。此方则合而撰之，尤臻详备。

药性：附子主寒湿拘挛，术主风寒湿痹，桂利血脉关节，乃扶阳胜邪之要药也。防风主大风、周身骨节痛痹，蜀椒主骨节皮肤死肌、寒湿痹痛，松节善入关节祛风湿，乃去邪安正之要药也。桂枝宣阳气，艾叶利阴气，故此方皆用之。

三十二、某，脚痛，卧床月余，痛难堪，不能行，不在筋骨，痛无定处。

生黄芪八钱	木香二钱	制附片八钱	白术五两	桂　枝五钱
枸　杞三钱	巴戟八钱	生白芍一两	当归三钱	生甘草五钱
肉　桂二钱	鹿茸五钱	益智仁三钱		

三副。

此风痹也。考《内经》及《金匮要略》，病在阳者为风，当半身不遂；在阴者，为痹，则但臂或一处不遂；痛而不可屈伸者，为历节；软弱无力，由内发于外者，为痿；五脏及五脏所主之筋、脉、肉、皮、骨，外合于风寒湿，以致气不宣通而为肿痛、麻顽者，则皆谓之痹；六腑唯有胞痹、肠痹，质言之，即二便不利，未可与诸痹等观也。晋苏敬后又有脚气之名，盖合痿厥及痹之在腿足者为一证，而分干湿耳。《痹论》曰“风寒湿三气杂至合而为痹，其风气胜者为行痹，寒气胜者为痛痹，湿气胜者为着痹”，此其纲也。《邪气脏腑病形》篇曰“身半以下者，湿中之也”，此病在下而又痛无定处，是三气俱胜也。痛不在筋骨者，邪留皮肤间也。夫风为阳邪，其病在阳；寒湿皆阴邪，其病在阴。此病三气俱胜，《寿夭刚柔》篇所谓“阴阳俱病谓之风痹”者是也。

《逆调论》曰“寒从中生者……是人多痹气”，夫“邪之所凑，其气必虚”，故《内经》以中寒一语握痹之要，而热胜者亦间有之。《金匮要略》曰“血痹病从何得之？师曰：夫尊荣人骨弱肌肤盛，重困疲劳汗出，卧不时动摇，加被微风”，推而广之，凡房事后发热，出其手足于被外而入睡乡，或汗出当风，或清水沐浴，或卧地贪凉，皆足以种痹之因，慎疾者所当戒也。

风寒湿三气内应肝肾脾三脏，人必肝肾脾之正不足，然后风寒湿得以深入而成痹，故治痹之要，恒以辅正为主，驱邪为次。此方黄芪、白术、甘草、益智仁、附片、官桂、巴戟、鹿茸、枸杞等一派补药，皆补正也；而桂枝之祛风，木香之理气，当归之活血，则窒者通也；白芍之平肝敛阴，以节制诸辛温辛热之刚，动则不安者，安之也。

风邪在阳，可散而愈。桂枝汤，桂枝合白芍则发中有收，桂枝合甘草则急中有缓，俾邪去而正得留，故为《伤寒论》治风之主方。寒湿在阴，邪已深入，而血遇寒则凝，遇湿则结，有附、桂辛热以胜寒，白术之苦温以燥湿，则凝者释而结者开，再得当归之散寒活血，鹿茸之补精血、破留血，则血气流行而周于身矣。

后天重脾胃，肝之脾胃不足则生风，肾之脾胃不足则生寒，脾胃自不足则生湿。此病三气俱胜，故以后天湿土为主而重用白术。人身血随气行，正虚则怯而不行，邪凑则阻而不行，怯者壮之，阻者通之，乃必然之势也。此病正虚邪凑，既怯且阻，《营卫生会》篇曰“卫出于下焦”，故用芪、术合附片振三焦之阳，充运行之气，以治其怯；其余辛通诸药则治其阻，又与芪、术、附相得益。《至真要大论》有“塞因塞用”之法，此其一例，苟不知此，而唯以通治塞，则虚者愈虚，而邪入转深矣。

阳无阴则不化，刚无柔则易折，故用枸杞之阴柔，化阳和燥，以安肾气，与桂枝汤之用白芍、甘草，发中有收、急中有缓，以安脾气，同一妙义；巴戟天入肾经血分，补气益精，祛风除湿；鹿茸入肾经血分，养血助阳，兼破留血；益智仁入脾肾气分，振奋颓阳，宣通气郁，均为此方补而兼通之要药，与桂枝之由营出卫，但驱邪而不补正者有别，学者所宜熟玩也。

三副毕，接服后方。

前方加　沙参三两　金樱子五钱　防风二钱　首乌八钱　黑豆八钱

共末为丸，用盐汤下，合前汤剂共服二十剂。

后据病家言，服丸剂至二料即愈。

前方寒者热之，湿者燥之，虚者补之，闭者通之，治在胜邪，非调补也。正气渐复，邪气渐退，凝者渐释，结者渐开，可以进而调补矣。夫气生于下焦之阴，血生于上焦之气，故即前方加首乌、金樱子、黑豆静阴以生气，加沙参益气以生血，以挽既颓之局，而驱未尽之邪。《至真要大论》曰“阴阳之气，清净则生化”，盖阴静则生阳，阳静则生阴，而阴在内为阳之守，又必阴静而阳乃静。首乌、金樱子、黑豆皆入肝肾之阴，补其不足，强其内守，以静制胜者也。肝肾之阴静，则方中温热诸药所生之阳皆获转为封藏之阳，而起亟于下矣。病由正虚邪凑而成，故向者之阳，唯虑其虚与不通，宜补而通之。及其通也，则虑其露而不藏，宜敛补而藏之，此乃先后天之着，亦生化之序也。人以生气为主，阖则能含生气之本于宥密，开则能畅生气之标于一身。故用药之妙，往往开中有阖，阖中有开，观于此证前方之用白芍，及后方之再加防风可以知矣。

《灵兰秘典论》曰“肺者相傅之官，治节出焉”，夫治节者，令出必行，规矩从心也。凡肢体不仁于下，其治节必已不行于上，非独风寒湿胜之咎也。此方既变为调补之方，而加首乌、金樱子、黑豆，封藏肾阳于下，俾地气上而生气自应；于黄芪补托之外，半阴半阳之沙参以复其治节于上，俾天气降而生血。而适用此法之良机则在下焦、中焦能运之候，如此则交泰之功成，一身之步趋转动，莫不听命于相傅之官，而唯心所欲矣。《五常政大论》曰“病在下，取之上”，《五脏生成》篇曰“足受血而能步者”，此也。唯下焦之阳虽宜密，而流行经脉之气则宜通，故再加祛风胜湿、养血荣筋之防风，以补前方诸辛通之不逮。

三十三、廖某之戚，足杆肿，肚胀，食不化，筋骨痛。

桂　枝三钱　独活一钱　白　术八钱　广皮二钱　杜仲三钱
破故纸五钱　甘葛二钱　前　仁三钱　枸杞三钱　干姜五钱
五　味一钱　生姜三钱　桑寄生五钱

五副。服至四副，痊愈。

此中下阳虚而风湿胜也。肝合筋，肾合骨，脾合肌肉，犹之表里也。脾阳虚则健运不行，故食不化而肚胀；脾湿盛则害人皮肉，故脚杆肿；肝肾虚而风湿凑之，则留连筋骨间而不去，故筋骨痛。夫风为阳邪，上先受之，上行极而下；湿为阴邪，下先受之，下行极而上。上下纠结不解，故生痹痛也。

脾胃阳虚，补以干姜、白术；肝肾阳虚，补以杜仲、故纸，又杜仲能强骨健筋，为筋骨痛补虚正药，合故纸则为补火生土之用。风邪无上出之路，故用桂枝、甘葛、独活、生姜之辛甘升而散之；湿邪无下出之路，故用车前仁之甘淡从小便以泄之，

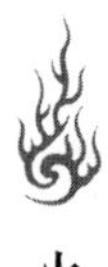

桑寄生之甘苦从肝肾以祛之。阳无阴不化，故用枸杞为故纸、杜仲之佐。有补必有通，故用陈皮为白术之使。肺欲收，二姜、桂、葛等皆偏于放，故用五味以节之。

三十四、某，兴寒冷，头痛骨节痛，口干，胃不利，小便少，稍有点痛。

血通二钱	紫　苏一钱	甘葛五钱	白术五钱	生黄芪五钱
黄芩一钱	防　风三钱	灯心三钱	玄胡一钱	薄　荷一钱
柴胡八分	生白芍三钱	生姜三片		

三副。

此脾胃虚也。土为金母，虚则并虚，脾胃虚气化不行于中州则心下满；肺虚气化不行于皮毛、不输于膀胱则恶寒而小便不利。若夫清不升则口干，浊不降则头痛，风湿盛于经络则骨节痛，病象虽多，皆由中气不足，层层相因而至，非各为一病也。

《调经论》曰“阳虚则外寒……阳受气于上焦，以温皮肤分肉之间，今寒气在外，则上焦不通，上焦不通，则寒气独留于外，故寒栗”，夫寒气外留而至寒栗，虽阳虚为本，亦不无表邪，若知补而不知散，或知散而不知补，皆非治也。

黄芪、白术补中益气以治虚，生姜、紫苏开发上焦、宣阳于外以治外寒。柴、葛、薄荷升清散郁，合黄芩、灯心之清降以治头痛、口干；防风祛风胜湿以治骨节痛，血通合灯心降心火、通膀胱以治小便不利。中虚气陷，木即随郁，故用柴胡以达之；白芍则为诸升散药之守，俾邪去而营不被劫，非以平肝也；玄胡则活血利气而已。

三十五、某，食后二三小时吐出，内有虫，长者寸许。

黄芪一两	白术五钱	南　星一钱	法夏三钱
干姜五钱	吴萸二钱	花　椒三钱	枯矾(研冲) 三钱
陈皮二钱	沙参五钱	厚附片八钱	艾叶二钱

五副。服后，痊愈。

此阳虚湿盛也。原批云：此扶阳驱湿之法也。虫由厥阴而生，治当温燥杀虫为要。按：《气交变大论》曰“岁木不及……收杀气行，寒雨害物，虫食甘黄，脾土受邪”。夫木为温散之气，金为凉收之气，木不及则金太过，故收杀气行。水者金之子，金太过则水亦盛，故寒雨害物，寒雨盛则阴湿盛。虫生于湿，脾恶湿，故虫食甘黄，脾土受邪。原所谓虫由厥阴而生者，木不及也。木不及则不能生火以生土，故宜治之以温燥也。

吐由于胃阳虚，虫生于寒雨盛，故用附片补火以胜寒，姜、术暖土以燥湿，此治虫本也。南星、半夏、吴萸、花椒、枯矾、陈皮、艾叶皆温燥之品，燥湿散寒、开郁理气，以为杀虫之佐使也。土湿不能生金，则脾肺之气虚，黄芪、沙参则补虚也。肝欲散，散不及则宜辛以补之；肺欲收，收太过则宜辛以泻之。此证则散不及而收太过，故此方辛味之药为多，补肝即所以泻肺也。

《至真要大论》曰：诸逆冲上，皆属于火；诸呕吐酸，皆属于热。夫冲逆者，厥气也，无论虚实，皆火郁之发也。冲逆为病不一，呕吐其一症也。少阳之气曰火，少阴之气曰热，呕吐不言火而言热者，就少阴而言之也。五行唯木火之气主升，舒畅则为氤氲之生气，抑郁则为冲逆之厥气。此症金水之气太过而寒湿盛，寒湿盛则木火土皆郁，木郁则厥气起于肝，火郁则厥气起于肾，土郁则厥气起于脾，而胃不能独治矣。胃既不能独治而厥气乘之，未有不食入反出者，故此方除补火生土、补土生金以治其虚外，并用吴茰治肝脾之厥气，花椒、艾叶治脾肾之厥气，以期三阴之气皆得其平，而后食物之在胃中者，乃能精华上输、糟粕下传而复其常也。半夏降胃、陈皮理气，则治厥之标也。

呕吐既属于热而不治其热者，盖火之郁也必有因。去其因，俾气机得畅，即以治其热也，非必胜之以寒也。亦有胜之以寒者，则必其冲逆之火为实火，如《金匮要略》大黄甘草汤之治食已即吐，泻心汤之治“心气不足，吐血、衄血”是也。

三十六、冯某，常肚痛，发干吐，胃不好，大便溏。

砂仁一钱	法夏三钱	白术(土炒) 八钱	雷　丸三钱
茅术二钱	沙参五钱	陈皮二钱	使君肉二钱
甘草一钱	建曲二钱	川椒(开口) 三个	

三副，服毕痊愈，后永未发。

此虫在胃也。上吐下溏，脾胃虚也。常肚痛、胃不好，则为虫之征矣。夫肚常痛者，虫不安于胃而啮蚀也；发干吐、胃不好者，虫不安于胃而嘈杂也。昔人称虫生于湿，湿生于虚，虚生于饮食不节，盖此证之谓也。

虫生于湿，砂、半、二术温中燥湿；湿生虚，白术、参、草温中补虚；虚生于饮食不节，陈皮、建曲快滞消积。若雷丸、使君、川椒等则治其蠡贼也。

夫湿未必生虫也，湿而郁则生虫矣。白术燥湿则而补虚，苍术燥湿而开郁，故并用以为功也。

三十七、张心田，年五六岁，每日吃泥沙数次，三年多了，人弱腹胀，胃不大好，经多医不效。

白术五钱	乌梅三钱	雷丸五钱	干姜二钱
砂仁一钱	法夏三钱	陈皮三钱	苍术二钱
榧子三钱	厚朴一钱	吴茰八分	黄芩一钱

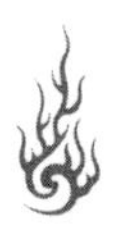

五副。服三副即愈。

此虫症也。医书称嗜食生米、茶叶、土炭者，皆为虫证。盖以此等物非人之所宜，而有嗜之者，故知其为虫，如此证日食泥沙是也。脾恶湿，脾阳虚则生湿，湿郁则生虫，此必然之势也。阳滞于湿而不运，故腹胀；虫不安于胃而上扰，故作难。

白术补虚燥湿，半夏降逆燥湿，干姜、砂仁温中燥湿，苍术、吴萸开郁燥湿，陈皮、厚朴疏气燥湿，以上诸药虽各有专司，而其为逆者正治则一也。

虫上扰则木火之气皆逆，而天气难以下布，故用乌梅敛浮火以宁心，黄芩清天气以保肺。心肺之令下行，则火生土、金制木而中下受益，温中诸药恪尽其长矣。若雷丸之除热积，榧实之润肺燥，虽杀虫是其专职，而于诸温燥药则不无反佐之义焉。便溏者，白术宜重，雷丸宜轻，榧实则不可用矣。此证大便不溏，故雷丸、榧实皆可用。

三十八、周某之戚张某，八九年来，每食入俟半刻完全吐出，心内不好，胃不利。

均　姜三钱	白术五钱	乌梅五枚	吴　萸三钱
大腹皮三钱	沙参八钱	榧子二钱	广　香八分
黄　芩一钱	藿香二钱	雷丸三钱	川椒子三钱

五副。

此下膈也。《上膈》篇曰："虫为下膈，下膈者，食晬时乃出。"由虫居下脘，人食则虫上食，虫上食则下脘虚，下脘虚则浊气胜之也。质言之，晬时者，应时也。食物入于太仓，虫即起于幽门，故应时而出，每食皆然，无或爽也。此病之食入复出时间，经八九年如一日，假无闻风而起者，必不若是准确也。且人一日不再食则饥，七日不食则死，假无相依为命者，必不若是之耐生也。若完全吐出之说不尽然也，吐者自吐，饱者自饱，虫饱则人反依之以为命，而不即死也。

"物必先腐也，而后虫生之。"凡虫大都生于饮食不节或过服生冷，二者，脾胃之所由虚也，虚生湿，湿生虫，必然之势也。然虚而不生虫者有之，未有生虫而不虚者也。王太仆曰"食入反出，是为无火"，足以尽之。

《伤寒·厥阴篇》曰："蚘上入其膈，故烦……蚘闻食臭出，其人常自吐蚘。"盖蚘厥蚘在上，故吐蚘而不吐食；下膈虫在下，故吐食而不吐虫。虫在上者固烦，虫在下者亦烦，皆由于心火之不降与浊气之上干也。至于胃在后天以降为顺，兹既吐逆，何以利乎？

虫生于虚，白术、沙参补虚厚土。虫生于湿，干姜、吴萸燥湿暖土，此治虫之本也。乌梅之酸静，花椒之辛伏，雷丸之苦下，榧子之甘涩，治虫之标也。治本则新虫不生，治标则旧虫渐灭，二者不可偏废也。

水谷入胃，经胃底之阳，腐熟升腾，从上焦出，熏肤充身泽毛，若雾露之溉，谓之上焦开发。今食入复出，仓廪空虚，下无脾升之谷气，上无肺降之津液，气化之窒塞久矣，若不有通之，何以和胃气而止吐逆耶？腹皮、藿香、木香等虽无补益之功，却有通和之力，参、术得之，其效乃著。黄芩清天，适可而止。

前方服毕，好一半，又方：

生地三钱	砂　仁三钱	黄　芪八钱	官桂三钱	枳　实八分
扁豆三钱	五谷虫五钱	白　术二两	豆蔻一钱	使君子五钱
霜术一钱	怀　药五钱	生姜皮一两	大枣三枚	

三副服毕，八九年之苦一旦尽去，真神方也。

前方补虚杀虫，调中而已。后方除补虚外，交水火，和表里，清热疗疳，妙义无穷。虫据下脘，出则食人之食，居则食人气血。唯黄芪能补中气，唯大枣能滋脾血，前方所以不用者，由虫之性喜甘，故先用辛酸苦以杀之也。虫生于湿，唯白术能燥脾湿，故此方更重用之。

人身有交媾也，水火会于中黄，方得既济之用。此病胃反、心烦，火不归土也久矣。火不归土，即不得水，火之神妙在得水，失水则火偏盛而主不明，何以主宰一身邪？此用生地之义一也。坤土体柔而用升，然过柔则不升，势必济之以刚；离火体刚而用降，过刚则不降，势必济之以柔。此病吐亡津液，阴气上竭，火不得水，亢害偏盛，其过刚也宜矣，此用生地之义二也。前方之所以不用者，湿逆生热，宜先除以黄芩之苦寒，尚不宜生地之凉润也。

胃反、心烦，火不降矣。火既不降，水即不升也。不降者，宜清；不升者，宜温。故必假官桂之辛热，以复其温升之常，与用生地之理异曲同工。然后心肾交、水火济，土在其中，万物生矣，此补中而兼交水火也。

前因虫势方盛，中土正虚，犹之国是未定，众君子成之而不足，一小人坏之而有余，故以补虚杀虫为先务，未遑交媾水火也。今则虫势已杀，不可缓矣，然乌梅、花椒、干姜、黄芩等，亦何尝无刚柔升降之配合？不过一为定乱之升降，一为善后之升降，目标各有在耳。

肌肉者，脾胃之表，本一气也。往者寄生肆虐，夺口枵肠①，内无水谷之养，外失雾露之溉，脾胃之虚衰，固无论已，而肌肉之枯极，其能免乎？《经》言：病有由内而之，先调其内，后治其外。故此方补中必兼固表，而用黄芪；和内必兼和

① 枵肠　xiāo cháng 腹中空虚。谓饥饿。清蒲松龄《聊斋志异·西湖主》："〔陈弼教与僮仆〕相与曝衣石上，近午始燥可着。而枵肠辘辘，饥不可堪。"

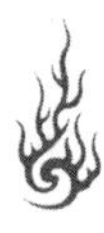

外，而用姜皮也。

怀药收涣散之气血，扁豆分淆乱之清浊，砂仁、豆蔻、枳实、霜术等开郁凋中、宣通气化，此和内也。姜皮通肌肉，黄芪固表气，此和外也。有通即有固，其旨密矣。且通即以宽中，病固多治在此而效在彼者，匪特上取、下取、傍取为然也。是则此方之姜皮不仅和外已，每见大病后肌肉虚肿者，庸非医者之疏乎？沙参之力不及表，故选用有前后，此补中而兼和表里也。

谚云“久病成疳”，杨氏云“疳者，干也”。大约疳之为病，无不由病久根深、气血衰败所致。此病经八九年之久，虫巢下脘，生蛐生罴，不知凡几矣。纵身体素健，不死为幸，其能免于久病成疳乎？使君子杀虫除疳，五谷虫清热疗疳，以绝其根而善其后也。

三十九、某，年五十余，宿有饿病，肾膛及两足常畏冷，背易出汗，今端节日饿病发，脉浮软无力，神气颓败。

云苓四钱	木通二钱	生白芍四钱	制首乌四钱
泡参三钱	苡仁四钱	芡　实二钱	炙　草一钱

二副。

此精气不藏也。《大惑论》曰：“精气并于脾，热气留于胃，胃热则消谷，谷消故善饥。胃气逆上，则胃脘寒，故不嗜食。”《五脏别论》曰“五脏者，藏精气而不泻”，《脉要精微论》曰“五脏者，中之守也……得守者生，失守者死”，《伤寒论》曰“厥阴之病，饥而不欲食”。夫精气并于脾者，脾不升也；热气留于胃者，胃不降也。胃不降则逆，逆则上脘热而中脘寒，故饥而不嗜食也；厥阴病饥而不欲食者，气上撞心，心中疼热，火不下藏于肾而上并于心也。此与《大惑论》所述病源虽殊，而上热下寒则一。按之此症皆不符合，夫脉浮者，其内必空；软者，其气必弱；内空，故善饥；气弱，故神惫。水火二气，一刚一柔。《脉要精微论》言肝脉软而散者，当病溢饮；脾脉软而散者，当病胻肿，若水状，是脉软又为水气偏胜之候也。其肾膛及两足畏冷者，湿伤于下而厥也；易出汗者，阳素不固也。合而观之，论标则水湿气胜，论本则肝脾肾之精气皆不敛藏也。

脉浮宜降宜敛，故用白芍降肝，首乌养肝及肾，芡实固肾及脾，以资内守。脉软为气虚，故用泡参、炙草补中益气；又为水湿气胜，故用云苓、木通、苡仁利水除湿，俾邪去正安而各守其乡也。

服前方毕，尚未尽痊，又方：

云苓四钱	泡　参三钱	生白术二钱	芡实三钱
苡仁四钱	生怀药四钱	甘　草一钱	

一副愈。

肝为五脏之首，生气之源，故前方以治肝为主。服毕未能痊愈者，肝治而脾未治也。故此方用泡参、白术、芡实、怀药、甘草共以补脾肺之不足，敛脾肾之不藏，而云苓、苡仁则利水除湿，与前方无异也。

闻某得此病已五六年，每发即用此两方，随病情及时令加减服之而瘳。如左脉浮大则以白芍、首乌为主；右脉浮大则以怀药、芡实为主；气弱则加泡参；便溏则加白术；秋冬便燥则加枸杞；温肾则加巴戟；阳浮面热足冷则加牡蛎；风热在上则加防、薄、银花；小便黄则加木通等类。唯云苓、苡仁、芡实为要药，不可或少。后渐罕发，即发亦微，几若痊愈。至附、桂之辛热，则始终不用。盖所苦者，湿邪上逆，脏真失守，非阴盛阳虚，故不宜附、桂助阳，俾阳愈旺则阴愈消，而气愈浮也。古方书及医案无专治饿病法，故备言之，以供参考。

卷二

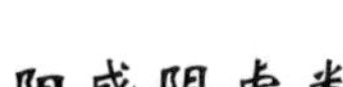

阳盛阴虚类

附：厥、狂

一、某，发热不退，舌黄，日夜不宁。

生　地五钱	枳实一钱	木　通三钱	玄参五钱
生白芍五钱	薄荷八分	生　军三钱	沙参五钱
菊　花五钱	花粉一钱	生甘草三钱	生姜三片

此阳盛阴虚也。《调经论》曰："阴虚则内热。"《阴阳应象大论》曰："阳胜则热。"夫一日之内，昼为阳，夜为阴；人身则身半以上为阳，身半以下为阴；而又阴中有阳，阳中有阴，皆宜平不宜偏。阳盛于阳则阳中之阴虚而昼发热，阴虚于阴则阴中之阳盛而夜发热。此证发热不退，日夜不宁，是阳盛于阳、阴虚于阴也。昼热及舌黄均为阳盛于阳之征，亦有湿盛黄腻而非阳盛者，此但言黄而不及苔，其为燥黄可知也。

人身不外水火二气，阴虚于阴者，水不足也，不足之水宜补，故用生地、玄参以补之；阳盛于阳者，火有余也，有余之火宜降泻而兼升散，故用花粉、枳实、大黄以泻之，薄荷、菊花、生姜以散之。盖火分少壮，有余之火即壮火，未壮之火即少火，壮火之气虽宜降，而少火之气则宜升，故治火之法，过者折之，郁者发之，不可偏废。《经》曰"少火生气"，又曰"清阳出上窍"，苟知降而不知升，则不唯火之郁者无以发，而火之少者亦被扑灭，清阳不得出上窍矣，非治法也。火炎则上灼肺金而伤气，故补以沙参；发热则阳盛于上而脉壅，故通以木通。五脏不和之机在木，四隅交会之地在土，上开下夺，木不可无守，故守以白芍、甘草。按此证乃阳盛阴虚，非阴虚阳浮，故宜补虚泻实，而可敛阴回阳也。

夫阴主内守，阳则有运行与蛰藏之别。运行之阳传化精微，熏肤充身，而蛰藏之阳则无为而无不为。风寒外郁，营卫之气争；饮食内郁，升降之气阻，则运行之阳不通于皮毛，不输于上下，积渐而为阳盛发热。情志不和，木火之气乱；色欲无节，金水之气衰，则蛰藏之阳如鱼失水、如舟弛系，积渐而为阴虚发热。此阴虚与阳盛发热之两大原因也，按之此症皆不符合。《方盛衰论》曰："至阴虚，天气绝；至阳盛，地气不足。"夫阳盛为实，阴虚为虚。至阴虚，天气绝者，乃地气不上为云，由阴虚而阳盛也。由阴虚而阳盛则虚为主而实为从，主虚可补，而从实不可泻也。至阳盛，地气不足者，乃天气不下为雨，由阳盛而阴虚也。由阳盛而阴虚则实为主而虚为从，主实可泻，而从虚可补也。据此以观则此证之为由阳盛而阴虚，即《伤寒论》所谓阳明病是已。然《伤寒论》阳明病所列证象甚多，此则但有发热而不恶寒一证，殊未可据为定案。反复推求，折衷至当，盖阳盛阴虚，莫辨主从之奇热证也。古方有寒食散，魏何晏服之，颇获近功，一时士大夫尤而效之者无不罹远害。皇甫谧因试其药遂成废人，隆冬裸袒食冰，至悲恚欲自杀，乃列举所见闻者笔之于书，以昭炯戒。夫金石燥烈之品，过服之则阳气暴长，阴气暗消，迨燥烈之毒传遍脏腑，则发为表里上下，靡不阳盛阴虚，难辨主从之热证。此证之原，殆类是乎？审如是则不用玄参、生地不足以补其阴虚，不用大黄、甘草尤不足以泻其热毒。此本方之所以泻实补虚，并行不悖也。

二、某，病夜头面肿，发热，心内不安。

银　花一两	薄荷一钱	土茯苓三两	苍　耳三钱
连　翘三钱	桔梗二钱	白菊花五钱	生栀子五钱
淡豆豉一钱	防风三钱	甘　草五分	

三副，服二副即痊愈。

此湿热格阳于上也。《营卫生会》篇曰："卫气昼行于阳，夜行于阴。"《阴阳应象大论》曰："阳胜则热……热胜则肿。"《宣明五气》篇曰："心恶热。"《太阴阳明论》曰："阴受湿气。"又曰："阴病者，下行极而上。"夫面属阳明，头为诸阳之会，心为阳中之阳，头面肿，心内不安，发热者，心胃二经之阳不降，而诸经从之，甚于上以及于外也。其病于夜者，湿热在下，阳不得行于阴也。百病皆以夜盛昼衰，而湿为阴邪尤盛于夜，盛于夜则厥于夜，斯上焦之阳亦满于夜，故夜病也。

《至真要大论》曰："热者寒之。"《玉机真脏论》曰："其高者因而越之，其下者引而竭之。"故用薄荷、苍耳、桔梗、菊花、豆豉、防风之辛以散郁火于上，银花、连翘、栀子之寒以泻实热于内，土茯苓之淡以竭湿热于下。火散、热平、湿去，则天气以清而下降无阻，故收效速也。凡体实症实者，去邪即以安正，故缓中之甘草少用。闭者治之以开，不开则上下之邪皆不出，故酸敛之白芍置而不用也。

厥气为病，《内经》以"厥"名篇者三，言之甚详。夫厥者何？一言以蔽之，气不顺也。论邪则以寒厥、热厥、湿厥、寒湿厥、湿热厥为多，论六经则以足三阴

为主。肝宜平，不平则厥；肾宜藏，不藏则厥；脾宜运，不运则厥；阴虚则阳不秘而厥；阳虚则阴不化而厥，邪实而不去则与正相争而厥。阴邪下行极而上，则足三阳之经及心肺之气皆得下行而上实。如此证湿热在下而厥，遂致阳盛于阳而病其一端也。有谓风寒外感，仅在三阳之表，应无厥气者。不知人身经脉流行不止，环周不休，邪伤于外则经脉之气劈郁，郁则不顺，乃必然之势，不过与足三阴厥有浅深之别耳。治厥之法，随宜而施。此症邪实于上，势颇危急，邪不去则正不留，故用急则治标之法，辛开上焦之郁以通天气，寒泻上焦之热以清天气。土茯苓则去湿热于下，以治厥之本也。苟不知此而攻以涤肠之黄，则诛伐无过矣；或凉以补阴之生地，则助湿为虐矣。此症俗称为大头瘟，此方亦与东垣普济消毒饮同义，特东垣未治及邪之本耳。未有身半以下无厥气，而身半以上之天气自不下降，壅于头面而为肿者也，知此则凡上焦不清之病，其源皆不在上而在下也，明矣。《通评虚实论》曰："头痛耳鸣，九窍不利，肠胃之所生也。"盖六腑者传化物而不藏，传化失职则清浊相干，故有九窍不利等病，若以脏言之，即脾不运也。

三、某，兴寒冷发热重，口干，口渴，舌苔黄，谵语。

洋　参二钱	石膏五钱	生地三钱	连翘三钱
生栀子五钱	姜黄一钱	知母一钱	薄荷八分
香　附三钱	甘草二钱	玄参三钱	青蒿八分

五副。

此热入阳明也。热入阳明则胃中津液销烁，故口干口渴。土燥则舌黄，神昏则谵语，皆热象也。发热重而犹恶寒者，尚有未和之表气也。《经》曰："诸禁鼓栗……皆属于火。"盖热证之初，卫气内凑而反恶寒者多矣。

白虎汤为治阳明热盛而腑未实之主方，故全用之。土居中央，热则金失其清，水推其流，白虎汤虽能兼及，究非专剂，故用栀、翘清上，玄、地润下，以臻于备。心主血而神，热伤血则神乱，生地能清血热以宁之。肺主气而布精，火克金则气耗，洋参能于白虎汤中泻肺火以生之。若薄荷、青蒿则以散热疏表气，姜黄、香附则以解郁理血气者也。

赵氏《医贯》以大剂六味地黄汤治伤寒大烦渴之白虎汤证，诚有卓见。盖肾为水脏，大烦渴者，热有余而水不足也，白虎汤泻热以救水，六味汤补水以济火，补泻虽不同，而平均水火则一，故皆有效。此方则神而明之，不泥古而合于古者也。

《厥论》曰："阳气盛于上则下气重上，而邪气逆，逆则阳气乱，阳气乱则不知人也。"夫上为阳，下为阴，阴阳之理，平则互宅，偏则互凑。阳气盛于上者，阳不宅于阴也，阳不宅于阴则偏盛于上而阳中之阴虚，阳中之阴虚则天气已不能降，而阴中之阳复凑之，故曰下气重上。阴中之阳当其位则正，非其位则邪，上凑则非其位矣，故曰邪气逆。夫心以神明为一身之主，而心之精华非水济之则不光明，下气重上而阳气乱，则火中无水而光明失，故不知人也。凡热证而至谵语狂言者，其源虽不同，而火中无水，神明不用则一也。

四、廖周氏，头痛，喉右生白，每闲坐身上一股一股冷气。

防　风三钱	枳　实一钱	生　地三钱	薄荷一钱
生石膏一钱	香　附（酒炒）三钱	生栀子五钱	木通二钱
寸　冬五钱	生甘草三钱		

二副愈。

此金郁火郁也。《阴阳应象大论》曰："肺在地为金，在色为白。"《至真要大论》曰："诸禁鼓栗……皆属于火。"《卫气》篇曰："上盛则热痛。"夫上焦为阳，肺为阳之阴，喉右生白者，金郁也。身上频作冷气者，火郁也；头痛者，上盛也。唯金郁而上焦之阳不行于皮肤分肉，故外寒而鼓栗，上盛而头痛也

火郁发之，故用防风、薄荷发之于肤表。过者折之，故用栀子、石膏折之于心肺。《伤寒论》热入阳明，但烦渴而大便未结者白虎汤，已结者承气汤。此证本非正伤寒，未至烦渴便结，故唯从上焦发之、折之，而不治阳明也。火有余则水不足，故补以生地；火克金，故清以寸冬；火性升，故降以木通、枳实；火性急，故缓以甘草；若香附之开郁理气，则与防风、薄荷同功，而有内外之别耳。

五、正阳之子，大烧大热，口干乱说，五六日不大便，胃不食。

薄荷八分	菊花五钱	枳壳一钱	甘　葛三钱
法夏三钱	黄芩三钱	柴胡一钱	生栀子五钱
沙参五钱	防风三钱	木通三钱	生　姜五钱

五副。

此少阳阳明也。腠理闭塞，玄府不通，上焦不行，卫气不得泄越，故大烧大热。胃气不降，下脘不通，故不大便。热气熏灼，扰乱神明，故口干妄语。唯大烧大热而未濈[①]然自汗，口干谵妄而未烦渴引饮，不大便而未绕脐烦痛，皆津液未亡、大便未硬之征。盖伤寒传经，由少阳而阳明，虽热证而非承气证也。《伤寒论》曰："少阳阳明者，发汗，利小便，胃中燥烦实，大便难是也。"又曰："阳明病，不能食，及初头硬后必溏者，均不可攻。"医者于此当知所治矣。

① 濈　jí 此处为汗出的样子，如"濈濈汗出者愈"。

实火宜泻，小柴胡汤之黄芩合栀子、枳壳、木通等，降泻心肺三焦之火，从内而泄之于小便；郁火宜宣，小柴胡汤之柴胡合薄荷、菊花、甘葛、防风等散三阳头面之火，从外而泄之于皮毛。火之种类不一，治火之法亦不一，此证既无可攻之确据，故仅用寒凉以胜之也。不能食者，中有寒也。不大便者，上焦不通、津液不降也。小柴胡汤之半夏、生姜通上焦、降津液，即以利大便；散寒逐饮、开胃和中即以纳食；沙参则和中气以通脉生津液以止渴，即小柴胡汤之人参也。

医书云"气有余便是火"，又云"火克金即伤气"，是有余者不足之始，不足者有余之终也。故制方之道，欲去热而不寒寒，涤邪而不伤正，则有寒热并用、补泻兼施者，仲景白虎加人参汤及诸泻心汤皆用人参，不仅小柴胡汤也。夫少阳病邪在表里之界，法宜和解。和解者，表里两和，不独表也。苟知和表而不知和里，则失仲景制方之义矣。人参则和半里正气之不足者也。

六、某，多食酒，身大热而喘，口渴饮冷。

黄芩三钱	生甘草五钱	通草三钱	老连三钱
花粉三钱	甘　葛八钱	香附三钱	银花五钱
蔻仁一钱	厚　朴(姜汁炒) 二钱	陈皮二钱	

三副。

此阳盛于阳也。人身以上下分表里，则上为表、下为里；以上下分阴阳，则下为阴、上为阳。酒气盛而栗悍常多饮，则心肺胃之阴虚，而阳气独盛，故身热息粗、口渴饮冷也。

黄芩、黄连、银花、花粉等泻阳中之阳，以治其独胜；应下解者用通草，从肺引之以出于前阴；应外解者用葛根，从阳明引之以散于肌表；白蔻仁消酒积、散滞气；厚朴、陈皮宽胸膈、降逆气；香附利三焦、理血气，皆所以调其气，使之平也。夫喘渴皆急象，而酒家则忌甘，然与苦寒肃杀之芩、连、花粉等并用，则各尽其长而互制其短，甘草又非所忌矣。盖苦中有甘则泻火而不伤中，甘中有苦则缓急而不升气，人身真气在中，唯甘能和，而去火者，又必以苦。当此时也，岂可不为之护而偏于用苦哉？此重用甘草之义也。

消酒积无如白蔻，解酒毒无如黄连、葛根，物性各有专长，在医者之善用耳。酒生热，又能生湿，故泻热泄湿而不养阴也。火之种类不一，有因湿热上逆而生者，谓湿火，宜黄芩、黄连之寒胜热、苦燥湿，不宜生地之滋润，如此证，其一例也。

七、某，神昏妄语，舌苔黑，或不便。

犀角三钱	银花五钱	生栀子五钱	连翘八钱	川贝一钱
木通三钱	豆卷一两	生　地五钱	薄荷一钱	灯心五钱
寸冬五钱	桔梗二钱	桑　叶八皮		

三副。

此热入心经也。言为心声，神为心主，心热偏盛则君主不明，故神昏妄语。黑为水色，舌乃心苗，火极则反见水之化，故舌苔黑。夫神昏妄语而无腹痛实满、发热汗出等情，或不便者乃间有一日不便，其非阳明证也明甚。盖热证后，余热未尽，传入心经所致耳。

心热有余则心阴不足，故凉以犀角、栀子、连翘，补以生地。心热则上迫肺金，下移小肠，故以银花、寸冬、桑叶、川贝、桔梗、薄荷散之于上，木通、灯心引竭之于下，豆卷则行陈腐积气以去黑苔者也。

《五味》篇曰“肾病者宜食大豆黄卷”，盖以其能于水中放芽，畅发生气也，味甘平，故入胃去陈腐积气，而《别录》则云“去黑皯①”。夫黑色属肾，黑皯黑苔所现之地虽不同，而其为肾之色及陈腐积气之外现则一，此药今之药肆有清水及麻黄水制发两种，本方所用则清水制发者也。犀角为热入手少阴血分神昏要药，然阳明不实亦未可轻用也。

八、某，夜热早凉，无汗，形瘦已二月余。

青　蒿三钱	生地八钱	知母二钱	丹　皮八分
玄　参三钱	玄胡八分	当归(酒炒)三钱	泡沙参五钱
生鳖甲三钱	桂枝一钱	柴胡五分	酒　芍三钱

三副。

此伏火伤阴也。人身之气，阴阳相通，相火化气，由阴出阳，阴不与阳通，则相火所化之气郁于阴分而成伏火，医书谓“伏火即相火者”，此也。《素问·调经论》曰：“阴虚则内热。”《阴阳应象大论》曰：“阳胜则热。”夫人身阴阳宜平不宜偏，有胜即有负。阳之阴虚则阳盛于阳而昼热，阴中之阴虚则阳盛于阴而夜热。此证夜热早凉，盖相火于肝肾阴分，而虚其阴中之阴也。阴阳本相抱不离，凡阴虚于内，不能为阳之守者，其阳必失所附而易泄为汗。此证则阴虚阳郁，故热而无汗，

① 皯　gǎn 皮肤黧黑枯槁。此处指脸上的黑斑。

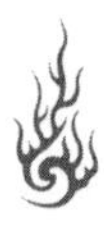

与一般阴虚有别，而与伤寒证之热而无汗则有浅深阴阳之殊也。其形瘦者，乃热之久而内煎血液、外消肌肉也。

火伏阴中则血热而水涸，生地善治阴虚血热，玄参长于壮水制火，故并用之。然而病由火伏，以至发热无汗，其邪之固结可知，苟徒治其偏而不开其结，未能愈也，故用丹皮、鳖甲清伏火以消血结，归、芍、玄、桂活血利气，通经达郁，以为之佐。夫以寒治热，正治也，而佐玄、桂之温，归、桂之温通者，盖阴中有阳，血中有气，欲生阴者必通其阳，欲生血者必通其气。此则非辛寒所能代，亦非从者反治足以尽其义也。唯火克金，知母清之；唯热伤气，沙参补之。后天生化，金为水母，补水而兼治肺者，即《难经》所谓"虚则补其母"也。沙参合青蒿则补而不同，青蒿合柴胡则退热除蒸、升阳散火，两擅其长。《六元正纪大论》曰："木郁达之，火郁发之。"此之谓矣。

阴虚而阳不密者，补水而佐之以阖，阳密者佐之以开，此大法也。然木生于水，既已阴虚，无论阳之密否，则肝之不平则一，故用白芍以平肝和血，唯不宜于阳密，故用酒炒。瘅疟温疟，皆热而不寒。详于《素问·疟论》及《金匮要略》中，与此证颇同，宜参考之。

九、某之兄，为狂邪触发，不时披发大叫，欲杀人，不避水火。

苦参八钱	犀角五钱	郁　金三钱	法　夏（姜汁炒）五钱
银花一两	生军三钱	枳　实一钱	生甘草三钱
乌梅三钱	胆星二钱	白芥子三钱	

三副。

此厥狂也。《生气通天论》曰："阴不胜其阳则脉流薄疾，并乃狂。"《宣明五气》篇："邪入于阳则狂。"《难经》曰："重阳者狂。"夫胃为阳而主四肢，心为阳中之阳而主神明，二经之阳并于上而不下，则四肢实而神明乱，故有登高逾垣、妄言骂詈等证。若狂而至于披发大叫，欲杀人，不避水火则勇气与怒气特甚，非独二经为病矣。《灵枢·论勇》篇曰："勇士者，其肝大以坚，其胆满以傍，怒则气盛而胸张，肝举而胆横。"即怯士得酒，栗悍之气入于胃中，亦胃胀、气逆、胸满、肝浮胆横与勇士无异，足征人之勇气与怒气俱出于肝胆，则此证之不仅心胃阳盛也，明矣。

古方苦参一味治狂邪触发，无时披头大叫，但欲杀人，不避水火，故以为君。胃为阳土，热不入阳明则势不盛；血属于心，热不入血分则神不乱。故用郁金入心解郁逐瘀，犀角除心胃血分热毒，大黄逐阳明血分热结。热在上则金不清，后天水谷之气皆郁为痰，填塞清道，阻滞气机，故用银花清金，枳实破气，法夏、胆星、芥子等行痰开窍以通气化。用甘草、乌梅者，急中有缓、开中有阖也。

苦参大苦大寒，而治热病狂邪，欲杀人，不避水火者，盖能除下焦血分湿热毒，以养肝胆也。夫水者木之母，下焦有湿热毒，则肝胆失养，而风阳偏盛，偏盛则肝举胆横，气勇情怒，更得心得胃之阳同恶相济，其暴戾恣肆，宁有限哉！得苦参则热毒消释，肝胆之气自平，此釜底抽薪法也。《药性》言苦参补中平胃气，皆肝胆气平之效，不知者以为有补性则误矣

十、蔡某，病疯，不论亲疏，一月有余。

大黄三钱	郁金五钱	枳　实二钱	白矾(研冲药内) 三钱
芒硝四钱	厚朴三钱	人参头三钱	法夏(姜汁炒) 三钱
黄芪五钱	甘葛二钱	木　通三钱	泽泻二钱

五副。后服八副愈。

此病狂也。《灵枢·癫狂》篇论癫狂及治法颇详，大要：癫为阴疾，狂为阳疾，皆由情志不遂，惊恐忧思过甚，以致阴阳气乱，痰火郁结而成。《癫狂》篇有曰："狂之发也，善骂詈，日夜不休。"《病能脉解》篇曰："阳盛则使人妄言，骂詈不避亲疏。"与此症情形无异也。

《灵兰秘典论》曰："心者，君主之官，神明出焉。"《宣明五气》篇曰："心恶热。"夫心之所以不能远热而失者，逆气为之也。大承气汤合泽泻、木通斩关夺门，降大小肠有余之逆而清乘传之邪，即《癫狂》篇所谓"取之手阳明、太阳"也。

神明昏乱，固由手阳明太阳不通、浊气上并，然非津液郁蒸为痰，痰聚血积，蒙塞心窍，亦不至于狂也。白金丸郁金逐恶血，白矾化顽痰以清之，即《癫狂》篇所谓"少阴盛者，皆取之"是也。郁痰在膈，势难下趋，参头涌之；阴邪上逆，未尽化热，半夏降之，即《至真要大论》所谓'上之下之"是也。

《通评虚实》篇曰："癫疾厥狂，久逆之所生也。"凡病之生于逆者，难以备举，非独癫狂也。治逆之法有二，虚则以守为降，脏内守而腑自和也；实则以攻为降，邪外出而正始安也。然人身气化，清升浊降，流行不息，未有但降而不升者。故此方有承气、白金之降，即有黄芪、甘葛之升，以合乎气化流行之常。至久逆之因，则此证及前证皆由于湿热生痰，观前后两方之苦参、白矾、半夏等，皆湿热、湿痰并治可以知矣。

病已一月有余，邪气虽实，正必渐虚，且上焦津液未亡，舌苔必不干燥，故可用黄芪之温升及半夏之温降。凡湿邪上逆之病，往往舌润痰多，以此为辨，否则尚宜细心酌之，庶免贻误。

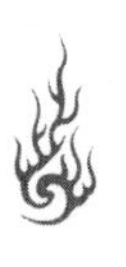

诸痛类

十一、王杜氏，心口痛甚，引至周身作痛，腹内不安。

干　姜三钱	白术(土炒)八钱	法　夏三钱	甘　葛一钱
生黄芪二两	薤白八分	桂圆肉一两	生鹿角一两五钱
桂　枝三钱	薄荷二钱	独　活三钱	杜　仲(盐水炒)八钱
生　姜五钱	香附(酒炒)二钱	佛手片八钱	生沙参一两
草豆蔻五钱			

此胸痹也。胸痹者，胸中阳微，而阴凑之。阳主开，阴主阖，凑之则微阳不通而心痛也。考《内经·厥病》篇五厥心痛及《金匮要略》第九篇胸痹心痛，无引至周身作痛者。《痹论》曰："凡痹之类，逢寒则急。"《举痛论》曰："寒气客于脉外则脉寒，脉寒则缩蜷，脉绌急则外引小络，故卒然而痛。"《调经论》曰："阴盛生内寒……厥气上逆，寒气积于胸中而不泻，不泻则温气去，寒独留，则脉凝涩，凝涩则不通。"观此，则此症痛以至牵引周身作痛之为阳不胜阴、脉急引络也审矣。盖胸与背皆为阳，五脏六腑之俞皆属太阳经而内通脏腑，厥心痛及胸痹心痛之心背相引而痛者，病由心包而背俞，或由背俞而心包也。此症牵引至周身作痛者，病由心包而背俞以及太阳之经也。《宣明五气》篇曰："心恶热……脾恶湿。"夫腹者，脾之部，知心内不安之为热，则腹内不安之为湿可知矣。

胸中阳微，补以干姜、白术、黄芪、桂圆、沙参；胸背阳痹，通以生姜、薤白、桂枝、独活。夫补胸中之阳而用杜仲温肝肾者，肝肾为脾之母也。用圆肉滋心脾者，诸血皆属于心，寒气客于经脉则脉涩，脉涩则血虚也。通胸背之阳，而用鹿角、独活通督脉者，宣畅其小周天气化也。腹内不安，由于湿郁，唯草豆蔻能燥湿开郁，故亦重用。胸痹则浊不降，浊不降则头目必多壅气，心下必有痰瘀，故用半夏化痰以降浊，薄荷疏肝泻肺，以散头目壅气，并微用甘葛以升清。若香附、佛手片则开郁理气，而佛手重于香附者，以痛在上焦气分也。

脾欲缓，痛则急而不缓，故用圆肉之甘以缓之，匪独养心脾之血，以灌溉百脉也。

十二、苏郑氏，心口痛，昏晕，心内不好，说不来，肚痛，背心腰均痛。

姜黄八分	艾　叶三钱	生　姜三钱	生栀子五钱
香附（酒炒）二钱	薄　荷一钱	黑　豆一两	白　术五钱
桂枝一钱	生黄芪五钱	佛手片三钱	生鹿角八钱
当归五钱	柴　胡八分		

五副。

此胸痹也。《举痛论》曰“寒客于背俞之脉则脉涩，脉涩则血虚，血虚则痛。其俞注于心，故相引而痛”一证，及《伤寒论》心中懊侬、心中结痛之栀子豉汤证，皆与此证颇同，唯栀子豉汤证乃伤寒汗吐下后，正气虚而邪留上焦之余疾，故结痛在胸；若背俞脉即心俞脉，亦即太阳脉，故痛则上至心，下至腰，而异于栀子汤证。此证则有栀子豉汤之心中懊侬、结痛证，又有寒气客于背俞之腰背俱痛证，而兼脾虚不运之肚痛者也。夫上焦为阳，而心又为阳中之阳，寒气客之则郁而生热，昏晕、懊侬、结痛，固其宜也。阴不敛，热气上冲而心为之烦懑者，则不得与此同观。

《热论》曰“人之伤于寒也，则为病热”，《举痛论》曰“寒则脉络急，血气稽留不得行故痛”，是热与痛俱生于寒，而散寒泻热、疏理血气，即为此证之治法也。故此方除栀子泻心肺之热，生姜散肺胃之寒，为专治上焦阳郁生热外，其薄荷、桂枝、柴胡、艾叶、佛手、姜黄、香附、当归、鹿角等则统以通三焦前后、阳经阴经、气分血分之滞，以治诸痛者也。合之芪、术补中，黑豆镇下，则邪去而正复，痛止而神安矣。人之一身，所以运行不息者，气也。气旺则运行速，气弱则运行缓。诸痛虽由气血郁滞，实则中虚不运有以成之，故用芪、术补中益气，以为运行之本，然后诸通药乃得藉其力，以通气血经脉而止诸痛也。

阴阳之理，清静则生化，昏晕、懊侬、痛扰，皆不静为病也；通经、通气、通血诸品皆不静之药也，故重用黑豆镇肾宁神，以为无形之治，并以恢复由懊侬而消亡之阴气。

懊侬不安，心阳郁而心神亦郁，鹿角能通使道以畅心神，不仅补阳通督，治背腰痛也。寒则血涩，血涩则虚，当归通阳散寒、养血活血，与鹿角均为此方要药。昏晕、懊侬皆上焦有余之热所致，故用栀子凉心肺，薄荷清头目以治之。若黑豆之镇肾宁心，则病在上取之下也。

十三、周某室人，心口痛，背心胀痛，足杆痛，胃不食，勉强食则心口更痛。

生杜仲八钱	艾叶三钱	官桂三钱	防风三钱	白术五钱
广木香一钱半	圆肉五钱	怀药五钱	故纸五钱	黄芪八钱
制附片八钱	木通三钱	花粉五钱	腹皮三钱	桂枝三钱

五副。

此肾心痛也。肾心痛者，肾之厥气上乘于心而痛也。《内经》载五厥心痛，唯肾心痛与背相控，如从后触其心。夫相控者，心与背相应而痛也；后触者，肾邪从背注心也。此病心口痛而兼背心胀痛，虽未后触而实相应也。《太阴阳明论》曰："脾病则四肢不用。"《脏气法时论》曰："肺病者……尻、阴、股、膝、髀、腨、胻、足皆痛。"《经脉》篇曰："脾病者，食不下；肾病者，不欲食，脊股内后廉痛。"《厥论》曰："阳气衰于下；则为寒厥。"《痹论》曰："寒气盛者为痛痹。"夫肾者主水，而水中有火，为土之母，肾火虚，则脾胃之阳俱虚，故不食；肺气虚，肾气寒，故足杆痛；寒气厥而上，故心口痛；食下则与厥气相触，故痛甚。又足杆痛而无表证可据，其为寒盛于内，不由外传可知也。

《内经·举痛论》标证共一十三条，除寒热错杂于经脉及热气留于小肠二条外，余皆寒证也。此证既无"炅气相搏，痛不可按"之情，又无"瘅热焦渴、坚干"等象。其在内者，非即《调经论》所谓"阴盛生内寒，厥气上逆"乎？其在后者，非即《举痛论》所谓"寒客于背俞之脉"乎？

夫胸中阳位也，背脊阳道也。厥者，阴邪下盛，逆而上行也。厥气之所至，犹劫厄之所至，肾之厥气，乘于阳位则胸中痛，乘于阳道则背脊痛，固必然之势也。背俞通心，肾附于脊，唯肾邪乃能干背，唯手少阴气合太阳，故《内经》特揭"与背相控"，"如从后触"为肾心痛之据也。

病有内守不足而气浮者，缓则敛阴，阴敛而气自纳；急则回阳，阳回而阴亦回，气厚味甘之药均未可轻试也。病有劳倦内伤而气陷者，宜补中益气，大升大举，使气上归于肺，则甘温又在所急。此证阴盛于下而气滞，气虚于中而阳弱，故宜辛热驱阴于下，甘温益气于中也。

附、桂、故纸、杜仲益火消阴者也，芪、术、圆肉、淮山补中益气者也。阴消则肾无再厥之邪，中旺则肺气受益，治节下行，而致痛之源绝矣。虽然人身经脉流行不止，环周不休。倘偏于消阴益气而不通闭导滞，日月虽明，何以摛①光于曲穴乎？故

① 摛　舒展；散布：摛锦布绣。英名远摛。又义为铺陈："驰辩如涛波，摛藻如春华。"

用防、桂通阳经，艾叶通阴经，腹皮通脾胃，木香通三焦，木通通九窍，为诸辛热甘温之使，而成拨乱反正之功，亦犹王者设官分职，各警其事，而庶绩咸熙也。

五脏之情，上不可热，上热则治节不出，无以下生，故用花粉以保上焦清肃之令。

桂圆肉滋脾长肌、养心安神，子能令母实也。《经》曰："心者，君主之官，神明出焉。"阴邪上逆，灾及膻中，神明失其职矣。况邪之所凑，其气必虚，若但驱有余之邪，而辅不足之正，其能免于挂漏乎？已土在心，故用圆肉补脾以补之，兼以和诸辛热之燥。凡上焦病涉及君主者，必兼顾之，虽神无补法，而阴阳气血之偏，未可恝[①]置也。淮山药守脾，以节制诸辛热之剽悍及诸辛甘温之升举，则开中有阖、动有静也，其义尤精。

杜仲强骨健筋，其功似在腿足，然与附片、故纸同用则温生热，木生火，而非偏裨之师矣。官桂合桂枝助阳驱邪，功在营分，盖营行脉中，寒气留则血涩不行，若偏于治卫，即与病不相当，而邪不尽除，故并用之。

十四、杜某之母，心口痛，不思转移，如动痛益甚，色不变。

沙　参一两	炙甘草八钱	干　姜三钱	生姜三钱
制附片三钱	蔻　仁一钱	米百合五钱	杏仁二钱
法　夏二钱	木　通二钱	白　芍五钱	瓜壳三钱

三副。

此肺心痛也。《灵枢·厥病》篇曰："厥心痛，卧若徒居，心痛间动作痛益甚，其色不变，名肺心痛。"与此无殊。夫厥在《伤寒》则为逆冷，在《内经》则为逆气，肺心痛者，肺之逆气注于心而为痛也，转移则逆气内动，故益甚也。《素问·五运行大论》曰："肺在天为燥，在地为金，其性为凉，其德为清。"是清凉者，肺之本气也，妙在火以克之，乃得其平，而无偏盛之患，否则气变肃杀，注于心而为痛，则金胜而火负矣。《六节藏象论》曰："心者，生之本，神之变也，其华在面，其充在血脉。"今金胜火负，心气不能上出于面，故痛而色不变也。

《难经·十难》曰："心脉涩甚，为肺邪干心。"夫涩者，滑之反，乃肺之本脉也，见于肺则当其位为正，见于心则非其位为邪，以傅相而犯君主，何其谬也！

金胜为清气有余，火负为热气不足，沙参、姜、附补热气以胜清气；肺之来源在土，姜、草补土生金；土之来源在火，姜、附补火生土。内伤杂病下寒上热者，比比然矣，未有上寒而下不寒者也。此方立法，一升一降，足以尽之。补正则附子、

① 恝　淡然，不经心。《孟子·万章》：夫公明高以孝子之心，为不若是恝。

干姜、炙草等，逆而上之，以助沙参；降逆则半夏、白芍、木通等，顺而下之，以助杏仁。若宣畅胸膈、开痹止痛，则以二姜、瓜、蔻等为之前驱。然收者，肺之所欲也，故又以百合之甘敛和姜、蔻之辛开，盖不但寒热不可偏，即苦欲亦不可有违也。

夫治下者制以急，治上者制以缓，势不同也。王太仆曰："治上，制方迅急则止不住而迫下。"此甘草之缓，所以宜于治下也，然治上而泻火宜生，补虚宜炙。此病在上，制方宜缓，故重用甘草，又因在上而非有火，宜补不宜泻，故用炙甘草。若夫敛肺不用五味之酸涩，而用百合之甘涩，降肺不用枳实之酸苦，而用杏仁之甘苦，通痹不用陈皮之苦辛，而用瓜、蔻之甘辛，皆避急就缓，以为游刃有余之地，其旨密矣。

十五、某，心口痛欲绝，呕吐食不下，背心亦痛，唇青面赤，饮冷稍安。

三棱八分	姜黄二钱	砂仁一钱	甘　葛三钱	桂枝三钱
白术一两	沙参八钱	木通三钱	制附片一两	广皮二钱
故纸五钱	花粉三钱	生姜三片		

五副。

此阴盛格阳也。《举痛论》曰："寒气客于背俞之脉则血脉涩，脉涩则血虚，血虚则痛，其俞注于心，故相引而痛。"曰："寒气客于肠胃，厥气上出，故痛而呕。"夫背为阳，统于肾，腹为阴，统于脾，而邪之所凑，其气必虚，寒气客于背俞之脉及肠胃，而为心与背相引而痛及呕吐、食不下者，脾肾之阳不足也。唇者，脾之华，阳虚血滞则华色夺，故唇青；阳明行身之前，阴盛格阳，则阳明之阳不降，故面赤，饮冷稍安。《举痛论》及《五色》篇皆言"青黑为痛，白为寒"，《皮部论》则言"色多青则痛多，白则寒"，《经脉》篇则言"脉色青则寒且痛"。夫青与白皆为寒，而一言痛一不言痛者。《经脉》篇曰："寒多则凝涩，凝涩则青黑。"盖白为血脱气虚之色，青黑为血涩变恶之色，未有寒气客于脉中，血脉凝涩而血色犹赤，通而不痛者也。有诸内者必形诸外，故望而可知。若《金匮》所谓"鼻头色青、腹中痛"，则木克土也。

心痛彻背，为肾寒干心，呕吐食不下，为脾虚胃逆，故用附片、故纸补火温下；白术、沙参补土温中，以治痛呕之本。三棱、姜黄入脾胃肝血分，破气行瘀；生姜、砂仁、广皮入肺脾胃气分，散寒宣痹；木通通窍行经络，以治痛呕之标。背俞之脉，寒客血涩，则用桂枝为附、故之使，温而通之。阳明之阳被格于上则用甘葛、花粉为参、术之使，升散而清降之。

《至真要大论》曰："热因寒用。"《五常政大论》曰："治寒以热，凉而行之。"

盖为寒甚格热，恐热药不易下咽而立，此从者反治法也。此证阴寒盛于中下，阳明之阳被格于上，故此方以热治寒，即佐花粉之凉以顺病气，收从者反治之效。《经》又曰："从多从少，观其所当。"则神而明之，存乎人矣。

十六、郑某氏，心口痛，腹胀，胃不利，肚痛及胁背痛，微作寒热，月水不调。

姜黄八分	艾　叶三钱	生　姜三钱	生栀子五钱
薄荷一钱	香　附(酒炒) 二钱	黑　豆一两	白　术五钱
桂枝一钱	生黄芪五钱	生鹿角八钱	佛　手三钱
当归五钱	柴　胡八分		

五副愈。

此脾虚胃逆也。腹满、胁背痛及月事不调，皆脾虚也。胃不利、寒热、心下痛，皆胃逆也。人身上为阳，胃逆则天气不降，风火上郁，故为寒热痞痛；下为阴，脾虚则地气不升，寒湿下郁，故为背腹胀痛。若夫胁痛者，脾陷则生菀于下也；月事不调者，寒湿郁则血气不和也。

脾虚为此病之本，芪、术即为此方之君，盖必中气旺而后胃气行，五脏六腑受气也。生姜、薄荷、佛手、姜黄、栀子等宣上焦阳气之郁，理中上气血之滞，泻上焦偏盛之热，如此则上焦和而天气降矣。邪盛则正虚，寒湿盛则阳虚，艾叶散寒逐湿，鹿角祛寒通阳，如此则下焦和而地气升矣。祛寒用鹿角者，同桂枝通太阳督脉之阳，以治背痛也；疏肝用柴胡者，同香附升木行气，以治胁痛也；活血用当归、黑豆者，同艾叶、香附之逐寒湿利血气，以调经也。

黑豆不仅活血解毒也，人身以下元为本，诸辛甘之浮动，不无碍下焦之定静，故重用黑豆以静制动而资镇摄，其意深矣。

十七、王某，心口痛胀，打嗝，食入胃翻，不食亦可，发寒热。

桂枝三钱	大腹皮三钱	牡蛎五钱	生栀子三钱
薄荷八分	杏　仁三钱	寸冬三钱	香　附三钱
佛手三钱	砂　仁三钱	三棱八分	白　术五钱

三副。

中虚下不纳也。《经》曰："诸逆冲上，皆属于火。"呃逆翻胃，皆逆冲也。胃逆则心肺皆逆，故上焦不通则热生于内，寒留于外故营卫不和而寒热。胃之根在肾，胃之里为脾，病虽在胃，而致病之源，则在脾与肾也。

胃之不食由于脾之不运，白术健脾以行胃；上之气冲，由于下之不固，牡蛎纳肾以降胃，此治本也。若夫大腹、杏仁、三棱等之下气消积，砂仁、香附、佛手等

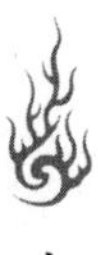

之调气止痛，则治标也。热生于内，清以栀子、寸冬；寒留于外，散以薄荷、桂枝、共以治寒热不和。凡逆冲证，上焦唯虑其不清，下焦唯虑其不纳，故用栀子、杏仁之苦降，而不用参、芪、甘草之甘补。

逆降之，人皆知以下气为降，而不知以纳气为降，盖未明胃之根在肾也。纸鸢乘空而升降有则者，系之坚也，操之有术也。胃之升降亦犹是也，系坚则操纵在我，系弛则升降失降失驭。治呃逆而用牡蛎纳肾者，以此又《五常政大论》所谓“病在上，取之下”是也。

十八、曾某，心口痛，作吐，头昏，胃不利，腰痛。

藿香一钱	蔻仁一钱	甘葛二钱	白芍五钱
砂仁三钱	香附三钱	枳壳二钱	姜黄一钱
良姜一钱	薄荷一钱	防风三钱	生姜三片

三副。

此肝胃不和也。《举痛论》曰：“寒气客于肠胃，厥逆上出，故痛而呕。”《气交变大论》曰：“厥阴司天，民病胃脘当心而痛，食则呕。”《脉要精微论》曰：“厥成为巅疾。”夫五脏不和之机在肝，凡运气木旺之岁及肝气不平之人，偶因寒饮食伤胃或秽浊气由口鼻入，乱其清明之序，以致上焦气机不畅，胃传化失恒，则肝胃郁争而灾异至矣。是故心口痛、呕吐、头昏、胃不利者，肝胃不和之气郁争于胃脘以上也。腰痛者，胃之根在肾，胃逆则浊不降、清不升，而肾气郁于下也。

肝胃不和之气郁争于胃脘以上，除白芍平肝、香附开郁，以治其不和之机外，防风、薄荷则开而泄之于上，行之于经，以治头昏；藿、蔻、砂仁、良姜、生姜则调之于胸中，温之于肺胃；枳壳则降之于肺胃气分，姜黄则通之于心胃血分，共以治心口痛、胃不利、呕吐；甘葛则升阳明之清气，以治腰痛者也。

人实证实，无虚象，亦无热象，故唯治以通阳、开郁、理气之法。气盛于上者，即头不昏，亦当开泄，防风、薄荷不仅治头昏也。

十九、某之室，腹胀，胃痛，不思食，夜不眠，心跳。

生白术三钱	炙黄芪五钱	生甘草二钱	生沙参五钱
桂　心一钱	陈　皮一钱	当　归（酒洗）五钱	酒　芍五钱
茯　苓五钱	远　志一钱	艾　叶一钱	前　胡一钱
甘　葛一钱	灯　心一团	大　枣一枚	生　姜三片

此土不制水也。《脏气法时论》曰：“脾虚则腹满。”《举痛论》曰：“寒气客于肠胃，厥逆上出，故痛。”《金匮要略》曰：“病者腹满，按之不痛为虚，痛者为

实。”夫阳虚气滞则胀，寒客血涩则痛，此证腹胀、胃痛、不思食，皆土衰木旺所致，其不拒按可知也。《至真要大论》曰：“太阳司天，寒淫所胜……病心澹澹大动。”寒伤心主也。《伤寒论》曰：“发汗过多，其人叉手自冒心，心下悸欲得按。”《金匮要略》曰：“寸口脉动而弱……弱则为悸。”《五脏生成》篇曰：“人卧，血归于肝。”夫汗生于阴而出于阳，过多则阳随汗泄，气血两虚。此证不眠、心跳，皆寒伤心主，血不归肝所致，其寸口脉弱可知。

《内经》无心悸之名，盖心跳、心悸、心澹澹大动皆一病也。《宣明五气》篇曰：“心恶热。”《天元纪大论》曰：“少阴之上，热气主之。”夫心为阳，脏不病则已，病则热胜，从其本也。仲景书所谓心烦、心中懊侬、心中如啖蒜状，皆是也。唯心悸为阳虚，纵兼血虚，亦由阳虚而致。人劳力则汗出，口渴引饮，汗出则阳散于外，饮多则水停于内，不待肾水凌心，而心主已为停水所伤矣。故心悸为病，劳力者患之独多，虽有微甚之殊，而病因不外乎此，真武汤则治其甚者也。

脾之根在心，肺之源在脾，未有心脾虚而肺不虚者，补气则脾肺同治，养血则心肝同治。《难经·十四难》曰：“损其肺者，益其气；损其心者，调其营卫。”故用参、芪、术、甘、枣补中益气，下制水而上生金；桂心、当归入心，通阳活血；酒芍入肝，且敛且散，阳和则血行而痛止，肝平则血归而卧安。仲景曰：“伤寒而心下悸者，宜先治水，当服茯苓甘草汤。”《本草》：茯苓治心下结痛、恐悸，佐灯心则上格之虚阳同归治理。陈皮导滞气，生姜宣阳气，甘葛升胃气，前胡降胆气，远志通心肾，艾叶利阴气，皆以孚畅化机者也。

心病治胆，故用前胡。病源在中，故不及肾。夫寒气胜则水结而液枯，散寒不必细辛，而脉紧者必用之；润燥不必当归，而血寒者必用之。此证则血寒而脉不紧也。

腹满有虚实之分，实者不可补，恐益胀也；虚者补之，则肺气归元，而胀自已。有谓甘草得茯苓则不资满而泄满者，盖脾得甘草则正复，得茯苓则邪去也。

二十、周某，胃口痛，腹内响，胃不利，日夜呻吟。

生黄芩三钱	薄　荷二钱	杏仁一钱	枳壳三钱
木　通三钱	生栀子二钱	法夏六钱	干姜二钱
银　花五钱	甘　葛二钱	怀药八钱	生姜三钱

五副。

此中气不足也。中气不足有二，一为脾之阴气不足，一为脾之阳气不足。据方药以病情，此证乃脾之阴气不足，其右关脉之浮大搏指可必也。中气不足，而一切逆又乘虚犯之，故胃痛不利而腹鸣也。

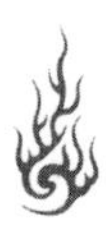

《经》言："阴在内为阳之守，是阴者阳之系也。"脾为阴土，胃为阳土，是脾者胃之有系也。脏腑统于中气，脾之阴气不足，则匪唯不能为脾阳之系，且不能为胃阳之系，而升多降少，中土之纲纪弛矣。《口问》篇曰："中气不足……肠为之苦鸣。"《伤寒论》曰："胃中虚则客气上逆。"是知此证之腹鸣者，乃脾阳不秘而中气乱也；胃口痛者，乃胃阳不降而客气逆也。

客气者，下焦阴邪也，逆则格阳于上，上焦不通，郁而成热。《邪客》篇曰："阳气满，不得入于阴，阴气虚，故目不瞑，饮以半夏汤。"阴阳既通，其卧立至。此证胃痛，呻吟无间，昼夜阳气已满于上而不入于阴矣。《师传》篇曰："肠中寒，则肠鸣飧泻。"《金匮要略·腹满寒疝宿食》篇曰："腹中寒气，雷鸣切痛，胸胁逆满，呕吐者，附子粳米汤主之。"二症皆无上格之阳，但偏寒而已，非若此证之阴阳格拒于胃口也。

《伤寒论》太阳篇有半夏、甘草及生姜泻心汤三证，半夏泻心汤又见于《金匮要略·呕吐哕下利》篇。三证皆伤寒汗吐下后之余疾，因汗吐下而中虚而气逆，而格阳于上，而变见心烦、呕逆、心下痞硬、胃中不和、腹鸣下利等寒热不调、阴阳错杂之证。此证情势虽未与之尽合，然或有或无，要不出中虚气乱范围。唯致疾之原，一由于伤寒误治以伤其中，一由于脾阴不守以虚其中，乃病同而原不同耳。

阳满于上，非栀、芩之苦寒不能泻；阳郁于上，非二姜之辛温不能开；阴邪犯胃，非半夏之辛温重滑不能降。盖阴邪不返地界，阳即无由下通，《经》言"半夏和胃气而能阴阳"者，此也。医书每言半夏能降胃逆，岂知其降者为犯胃之邪哉。

肺胃阳郁，生姜通之足矣。而兼用干姜者，盖以佐半夏驱逐上犯之阴邪，使之返还地界而天光始克下济也。生姜辛散有余，温守不足，岂能胜此任哉？故阴逆而阳未郁者，生姜不必用也；阳郁不由阴逆者，干姜不可用也。上满之阳宜苦寒，上犯之阴宜辛温，皆有必用之理，非恐苦寒伤中，预为之护也。凡阴阳格拒之证，必用阳阳错杂之药，始能各得其平，迎刃而解，否则必有一失，病不除矣。

肺苦逆，杏仁降之；热有不能苦寒直折者，银、薄清而散之；结有不能辛温消散者，枳壳破而去之；胃有升降，降以半夏，升以甘葛；木通通窍行水，引邪下行。以上药味与三泻心汤虽略有出入，而方义未尝变也。唯因致疾之原不同，用药终不能无别。汗吐下而伤其中者，宜甘温补中益气以复之，此三泻心汤之所以用甘、枣或参也。由阴不守而虚其中者，宜甘涩敛固阴气以守之，此本方之所以不用甘、枣与参，而重用怀药也。怀药入脾，补阴气之不足，敛阴气之不平。阴平则阳密而中气复，此为主治。其他皆治由阴阳不通而生之邪，与所成之病，乃辅治也

凡阴阳不通之病，寒多重用辛温，热多重用苦寒。此热多也，故凉药较重。

二十一、某，恶寒，头痛，腹痛，吐，昏晕，胃不利。

白术五钱	生白芍五钱	甘葛三钱	生大黄一钱	干姜三钱
紫苏一钱	薄　荷一钱	桂枝二钱	黄　芩二钱	吴萸一钱
枳壳一钱	生栀子一钱	生姜五片		

三副。

此土木不和也。恶寒头痛属太阳，腹痛吐逆属太阴，阴阳二经同病则为两感，然伤寒传经无太阳传太阴者，有之则由误下，其人必下利。兹仅腹痛吐逆，而大便如故也。又腹痛在太阴为虚，在阳明则为实，而呕吐胃痞则无实证。故《阳明》篇有“阳明病，心下硬满”及“伤寒呕多，虽有阳明证”皆不可攻之戒。此证腹痛而胃家不实，阴阳同病而非两感，盖土木不和，正虚邪凑之杂病耳。

腹痛吐逆，均土衰木旺所致。盖脾者肺之母，脾为胃行气而升，肺为胃行气而降，脾虚肺无所禀，则均失其行胃之职，水谷乃藏而不化。肝与脾胃衰旺相关，土衰则木旺，木旺则中侮，上迫搏跃，冲激水谷，乃出而不藏。此吐逆为病与腹痛并见之委曲情形也。至恶寒头痛，病虽在外，实本于内，盖上焦为阳，肺既不能为胃行气而降，自不能输上焦之阳于外以温皮肤分肉，使外邪得以凑之。若头目晕则木旺生风，肺胃不降之绪余也。

肝有余，平以白芍，伐以枳壳；脾胃虚寒，补以白术，温以二姜；木和则不克土，土旺则能生金，而胃气之升降可复矣。胃逆表郁则上焦之阳不行于内外而生热，故用吴萸、生军、枳壳开郁破滞以通内；薄荷、甘葛、紫苏、桂枝、生姜祛风散寒以通外；黄芩、栀子则苦寒以清上焦之热者也。

凡土凡土木不和、天气不降之病，无不上气有余，故除平肝降逆外，又宜开泄，不必其有外感也。而开泄药之选择及轻重，则以郁之所在及郁之微甚为标准。此证胃逆不利，其阳明之经气必上郁，故宜甘葛；恶寒头痛其太阳之经气必外郁，故宜桂枝；而宣发上焦则宜生姜；清利头目则宜薄荷；散寒快气则宜紫苏。此皆通外以畅内，开上以利下之辅治法也。内通之法，则寒湿据中者宜吴萸，实热成聚者宜大黄，正伤寒无此并用法，唯杂病有之。盖杂病土木不和于中，则湿浊瘀而舌腻；金木不和于下，则开阖争而大便滞。唯吴萸能祛寒湿以醒肝脾之阳，唯大黄能通大肠以达乙木之郁。此方二者并用，必有二证为凭可知也。

二十二、某，肚痛，发寒热，鼻塞，腰痛，手足冷。

黄　芩二钱	柴胡一钱	白　术三钱	木通三钱	枳壳一钱
生白芍五钱	沙参五钱	生黄芪五钱	香附三钱	银花五钱
薄　荷一钱	生姜五钱	法　夏二钱		

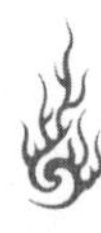

三副。

此中气不足也。《五脏生成》篇曰："脾之主，肝也；肾之主，脾也。"《太阴阳明论》曰："四肢皆禀气于胃，而因于脾。"《本神》篇曰："肺气虚则鼻塞不利。"夫肝为脾之主者，土畏木也；脾为肾之主者，水畏土也。故木旺克土则腹痛，土陷克水则腰痛，脾主行气于四肢，中气不足则四肢无所受气，故手足冷。肺为上焦布化之脏，外合皮毛，内朝百脉，土不生金，治节不行则上焦不通，故寒热鼻塞。

人身斡旋之妙在中，治乱之机在木，中气不足则四隅失恃，木气有余则五脏不安。其为病有显而易知者，有陷而难明者，如此症腹痛、手足冷，皆中气不足也。中气不足天气不降而上焦不通，不通在肺则鼻塞，在少阳则发寒热，此显而易知也；天气不降则地气不升，木气有余则与肺为敌，而天气愈不降，上焦愈不通，此隐而难明也。内伤杂病盖未有能出此范围者。正伤寒少阳病所列往来寒热、胸满口苦及烦呕咳逆等证皆为上焦不通，与内伤杂病之源虽异而其郁则同，故内伤杂病虽无外感，苟上焦不通涉及阳者，即应治以少阳之药。病源在何处，必浚其源而流乃清，则治本也。

中气不足，参、芪、白术补之；木气有余，白芍平之，香附理之；中气旺则陷者举而地气升，木气平则迫者退而天气降，诸病皆可愈矣。然寒热鼻塞，邪气颇盛，不治其邪，但补其虚，天虚未易降也。故除白芍制肝安脾，俾天气不被迫外，而以银花、薄荷清肺热、抑肺盛；枳、半、柴、芩降肺胃之逆，达少阳之郁；生姜开发上焦，共以泻虚中之实，而治上焦不通；又用甘淡轻虚之木通，引心肺郁热之气下达于小肠膀胱，所以期治节之必行，天气之必降也。

少阳病邪犯表里之界，以致上焦不通，乃实中有虚也；此证木旺土衰，以致上焦不通，乃虚中有实也。实中有虚，故小柴胡汤去邪而兼补正；虚中有实，故此方补正而兼去邪。肝气素和之人，已所胜不轻而侮之，已所不胜不侮而乘之，则脏气不乱而虚邪少。《调经论》以上焦不通，但外寒而不内热者为阳虚；上焦不行，但内热而不外寒者为阴虚。杂病往往寒热虚实互见，盖脏气不利，阴阳错杂耳。

中气不足宜补中益气汤，上焦不通而有寒热者宜小柴胡汤，无者宜诸泻心汤。此方补中益气汤与小柴胡汤合撰而化裁之者也。夫虚者补之，窒者通之，虽易为施治，而配合则难，故此方之妙，不在补而在通，尤妙在补通之配合适当，学者于此宜究心焉。

少阳为相火之气，郁则生热，凡由升降不和以致少阳之经气郁而微有寒热者，宜少用柴胡、黄芩达之清之，体愈虚则用愈少也。今之医者动辄数钱，杂糅并进，即正伤寒少阳病且不可，况内伤杂病而经气郁者乎！观于此方，可以知矣。

二十三、某，腹胀，腰胀，神少，胃不利，心馁，稍稍兴寒冷，肚作痛。

木　通一钱	防　风一钱	香附（酒炒）三钱	玄　参五钱
生白芍五钱	生沙参八钱	银花五钱	生甘草一钱
白　术八钱	艾　叶三钱		

五副。服四副，愈。

此心脾各病其本气也。少阴之上，热气主之，心阴不足则阴火盛而心馁；太阴之上，湿气主之，脾虚不能化湿，则下焦阴气郁于湿而不利，故腹胀、腰胀、肚痛。清气不升则上焦阳气滞于胃而不行，故胃不利、神少、微恶寒。然心馁而头不晕，足证上焦郁热未甚，而火中之土犹未亡也。

玄参补水奉心，银花保肺清肃以治心馁，参、术、甘草补脾祛湿痹，补中益肺气，合艾叶之逐寒湿利阴气，香附之通经脉理血气，以治腹胀、腰胀、肚痛及胃不利、神少、微恶寒。盖由脾不健运而生之病，健运复则无不迎刃而解也。土不足则木有余，肝气平则心火降，故用白芍平肝，并用木通下引以为之使；胃逆肝旺则上盛，防风则升阳于上，以散头目滞气也。

上焦郁热未甚，故清散从轻。火中之土未亡，故不用圆肉。药随病变，以平为期，此之谓也。

二十四、某，胁肋胀痛，梦寐不宁，气不顺，胃不利。

生白芍八钱	砂仁一钱	白芥子二钱	薄荷八分	法夏三钱
香　附三钱	沙参五钱	藿　香二钱	枳壳八分	生姜五钱
杜　仲五钱	厚朴二钱	竹　茹三钱		

五副。

此肝病也。《经脉》篇曰："肝足厥阴之脉，布胁肋。"《脏气法时论》曰："肝病者，两胁下痛。"夫五脏六腑各有经脉以行血气，所以奉生而周于性命者也。人苟七情多郁、忿恚不常，未有不伤其血气之和，以致经脉逆满而为胀痛者，如此证是矣。

厥阴之脉，挟胃注肺，肝所不平则侮土犯金，肺胃之气皆被迫而不平，故气不顺、胃不利。《宣明五气》篇曰："肝藏魂。"《逆调论》曰："胃不和则卧不安。"《病能论》曰："肺气盛则脉大，脉大则不得偃卧。"此证肝气鼓而肺胃逆，故梦寐不宁也。

《脏气法时论》曰："肝欲散，急食辛以散之，用辛补之，酸泻之。"夫木主条畅，反之则郁，郁极思达，则外鼓而内空。辛以散之者，散其外鼓与诸脏相争之气；

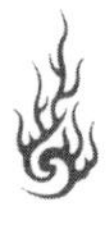

用辛补之，酸泻之者，补其内空，泻其不平也。此证胁肋胀痛，郁在本位；气不顺，胃不利，争在中上，故以薄荷、生姜、藿香之辛而轻虚者宣通上焦；砂仁、法夏、厚朴之辛而重实者宣通中焦；香附快血中气，白芥豁胁下痰，皆辛散也。辛散之药即耗气，故用沙参以辅之；上焦不通即生热，故用竹茹以清之。诸辛散药合沙参则泻中有补而正不伤，合竹茹则燥中有润而津不涸。若杜仲之辛甘温以补内空，白芍、枳壳之酸苦寒以平外鼓，皆与经旨无异也。

太阴为湿土之气，凡木郁而土湿者，藿香、砂仁、法夏、厚朴等之温燥皆为要药。白芍、枳壳均酸苦寒泻肝之品，然白芍泻肝在本位而兼敛阴，枳壳泻肝则在肺而专克伐。盖肝气既迫于肺，自宜从肺而泻之，但不可多用耳，亦有肝气下迫而为大便不利者，与此证虽有上下之殊，而为金木不和则一也。

前方服毕，又方：

台乌五钱	白术八钱	木　香一钱	橘红二钱
沙参二两	法夏一钱	生栀子五钱	丹皮一钱
建曲三钱	干姜二钱	黄　芩一钱	茯苓二钱

三副。

木火同气，衰旺相关，肝气鼓迫则心火不降而有余，木火合邪则克土灼金而脾肺不足，此乱化之常也。夫肺主治节，脾主运化，然必上焦通而后治节出，中焦通而后运化行，此前方之所以重平肝理气而不重补虚也。五副服毕，中上得通，可以进而补矣。故重用沙参、白术补土生金以复其旧，而台乌、木香、橘红、法夏、建曲、干姜、茯苓等或搜风顺气，或化食消痰，或助阳泄湿，皆参、术之佐使也。栀子、黄芩、丹皮等则清木火合邪所生之热并及血分。盖心主血，肝藏血，血属于阴，夜为阴，梦寐不宁，其血分必郁热扰乱，非特阴阳不和也。

下焦为阴，阴中有阳，故阴能从阳之化而上升。胃之根在肾，其来则升，其去则降，胃不利则降不足，降不足则去者未去而来者又来。既来者塞，未来者阻，肾中阴阳郁而不化。肾主纳气，为肺之归，久郁则与子合邪，匪唯不窒，匪唯不纳，而且上冲，则气不顺。是气不顺，非肝鼓胃逆必有之病，乃肾郁为之原也。夫肾阴虚而气不顺者宜补阴敛阴；肾阳虚而气不顺者宜补阳潜阳。此则由于肾郁非台乌不能胜任，故重用之。前方重在平肝降胃，盖肝平则胃不受迫，胃降则去者去而来者来，乃克收全治之效也。

唯木生火，肝不平则不下生，而命火日衰，君火日盛，脾阳日微，此必然之势也。观前后两方均不离温燥调中之药，是此证中下之阳虽未大虚，而水郁生湿，湿郁生痰则必然也。

通药若无补药之推送，则不能尽其力，故前方通中有补；补药不得通药之疏达，难以展其长，故后方补中有通。前方不用栀、芩以泻心肺之热者，盖寒热虚实杂合之病，必治以温凉补泻杂合之方，乃克各随所喜而传变，否则一偏之药，利害相因，泻则虚虚，补则盛盛，非其治矣。前因中上未通，不宜甘温大补，故苦寒之泻亦与之俱有待耳。

二十五、陈刘氏，腹痛，呕难食，胁下偏痛，腹中满。

干　姜五钱	泡参八钱	川椒(炒) 二钱	生军五钱
制附片一两	细辛二钱	白术五钱	官桂三钱
茯　苓四钱	甘草三钱	饴糖三两	

三副。服一副好一半，二副痊愈。

此太阴寒疝并病也。腹满而吐，食不下，自利益甚，时腹自痛，太阴病也。上冲满痛则为阴寒内盛之寒疝，胁下偏痛则为阴寒成聚之寒疝，皆少阴证也。《金匮要略》曰：“胁下偏痛，发热，其脉紧弦，寒也。”夫太阴与寒疝病，皆未尝以脉为凭，独此阴寒成聚之寒疝，必以脉为凭者。盖邪既内结，下利上冲，两俱无象，唯紧弦为寒疝正脉，舍此将何所据耶？此长沙之苦心也。此证寒象悉具，脉之紧弦固不切而可决，其不发热者，仅有少阴之里而无太阳之表也。

生理学分大肠为三段：其中段为结肠，连于盲肠下而上行称上结肠，当脐之右；次横行称横结肠；再次下行称下结肠，当脐之左。此证所谓胁下者，乃胁之尽处，偏者不在中而在傍，即下结肠之部分也。邪结大肠非大黄不能攻，寒在少阴非细辛不能散，阴盛阳微非附子不能补，此《金匮要略》所以立温下法，而用大黄附子汤也。

太阴病宜理中、四逆等汤，上冲满痛之寒疝宜大建中汤，阴寒成聚之寒疝宜大黄附子汤，三病具则合三病之方为一方，即此病此方也。

二十六、王某，头昏，胃不利，稍有寒热，胁作痛。

沙参五钱	香附三钱	木香一钱	枳壳八分
白术五钱	圆肉三钱	杜仲三钱	黄芪五钱
紫苏一钱	薄荷一钱	怀药五钱	

三副。

此脾虚也。头为诸阳之会，脾虚则清阳不升，故头昏。脾为胃散精于肺，脾虚则胃气不行，故胃不利。内伤杂病，阳乘于阴则发热，阴乘于阳则寒，脾虚则斡旋失职，阴阳相乘，故稍有寒热。肝脉布胁肋，肺金为之官，收胜泄则肝痹，故胁作痛。

由脾虚而生之诸疾，补以参、芪、白术、怀药、圆肉，则清升浊降而头昏愈，

阴阳各正其化而寒热愈，脾能为胃行气而胃不利愈。香附、木香、紫苏、薄荷则疏肝泄肺以治胁痛，枳壳则行肝胃之滞，以为参、术之使，杜仲则补肝气之虚，以资鼓舞之用也。

土不足则木有余，病之常也。木有余者，鼓动太过，不得其平也。此症之木为金所制而鼓动不及，故白芍之苦降酸收不可用也。

《气交变大论》岁木及岁金太过之年，俱有胁痛症，而有虚实之分，此症则为虚也。

二十七、某，腰痛不能俯仰，服多药不效，一月有余。

制附片五钱	车前仁三钱	白　术二两	木瓜一钱
故　纸五钱	黄　柏(酒炒) 一钱	苡　仁八钱	云苓三钱
独　活一钱	牛　膝五钱	核桃仁一两	

三副服毕，好八九分。

此恶血腰痛也。《刺腰痛》篇列举腰痛十余证，情状不一，唯言“衡络之脉令人痛，不可以俯仰，仰则恐仆，得之举重伤腰，衡络绝，恶血归之”，与此证无异。王注“衡络”，太阳外络之横者也；“归之”，归中经也。夫举重伤腰，横络绝则恶血归中经，令人腰痛，不可俯仰，而正虚邪凑，横络窒，亦足为同样之病可知。《真邪刺客》篇曰：“脊者，人身之大关节也。”《邪客》篇曰：“人有八虚，皆机关之室，真气之所过……邪气恶血固不得住留，住留则伤筋络骨节，机关不得屈伸。”《本脏》篇曰：“经脉者，所以行血气而营阴阳，濡筋骨、利关节者也。”夫关节筋骨之所以屈伸自如者，血气充濡、柔而有力也。苟邪伤经脉，血气不流，则关节筋骨无以润养，未有不硬而无力屈伸胥废也。此证腰痛不能俯仰，虽未详言所因，而大关节有邪气恶血住留及大关节之筋脉硬而无力，则可无疑义。

《口问》篇曰：“邪之所在，皆为不足。”《痹论》曰：“风寒湿三气杂至，合而为痹，风气胜者为行痹，湿气胜者为着痹，寒气胜者为痛痹。”此证痛而不移，且无烦渴、颧赤等象，是阳虚为本，寒湿为标也。《金匮要略·脏腑经络先后病脉证》篇曰：“湿伤于下。”又曰：“湿流关节。”此证在下与关节，是湿胜于寒也。徐东皋曰：“腰者肾之外候，肾气一虚，腰必痛矣。”除坠伤不涉虚外，其余风寒湿热，虽有外邪，多有乘虚相犯者，而驱邪之中，又当有以究其本。夫病在下焦，阴虚阳虚必有其一，徐氏之论，可谓握其要矣。

《调经论》曰：“血气者，喜温而恶寒，寒则涩不能流，温则消而去之。”此证寒湿合邪，痹于关节，必得脾肾阳和而后阴翳乃释，故用白术暖土脏，故纸、附片、胡桃仁暖水脏为主；而湿胜于寒，故白术独重。苡仁、茯苓、车前之除湿利小便，木瓜之祛湿利筋骨，独活之通阳搜风湿，皆白术之佐使也。牛膝偏师直捣、逐恶血以止痛，则虚者宜补而留者必攻也。热生于郁，即寒湿郁亦必生热，故微用黄柏为反佐以清之。《经》曰“无阳则阴无以化”，此之谓也。

《本草》载白术主风寒湿痹，《别录》称其利腰脐间血结，盖血因湿而结，湿不去则结不开，非白术不能行血也。筋脉不濡，硬而无力，宜治之以润，然润药大都属于阴虚，唯胡桃仁能入下焦，润血脉燥急，宜于阳虚，故选用之。郑相国方，胡桃倍故纸为丸[①]，大补肾命。韩飞霞称其有木火相生之妙，余则谓其有水火双调之功也。

二十八、陈卓如，脚杆痛，从腰际一股筋起痛至脚胫，不红不肿，不能行动，得之房后贪凉。

黄附片八钱　破故纸四钱　薏苡仁六钱　五加皮三钱

秦　艽三钱　甘　草一钱

一副愈。

此痛痹也。房后筋脉开张，最易受邪，从腰际一股筋起痛至脚胫，不能行动者，外寒乘虚袭入足三阴之经也，不红不肿者，内无热也。《痹论》言风寒湿三气杂至合而成痹，而以行痹、痛痹、着痹分别三气之偏胜。此证痛至不能行动，是寒气偏胜，而湿次之，风又次之也。

附片、故纸辛苦热以胜寒湿，五加皮、秦艽辛苦温以散之，薏苡仁除湿，甘草和中，补下治下制以急，故甘草不可多用。病非忧郁，五脏之气未乱；病由骤得，后天气血不虚，故聚飞骑突入重围之法以治之，而免过缓无功也。

二十九、刘太师母，腰胀痛，两少阳稍稍痛，心觉不安。

制附片八钱　杜仲五钱　洋参三钱　白芍一两

薄　荷一钱　独活八分　白术（土炒）五钱　防风三钱

香　附三钱　灯心三钱　玄胡二钱　首乌五钱

生　姜三钱

五副。

此肾虚也。腰者，肾之腑，丈夫肾气衰于五八，女子衰于五七，老人腰痛，肾虚何疑？《经》言：“肾胀者，央央然腰髀痛，寒温和则经脉流行，关节清利。”胀痛者，温去寒留，关节不通也。乙癸同源，水不升者，木即浮，木浮则风上僭而两

① 此处指青娥丸。具体配方：胡核三十个，去壳膜，故纸六两，酒炒，杜仲十六两，姜汁炒，蒜四两，炆为膏。共研末为丸如桐子大，酒下三十丸。

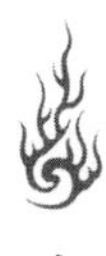

鬓痛，水沉则火上格而心不安。凡病有本即有标，知本则知标矣。

补肾者，往往不重肺而重肝脾，与《难经》虚则补母之说异，盖下虚则上实，水不升则火不降，木不生水则水不生木，安可拘执成说，妄用参、芪补肺生肾，以蹈实实虚虚之咎耶。

阳生于先天坎而不离后天土，故补肾者必补脾也，阳生于肾而不离肝，故补肾者必和肝也。此方用杜、附补肾阳，而配以白术补脾，芍、乌之和肝，盖一则由后返先，一则由子返母也。人皆知水能生木，讵知木亦生水乎？木生水谓之真水，亦即真阳，然非明于阴阳五行顺逆之理者，不足以语此也。木不可生风，两鬓微痛，木生风矣。白芍、首乌息风之本，防风、薄荷散风之标。火不可在上，心觉不安，火在上矣。虽有附子之温下，白术之温中，终必藉灯心之导引，而既济之功乃成。经脉宜通，腰部胀痛气血滞矣。香附、玄胡理气血之郁，独活通经脉之滞。

此病乃阳虚非阳浮，此方乃补阳非回阳，固①不妨酌用洋参，施行上焦生化。然木已生风，君火上格，苟非有以散之、引之、平之，则火不降而木不沉，上焦生化不行矣。雨降于天，外输内洒，苟非生姜宣畅肺胃、开发上焦，则水精不布而膏泽不施，上焦生化亦不行矣。合药成方，本有互助为功之妙，医者不可不知也。

三十、宋太太，心内不好，腰痛，头昏，胃不利，微痛。

香　附(酒炒) 三钱	怀药五钱	圆肉三钱	玄参三钱
生栀子五钱	玄胡八分	银花三钱	台乌八钱
首　乌三钱	姜黄一钱	白术五钱	黄芪五钱
牡　蛎三钱	腹皮三钱	生姜五片	

五副。

此心不归脾，脾不归肺也。心不归脾则火郁于上，而天气不清，故头昏、心内不好；脾不归肺，则土陷于下，而阴气不利，故腰痛。六腑者，传化物而不藏，脾虚不能为胃行气，则传化失职，故不利而微痛。胃之根在肾，其来也升，其去也降，胃不和则降不及而升被阻，肾气郁而不升，亦腰痛之因也。

生姜开上焦阳郁，银花、栀子清金泻火，以治火郁；黄芪、白术补中升阳，以治土陷；脾阳宜升而脾阴则宜守，故用怀药。火之标宜清、宜散，而火之本则宜敛、宜潜，故用首乌、牡蛎。唯圆肉能滋脾血以补火中之土，唯玄参能壮肾水以济阳中之阴，合栀子、银花共以治心内不好，盖栀子、银花泻其阴火之有余，圆肉、玄参则补其阴血之不足也。肾郁腰痛，台乌理之，香附、玄胡、姜黄、腹皮等则共理血

① 固　同“故”。

气之滞，以畅化机者也。

此证以心不生脾，脾不生肺，为正虚；火克金，土克水，为邪实，本此以索方义，则得之矣。

三十一、某，发热，周身作痛，胃不利，头昏眼花，口苦。

银花三钱	木　通三钱	黄芩二钱	生姜五钱	苍术一钱
黄芪五钱	沙　参五钱	柴胡八分	官桂三钱	生军二钱
白术五钱	生栀子三钱	甘葛八分	玄参八钱	

五副。

此劳倦伤也。《宝命全形论》曰："水得土而绝。"《五脏别论》曰："六腑者，传化物而不藏，故实而不能满。"《调经论》中"帝曰：阴虚生内热，奈何？岐伯曰：有所劳，形气衰少，谷气不盛，上焦不行，下脘不通，胃气热，热气熏胸中，故内热。"观此则劳倦生热之义无余蕴矣。盖人身以元气为主，元气与邪火不两立，劳则耗气而脾虚，故形气衰少，谷气不盛；脾虚则不能为胃行气而阳明满，故上焦不行，下脘不通，胃气热。此证情形何以异？是其胃不利、发热，皆阳明满也；阳明满而少阳之气不降，则风火上郁而头昏、眼花、口苦；心肺之气不降，则经脉不通而周身作痛，合言之，乃劳倦伤而兼阴虚者也。

《灵兰秘典论》曰："心者，君主之官，肺者，傅相之官。"《五脏别论》曰"魄门亦为五脏，使水谷不得久藏"，乃腑听命于脏，下听命于上之明征也，故脏虚则腑实，上焦不行则下焦不通。此证虽未言及下焦不通，然而势本相因，可臆断也。

劳则耗气，而脾虚中无所主，故用沙参、黄芪、白术以补之，又用官桂从下焦以生之；劳则生热而阳明满，热气熏胸中，故用银花、栀子、黄芩以清之；上焦不行，行以生姜；下脘不通，通以大黄；水得土而绝，壮以玄参；若苍术、柴胡、甘葛等则入脾胃肝胆，升阳达郁；木通则降心肺，以行经脉者也。

胃不利，《伤寒论》所谓心下痞硬也。《伤寒论·太阳篇》生姜、甘草、半夏三泻心汤证，皆心下痞满，以辛苦治痞、甘温补虚。《阳明篇》则曰："阳明病，心下痞硬者，不可攻之。"可知心下痞硬一证，无不本于脾虚，与正阳阳明之胃家实证，大有区别，学者当明辨之。

东垣论劳倦内伤阳虚者多，故寒热并见，此兼阴虚，故发热而不恶寒，唯发热而不恶寒，足征胃热颇盛，故降药中并用大黄。综合全方，盖长沙生姜泻心汤，东垣补中益气汤之合撰而加减者也。

水者火之宅也，水不足以宅火，则火恒有余于上，不足于下。有余宜泻，故用银花、黄芩、栀子、生军以泻之；不足宜补，故用官桂以补之，火必下宅而后生土，故用玄参壮水以宅之。

霍乱、吐泻类

附：吐酸、吞酸

三十二、某，腹痛吐泻并行，危险二三日。

豆　蔻二钱	吴萸三钱	白术（土炒）八钱	茯　苓三钱
陈　皮二钱	细辛一钱	干姜三钱	制附片五钱
广木香一钱	黄芩八分	连翘三钱	厚　朴（姜汁炒）八分
腹　皮三钱			

三副。

此霍乱也。霍乱有中虚者，《气交变大论》曰：岁土不及，民病飧泄，霍乱是也。有热与郁者。《六元正纪大论》曰：不远热则热至，热至则生热，吐泻霍乱。又曰：土郁之发，为呕吐霍乱是也。夫脾胃者，后天之本，四隅之统，五味所出，性命所在，吐泻则中宫无主。遑论健运，因于虚者固虚，即因于邪者，亦无不虚也。治法宜分别邪之有无轻重，以为补泻并行、独行之方，或缓急先后之着。正虚者，不可消导；邪甚者，不可呆补。《伤寒论》治霍乱口不渴者用理中汤，乃正虚而无邪也，有邪则未可拘执矣。大抵酒家厚味之人，肺胃阴虚，湿易化热，湿虽宜温，而热则宜清。王孟英之所以戒温补而立蚕矢汤者，此也。至土郁之发，或寒热燥湿纷见杂陈，或外而风寒内而食积相为倚伏，或四肢厥冷而烦躁，或六脉沉细而搏指，斯时也，苟不以去邪开郁为急，而遽进理中汤人参、甘草之补则殆矣。此证外无发热恶寒之表，内无口渴溺赤之里，且病邪不因吐泻而衰，腹痛不因吐泻而减，其为生冷伤中、寒湿蕴结，以致清浊不分、升降失常，而非食积也明甚，治法宜理中，而不宜甘温之补也亦明甚。

每年夏至后，阳极阴生，暑湿交蒸之时，正吐泄霍乱流行之候。《宣明五气》篇曰："脾恶湿。"《口问》篇曰："邪之所在，皆为不足。"可知人必脾胃之阳不足，而后时令之湿得以乘之也。五行唯火生土，此火自下蒸上，为水中之火，又可知人必水中之火不足，而后脾胃之阳不足也，故用附片暖水补火，白术暖土燥湿以治泄；蔻、姜入肺胃，宣畅滞气驱逐邪气；吴萸入肝脾，排除寒湿，下气开郁以治吐。人身下温则升，上清则降，吐逆则心火不降而克金，虽无显然热象，而气化之常同如是也。故用附片温下，即用芩、翘清上，以成交泰之功，且姜、附、术、萸皆温燥之品，用温燥而不知保肺之清肃，纵无宿热，亦足以新生浮热，而碍天气之降也。若陈皮、厚朴、木香、细辛、茯苓、腹皮等或导滞和中，或通阳散寒，或利水泄湿，皆窒者通之，为治腹痛吐泻之佐使也。

水寒则不化，不化则无以与云致雨而成寒燥，细辛之辛与附片相辅而行，能搜风寒、行水结、开腠理，致津液以润之。

三十三、某之母，肚痛吐泻，胃不食，口干无味。

花椒二钱	干姜五钱	白　术（土炒）一钱	广木香一钱	生军二钱
山药五钱	砂仁三钱	生沙参八钱	白　芍三钱	建曲三钱
茯苓二钱	生姜五钱	甘　草八钱		

五副。服二副吐泻痛皆止，三副痊愈。

此脾胃虚而有宿食也。外无发热恶寒、头痛之表，内无口渴、溺赤之里，且心不烦、四肢不冷，亦无上下偏盛之寒热。权衡虚实邪正，吐为胃阳虚，泻为脾阳虚，肚痛则不通也。凡霍乱皆起于不通，不通之气则溃裂横决以逞，故吐泻并作。而不通之故，则不外宿食停饮，或寒湿、湿热结邪窒碍于中，以致正虚之脾胃不得升降。然吐泻则邪出痛止，必然之势。此证之邪不因吐泻而去，痛不因吐泻而减，盖由宿食根深，与寒湿纠结而不解也。《经脉别论》言："脾气散精于肺。"《脉度》篇言："脾和则口知五谷。"兹既脾胃失职，以致上吐下泻而不食，口干无味等症，皆绪余矣。

《伤寒论》曰："霍乱寒多不用水者，理中丸主之。"《金匮要略》曰："下利不欲食者，此有宿食也，当下之。"故此方用理中汤补脾温胃，健运于中以治虚，建曲、大黄化宿食、涤肠胃以治实，而生姜之散寒开郁，花椒之温中下气，茯苓之渗湿化气，广香、砂仁之调中快气，皆吐泻痛之辅治药也。夫痛分虚实，喜按者为虚，拒按者为实，此证本脾胃两虚，而攻实乃用大黄，其拒按可知。若白芍、怀药之入肝脾，强内守则所以安定脏气者也。

吴萸、花椒均有温中下气，除寒湿痹痛之长，而所下之气亦均为寒湿郁气，非但寒而不湿者也。然吴萸下气，由脾胃而极于肝；花椒下气，由肺脾而极于肾。则寒湿郁气之溃于肝者，宜吴萸；冲于肾者宜花椒，可无疑义。至寒湿之辨则以舌苔滑腻为凭，而在肝在肾则以舌边或舌根为凭，又当辨之以脉及六经证象，庶无贻误。吴茱萸汤为治厥阴寒湿郁气上冲于头之方，大建中汤为治少阴寒湿郁气上冲于胃之方，观此则知吴萸、花椒之用各异。若但寒而不湿，则内寒外寒、气分血分均有专药，又无取于二物矣。

三十四、某，上吐下泻，肚痛不食。

粉葛二钱	白术(土炒)五钱	干姜二钱	莱菔子(炒)三钱
建曲二钱	腹皮五钱	紫苏一钱半	茯　苓三钱
厚朴(姜汁炒)二钱	藿香二钱	香附二钱	生　姜三片

三副。

此不及之土郁也。邪在上则吐，在下则泻，在中则呕吐而利，谓之霍乱。肚痛者，土郁之征；不食者，土虚之候。人当夏日炎天，畏热贪凉、恣食生冷而病此者比比也。

《气交变大论》曰："岁土不及，民病飧泄霍乱。"《六元正纪大论》曰："土郁之发，为呕吐霍乱。夫土居中央，主持上下，或郁或不及，则气化失运于中，故降者不降而吐，升者不升而泻，治法以补土之虚，开土之郁为要。"亦有不宜补者，《六元正纪大论》所谓"不远热则热至，热至则身热吐泻霍乱"是也，然必有身热、烦渴、小便黄赤，或兼厥逆假寒等象，而非此证也。

唯土喜温而恶湿，土不及，故温以白术、干姜，渗以茯苓；肺胃有寒湿郁，宜生姜、紫苏、藿香；脾胃有食积郁，宜莱菔、建曲，并宜腹皮、厚朴、香附以调其气，粉葛则升胃中遏抑之清气以归于天者也。

三十五、某之弟媳，吐泻腹痛，发烧，胃不食，四肢冰冷。

黄　连一钱	银　花八钱	生白芍三钱	黄　芩三钱
厚附片八钱	白　术(土炒)一两	桂　枝二钱	法　夏一钱
干　姜五钱	生沙参八钱	上　桂二钱	炙甘草五钱

五副。至吐泻止，再加：

生姜三钱	牡蛎五钱	枳实八分	连翘三钱
柴胡一钱	大枣三枚		

此太阴少阴合病也。釜底无薪则釜内寒，下焦无阳则中焦寒，吐利、四逆、腹痛不食，皆太阴少阴共有症也。唯发烧一症为少阴所独，盖少阴上火下水，往往寒热互见。《伤寒论·少阴篇》上热而下不寒，或下寒而上不热者虽有之，然不如上热下寒者之多也。

理中汤温中散寒，加半夏降逆，附片温肾，肉桂、桂枝和营通血脉，白芍平肝，共以治吐利、腹痛、四逆，若黄连、黄芩、银花则泻少阴不降之火，以治发烧者也。

吐利、四逆，中下之阳皆欲绝矣。服理中汤则中焦之阳自无而有，既有则宜外输以温表，内漉以生水，故加生姜以行开发，加枳实、连翘以助清降。服附、桂则下焦之阳自无而有，既有则宜下蛰以固根荄①，故加牡蛎以纳肾气。大枣则合缓肝脾之炙草，共滋脾胃以生营血而和经脉，柴胡则达木火之郁以升清阳，与枳实为对待，故皆于吐利止后加之。

三十六、何某之子，吐泻，食入即吐，吃药亦吐，食入不能容，还要吐出，十分危难，将死了。

老连一钱	黄芩（酒炒）三钱	干姜五钱	白术（土炒）二两
厚朴（姜汁炒）八分	法夏（姜汁炒）一钱	木香八分	神曲二钱
姜黄二钱	黄土一块	藿香二钱	

三副。一服即安。

此土虚火逆也。土虚则中无主持，故上吐下泻；火逆则有升无降，故食入即吐。《金匮要略》大黄甘草汤治食已即吐，乃通地道以承天气，与此不同，盖一则大便虚，一则大便实也。

夫胸中之阳，离照当空，下行交土者也；水谷之气，变化精微，由土以转输于四脏者也。火逆则土中无火而土寒，水谷不入则土无所禀，而四脏皆虚甚矣，其危也。

人身脾胃居中，主持气化，为后天生化之源，一旦失其转输出纳之常，而上吐下泻，岂特虚且寒哉？必有所不通矣！

寒者温之，虚者补之，干姜、白术暖土之寒、补土之虚，建中立极，唯兹是赖。然而必火上逆不用芩、连折之，何以下行交土乎？血凝气滞，气化辍息，不用朴、夏之辛开苦降，二香之快气和中，神曲之消食化积，姜黄之破血下气，何以反逆为顺、反寒为通乎？黄土秉坤顺之德，擅静谧之均，中央戊己，经此大乱，动宕不安久矣，故用黄土以安之，亦以土和土，以静和动之意也。一服即安，抑何神邪？

三十七、陈松丹，忽得暴疾，手足冷，四肢缩筋，上吐下泻，胸部极热，有上下不相接之象，心内甚慌，吃药难进。

荜茇二钱	草果仁（去油）三钱	干姜四钱	槟榔二钱
柴胡二钱	葛　根二钱	黄芩三钱	羌活一钱
厚朴二钱	甘　草一钱		

一副愈。

---

① 根荄　gēn gāi 比喻事物的根本，根源。《旧唐书·元稹白居易传论》：“臣观 元 之制策，白 之奏议，极文章之壸奥，尽治乱之根荄。”清 龚自珍《勇言行箴》：“其精神外矣，其根荄譗矣。”

此霍乱也。《六元纪大论》曰："土郁之发，为呕吐霍乱。"《气交变大论》曰："岁土不及，民病飧泄霍乱。"《五乱》篇曰："气乱于肠胃则为霍乱。"《癫狂》篇曰："厥逆为病，足暴清，胸若将裂……烦而不能食。"《痹论》曰："凡痹之类，逢寒则急。"《太阴阳明论》曰："四肢秉气于胃而因于脾。"《伤寒论》曰："凡厥者，阴阳气不相顺接，便为厥。厥者，手足逆冷是也。"夫脾胃居中，主升清降浊之权，吐利霍乱者，不及之土为湿所郁，清浊之气乱于肠胃而中焦不通也。手足冷缩筋者，中既不通，四肢无所禀气而寒胜也。上下若不相接者，吐则气乱于上，泻则气乱于下，而中失主持也。胸部热、心慌、吃药难进者，胃逆则木火之气乱于胸中而上焦不通也。

夏月霍乱，以湿为主邪而分寒热，大抵挟生冷宿食而寒胜者多腹痛。此证腹不痛为无宿食，而四肢冷缩筋则寒胜也。胸部热，心甚慌，有似热胜，然外无发热、汗出之表，内无口渴、舌黄、溺赤之里，不得谓之实热，乃寒湿厥气格阳于上，上热初起之候也。上热初起，尚未外传下传，故无实热之象。合而观之，则此证犹在寒湿较胜范围中矣。

《至真要大论》曰："湿淫于内，治以苦热。"《脏气法时论》曰："脾苦湿，急食苦以燥之。"夫吐泻霍乱者，脾胃不足之阳为寒湿所郁，不能升降，匪独湿淫于内也。唯辛能开，唯苦能燥，温中燥湿固宜苦热，而温中通阳则宜辛温，此不易之法也。干姜、荜拨之辛温热，长于温中通阳，治中寒阳郁霍乱；草果之辛温臭，长于温中燥湿，治中寒湿郁霍乱；槟榔、厚朴之辛苦温，长于温中下气，治中寒湿逆霍乱，故并用之以理肠胃之乱。而柴胡、葛根、羌活则通上焦遏郁之阳，行于三阳之表，以与肠胃诸药相辅而行者也。《决气》曰："上焦开发，宣五谷味，熏肤充身泽毛，若雾露之溉，是谓气。"夫上焦之气内行于脏腑，外行于皮毛，无止息也。上焦不通，则治节不行于内，外而生热，乃必然之势也，故必降而抑之于下，开而泄之于外。再得黄芩以泻其有余之热，则上焦气化自复其常，而治节出矣。甘草协和诸药，以安中气，因邪甚不可多用。

上焦之气不行于表，故用柴胡、葛根、羌活，因势利导，泄之于外，非有三阳表证也。上焦之热未传于中下，故用黄芩泻之于上，而不用中下凉药，以免诛伐无过也。全方燥湿之药为多，而荜茇、草果、槟榔又为逐秽恶、宣壅滞之峻剂，其舌苔之厚腻且嫩，而不燥可必也。霍乱证无不邪盛，邪不去则正不安，故以去邪为急，唯正虚霍乱而无杂合之邪者，可用参、术之补，如《伤寒论》以理中汤治霍乱是也。

三十八、某，胃不利，发吐食，下泄脂液，有点浮肿，时常吃酒多。

白　术(土炒)一两	制附片八钱	砂仁二钱	洋参三钱
生于术五钱	生白芍五钱	云苓三钱	干姜二钱
生　地三钱	苡　仁三两	官桂三钱	藿香二钱

五副。

此脾湿也。《宣明五气》曰："胃为气逆，大肠小肠为泄。"《伤寒论》曰："太阴为病自利。夫胃阳虚则吐，脾阳虚则泻，大肠主津，小肠主液，泄脂液者，饮酒多则栗悍滑疾之气甚，而津液不守也。"《六元正纪大论》曰："阳明所至为浮虚，太阴所至为积饮否隔①。"夫阳明为燥金之气，太阴为湿土之气。浮肿者，燥金之气不降于上，湿土之气不运于中也。

姜、术、洋参温胃燥脾，益气理中焦；白芍泻木和土，定乱气以治吐泻之本；附、桂温升，生地清降，俾水火交媾于中以广生化；藿香、砂仁辟恶调气，茯苓、苡仁利水除湿，则治吐泻之标也。

上焦为阳，阳中有阴则天气降，故古人有用热药毋犯上焦之戒。然清上之药不一，而此方独用生地者，盖心藏己土，为脾之根，脾恶湿，心恶热，白术燥脾湿，即足以伤心血而生热，理中虽补，反乖气化，可勿虑哉？唯生地能保离中之阴，而和白术之燥，俾心血不因燥脾而伤，然后心火乃克下降而生脾土。土旺生金，火不刑金，然后治节乃克下行而消浮肿。此用生地之委曲情形也。苟不知此，未有不伤上焦之和，而反助火耗气者。庸医于此，不唯束手无策，每有认为虚不受补之死证者矣，可不哀哉！

白术本补脾燥湿之药，土炒则偏于燥，生用则燥中有补，生炒并用且轻重不同者，燥湿与补虚之斟酌也。

三十九、某，吐清水不止，饮食减。

桂枝八钱	法夏三钱	生杜仲八钱	怀药五钱
官桂三钱	白术一两	茯　苓五钱	甘草五钱
砂仁二钱	沙参五钱	姜　黄一钱	上桂一钱

三副。

此土不制水也。原批云：此非胃寒，乃中土湿盛不能制水，亦由太阳之气化不

① 积饮否隔　底本作"浮肿"。

宜。今培其土，土旺自能制水。按：饮食减为脾湿，吐清水为胃寒，吐而不止则非胃寒，乃郁而不化之太阳寒水越土淫溢为病。夫制水者，土也。《五运行大论》曰："其不及，则己所胜轻而侮之。"此证是已。

水来侮土，故用四君子汤培土泄湿以制之；脏真宜藏，守以怀药；湿浊宜驱，降以半夏。湿盛则气血稽迟，有通则补药得力，故用砂仁快脾胃之气，姜黄理脾胃之血。太阳之阳根于少阴，太阳气化不宣，亦少阴之阳不足也，故用桂枝宣扬太阳气化，即用杜仲温木生火，肉桂、官桂入肾助阳，以培其源。唯土恶湿，太阳寒水气胜，则沉阴化湿而害土，凡温热药足以胜太阳之寒者，即足以化太阴之湿，故杜仲、肉桂、官桂等，又皆隔一隔二培土之药也。

四十、黄某，胃上有一块，不食亦可，如食过点，腹即下泻，神少，出汗多，半年多了。

砂　仁三钱	白芍五钱	干姜五钱	枯芩三钱	木香二钱
白　术五钱	巴戟八钱	枳壳一钱	桂枝二钱	腹皮三钱
白前根二钱	牡蛎五钱	艾叶一钱		

此方不记副数，但云服毕病减三四，想不仅一二副也。

此痞证也。《伤寒论》有结胸、脏结与痞三证，大要结胸为阳证，脏结为阴证，痞则为阴阳不和之证。病发于阳而反下之，热入因作结胸；病发于阴而反下之，因作痞，此其因也。心下满而硬痛者，为结胸，但满而不痛者为痞，此其别也。结有凝结之义，故痛；痞则聚而未结者也，故不痛。

结胸总由下之太早，痞则有不尽然者。盖邪之所凑，其气必虚，不分外邪、内邪也。汗者，心之阳，汗多则心气伤，寒水之邪即乘虚上犯，蓄于心下，故误下足以成痞，过汗亦足以成痞也。生姜泻心汤证曰："伤寒汗出，解之后，胃中不和，心下痞硬。"是过汗成痞之征也。而误下成痞，亦不尽由外邪内陷，甘草泻心汤证曰："伤寒中风，医反下之，其人下利，心下痞硬，复下之，其痞益甚。"此非结热，但以胃中虚，客气上逆，故使硬也。所谓客气者，非外邪也，即中虚而下焦湿土与寒水之邪乘虚上犯也。太阴病提纲曰："太阴之为病，腹满而吐，时自利，腹痛，若下之，必心下结硬。"尤足证明与外邪无关也。

此证胃上一块而不痛，即《伤寒论》所谓痞也。痞而食少，胃阳虚也；痞而下利，脾阳虚也；痞而神少，中气虚也；痞而多汗，表虚而营卫不和、风木之气有余也。

戊土在肾，虚则并虚，干姜暖胃以化痞块，白术暖脾以节大便，巴戟暖肾以除风湿，此皆补主气以胜客气，治其本也。胃上一块，气与水合聚而成者也，香、砂、腹皮开郁理气，白前、枳壳破气降痰，艾叶通下焦之阳以逐寒湿，共驱客气以安主气，治其标也。

土之不足由于木之有余，白芍平之，合桂枝则调和营卫以止汗，合牡蛎则化痰软坚以敛汗。

痞为阴邪，阴邪据于阳位，则阳郁于上而下济者寡。凡阴阳不和之证，往往脾胃寒而胸中反有热者，此也，故用黄芩以清之，此与诸泻心汤之辛开苦降无二理，唯寒多热多则在临证时细心斟酌，以为辛温苦寒进退之标准也。

又方：

怀药三钱	白术一两	当归二钱	黑　豆三两	制附片八钱
故纸三钱	蔻仁一钱	茯苓三钱	益智仁三钱	枣　皮三钱
丹皮一钱	黄芪五钱	建曲二钱	生　姜五钱	

三副。服毕平安如常。

用药有先后之着，不可不知也。此证脾胃两虚，中气不足，前方何尝不可补气，唯痞块在胃，上焦不清，心肺之令难以廓然下行，补气尚非其时。今则病减三四，痞邪已轻，非复向日之负固矣。此前方所以只用白术，而后方则芪、术并用，补中而兼固表也。益智温中摄水，茯苓和脾利水，则佐白术以成建中立极之功者也。

食少自利固属脾虚，亦火不生土也。前方温肾而兼去邪，故宜巴戟、艾叶；后方则专补命火以生土，故宜故纸、附片。命火必蛰藏而后能生土，其不易藏者，肝木为之疏泄也，枣皮敛肝以藏之，唯化痰软坚非其所长，肝有邪热亦非其候，故不宜于前方。

阳必配阴而后有守，有守而后有生化，白术、益智温燥药也，故以怀药之阴配之；附片、故纸辛热药也，故以黑豆之阴配之。《玉机真脏论》所谓“定其血气，各守其乡者”，此也。

蔻仁、建曲、生姜等与前方之砂、姜、枳、前用意同而力较轻。本前方用桂枝之意，而易以当归则和营而不燥；本前方用黄芩之意，而易以丹皮则清火而在血。此皆先后之着也。至于有枣皮之酸温，即有丹皮之辛凉，又阖中有开、温中有清也。

四十一、杨某之叔，病胃不利，不化食，肚一日泻四五次，神少，口苦，耳鸣，夜多梦不寐。

当　归二钱	枣皮三钱	沙蒺藜五钱	赤石脂八钱
砂　仁三钱	黄芪五钱	杜　仲五钱	肉苁蓉（洗）三钱
破故纸三钱	白术（土炒）八钱	干　姜二钱	寸　冬三钱
灯　心三钱	生姜三片		

三副。

此湿胜濡泻也。《阴阳应象大论》曰："湿胜则濡泻。"又曰："清气在下，则生飧泄。"又曰："年四十而阴气自半也，起居衰矣。"《上古天真论》曰："男子年五八，肾气衰。"《太阴阳明论》曰："阴受湿气。"又曰："脾主为胃行气。"《气交变大论》曰："岁土不及，民病飧泄。"《口问》篇曰：'上气不足，耳为之苦鸣。"《决气》篇曰："液脱者，耳数鸣。"《海论》曰："脑海不足，则脑转耳鸣。"《方盛衰论》曰："五脏气虚，令人妄梦。"《淫邪发梦》篇曰："正邪从外袭内，使人卧不得安而喜梦。"夫阴气者，肾之精气也，人身身半以下为阴，故身半以下之精气谓之曰阴气。男子年四十，肾气渐衰，身半以下即渐受湿气，湿盛于脾胃则为濡泻，如此证是已。脾主健运，湿盛则健运不行，故胃不利、食不化。土为金母，气属于肺，健运不行则土不生金，故神少。苦者火之味，阴味下窍，耳者肾之窍，清阳出上窍，脾虚于中，水火不交，则阴味不出下窍，清阳不出上窍，故口苦、耳鸣。心藏脉，脉舍神，肝藏血，血舍魂，正虚邪凑则血脉不和，神魂不安，故夜多梦不寐。

火不生土则脾虚生湿，故用沙蒺藜、杜仲、故纸温木生火以生土。湿盛则濡泻，故用土炒白术燥湿止泻。清气在下则生飧泻，故用黄芪益气升阳。脾虚湿盛则健运不行，故用干姜、砂仁温中快气，为黄芪、白术之使。赤石脂则涩以固脱、重可达下，为久泻肠滑之要药。夫清阳不升，固宜温蒸湿运，而浊阴不降，则宜下固上清，故用枣皮固肝肾之精气，寸冬清肺，灯心清心，盖下固则气不浮，上清则浊自降也。大肠主津，小肠主液，利久则津液伤，耳鸣由于清阳不升，又由肾精不足，以致脑海不足，故用肉苁蓉合枣皮强阴益精，并以补之。夜多梦不寐，由于正虚而神魂不安，又由邪客而血脉不和，故用生姜、当归通神明，活血以和之。

年老血枯，利多液脱，渗淡虽能利湿，即能伤津液，故此方概从温化，不尚分消。肝通大肠，濡泻而用枣皮敛肝者，乙木之泄有余，庚金之收不足也。至梦多不寐，尤必有敛气归神之药。生姜、当归则治标也，沙蒺藜补肾祛风以利上窍，故选用之。

四十二、李某，每近天明必泻，一日泻五六次，色黄白，忽大泻不止，大汗喘呕。

吴萸二钱	五味三钱	杜仲五钱	沙　参一两
白术三两	干姜五钱	茯苓三钱	制附片八钱
故纸三钱	砂仁八分	甘草一钱	

五副。

此脾肾泄也。凡下泄无不由脾虚湿盛、分利无权，以致水谷精华之气、糟粕之汁并入大肠而成。然肾居脾胃之下，实胃底之薪也，肾火衰微，温蒸无力，则水谷之气遂不能上升，又非独脾胃之咎矣。此证黎明必泻，且一日泻五六次，皆脾虚湿盛、肾虚无火之象也。色黄白者，一线之土气犹未绝也；忽然大泻不止者，欲下脱也；大汗喘呕者，欲上脱也。危哉！其未即死也。

胃阳不虚不呕，吴萸、姜、砂驱阴降逆以止呕；脾阳不虚不泻，白术、苓、草暖土泄湿以止泻；肾不虚水不沉，附片、杜仲、故纸釜底加薪以升水。此大法也。沙参、五味补津液、收耗散，用之于大汗喘呕后尤为适宜，且金水一气，固上即所以固下也。当此湿邪正盛，微阳欲脱之际，自宜以救阳为急，一俟大局粗定，再为阴阳并治。

上下欲脱，以中为主，故方中脾胃药独多。

四十三、某之祖父，腹极痛，手足麻木，头痛，舌苔滑，心内不安，欲吐不吐。

银花五钱	连翘三钱	藿香三钱	枳壳二钱
黄芩三钱	干姜三钱	老连八分	法夏三钱
郁金二钱	厚朴一钱	桔梗一钱	甘草二钱

三副。

此寒饮格火于上也。膈膜为心肺与肠胃之分界，亦即清浊之分界，寒饮留滞，阻遏心肺下行之路，则为寒热拒格之病，如此证是已。夫舌苔滑者，膈间有寒饮湿浊之确据也。头腹痛欲吐者，胃气已逆壅而为厉。不吐者，乃系饮邪，无物可吐也。心内不安者，火郁于上也。手足麻木者，天气不降无气以行于四肢也。

寒饮湿浊在心胃间，宜藿香、干姜、法夏、厚朴等之芳香逐秽，辛苦温祛寒燥湿，涤饮利气。火郁于上，宜银花、连翘、黄芩、枳壳、桔梗、郁金等之甘寒清热，苦寒泻火，辛苦寒降气开郁。火郁则神不怡，腹痛则脾不缓，治上者制以缓，故用甘草。

此证寒散饮去，心肺之气下行则愈。唯腹痛宜在心下脐上，否则即为不合病情。

四十四、某，背中冷，左偏微痛，食少欲呕，四肢强。

桂枝五钱	法夏三钱	腹　皮三钱	独活一钱
白术五钱	生姜八钱	生甘草三钱	云苓三钱
葶苈二钱	干姜一钱	大　枣三枚	

三副。

此留饮也。《金匮要略》曰："心下有留饮，其人背寒如掌大。"此证则乳廓尚未大明耳。夫太阳行身之背而卫外，心为阳中之太阳而丽空，寒水之邪留于心下、着于背中，则两太阳之阳皆失其职，而有所不照与不卫，故或冷或痛也。胃阳虚则食少欲呕，脾湿盛则四肢强，盖脾者肾之主，土者水所畏，未有土旺于中而水留心下者也。

桂枝汤重用生姜宣化两太阳之阳，以复其离照与卫外之职。加葶苈以攻心下之水，寒者温而留者去矣。半夏、腹皮降逆行水，合二姜则温胃止呕，白术、茯苓培土泄湿，合甘、枣则安内调中。此本水有余、土不足之病，有余者当泻，而不足者必当补也。太阳之阳与督脉之阳并行于背，郁则并郁，故加独活以通之。

桂枝汤桂枝通阳外散，生姜助之，白芍敛阴内守，毋使被劫，阳通则邪去，阴敛则汗止，而营卫和矣。甘草大枣则调中益液，以补经脉者也。

四十五、王某之子，发寒冷，作吐，人昏头痛，咳二月余未好。

银花五钱	桔梗二钱	沙参八钱	百部三钱	柴胡一钱
白术五钱	桂枝一钱	紫苏一钱	枯芩八分	花粉三钱
连翘三钱	栀子五钱	大力一钱	甘草二钱	

五副。服至三副即痊愈。

此外寒内热也。风寒外郁故发寒冷，木火内郁故多逆气，胃逆则吐，肺逆则咳，风火上郁于头则痛。

风寒外郁，桔梗、柴胡、桂枝、紫苏、大力等开而泄之。《六元正纪大论》曰：“木郁达之，金郁泄之，火郁发之，无不备矣。”

火因郁而成，有非发之所能尽者，则用银花、枯芩、栀子、连翘、花粉之甘苦寒泻之于内，所谓实火则折之也。百部降肺通大肠，亦金郁泄之也。肺为娇藏，恶寒畏热，凡寒热不和之咳而大便实者，均可用之。

脾为肺母，久咳无不伤脾，故补以参、术、甘草。诸郁解则上焦之气行，土生金则治节之权复，而咳自愈矣。

四十六、张某之岳，发寒热，口苦，食不下，大便红白，兼绿冻清水。

柴胡二钱	苍术八分	干姜三钱	法　夏三钱
沙参五钱	白术八钱	黄芩二钱	制附片五钱
白芍三钱	香附三钱	甘草一钱	

三副。

此少阳兼太阴证也。寒热、口苦、绿冻，少阳证也；食不下、白利清水，太阴证也。阳而兼太阴，若不由误下，即系生冷伤，故或白或清水者，太阴虚寒之本；然也或红者，脾虚而血不统也；绿冻者，少阳之邪内陷，即伤寒传经所谓寒甚则入太阴之里也。

《伤寒论》太阳证误下，有四逆汤先救里法，而桂枝人参汤之治胁热下利，则为内温外散法。在少阳证误下而潮热实者，则有大柴胡汤及柴胡加芒硝汤之内通外散法。历观伤寒诸法，凡病有陷邪者，治之无不表里两解。盖陷邪不解，里不独和，无分虚实也。

此方即小柴胡汤易生姜为干姜，以治少阳表里寒热不和，加二术、附片双暖水土，以治太阴下利。有柴胡之升，即有白芍之守；有参术之补，即有香附之通，又法外法也。

四十七、某，胃不食，吐酸水，心内不安，不想吃，昏晕。

蔻仁一钱	生沙参一两	上桂三钱	桂圆肉八钱	香附三钱
干姜八钱	生北芪一两	砂仁三钱	厚附片三两	草果一钱
栀子八钱	花　粉二钱	桂枝三钱	金樱子五钱	

五副。

此木从金化也。木有太过、不及之殊，太过则鼓动而升，气血高涨；不及则凋零而落，生意索然。此证无太过之据，盖不及也。夫木主泄，金主收，平则调和，不平则害。《宝命全形》篇曰："木得金而伐。"《气交变大论》曰："岁金太过，肝木受邪，收气峻，生气下。"此收太过而泄不及也。《五常政大论》曰："五运不及，皆从胜己之化，委和之纪，木从金化。"此泄不及而收太过也。由收太过而泄不及者，有强迫之情而反动力甚；由泄不及而收太过者，有顺承之势而反动力微，此证是也。夫火郁则生苦，木郁则生酸，凡热皆生于郁，而热生之度则无一定。此证木郁以至作酸，而气血无高涨之象，其为不及之木而从化于金也，不信然哉。

《生气通天论》曰："味过于酸，肝气以津，脾气乃绝。"《大惑论》曰："胃脘寒，故不嗜食。"《伤寒论》曰："大病瘥后，喜唾久不了了者，胃上有寒。"夫胃寒不能制水，故不食而吐水；水为酸水，则肝气津而脾气绝，又不仅胃寒矣。至无关饥饱之宿好，亦不思食，其胃气之虚尤甚。《六微旨大论》曰："地气上升，气腾于天。"《经脉别论》曰："脾气散精，上归于肺。"夫肾者主水，水中有火则水化气而升。若水入于胃，不化气而作酸，以至吐酸水，则不仅脾胃虚，而肾火亦虚矣。《阴阳应象大论》曰："阳为气，阴为味。"又曰："阳气出上窍，阴味出下窍。"夫阴阳气味，有胜即有虚，阴胜则阳虚，味胜则气虚，吐酸水则阴味独胜，其阳气之虚可知矣。脾主升清，胃主降等浊，吐酸水则阴味出上窍，其清不升、浊不降可知矣。《宣明五气》篇曰："心藏神。"又曰："心恶热。"夫心火降，肾水升，则水在火上而交泰。心内不安者，寒盛于下而不化，则火郁于上而神躁也。火郁于上而肺

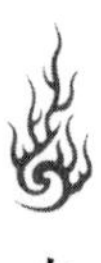

无热象，金寒犹未负也，其为坚成之金可知也。《口问》篇曰：‘上气不足，脑为之不满，头为之苦倾。”《至真要大论》曰：“诸风掉眩，皆属于肝。”夫上气不足者，脾不生肺；诸风掉眩者，肝气有余，侮所不胜也。昏晕属于肝旺者实，属于脾虚者虚。若肝脾皆虚，则未有实者矣。

《至真要大论》言：“诸呕吐酸，皆属于热。”而证诸实验则多虚寒，故昔贤有为寒为热之争，迄于今莫衷一是，殊不知《经》所谓热者，乃复气非胜气也。夫天有阴阳胜复之气，人亦如之。胜气者，太过之气；复气者，复仇之气。有胜气即有复气，无胜无复则谓平气。病机十九条内有属于火者五，属于热者四，皆以阴寒为胜气，阳热为复气。盖其初则正虚邪凑、阴胜阳郁，其继则郁者思达，不甘屈伏。此不甘屈伏之气即复仇之气，故云属于火与热也。至火与热之分，则属于相火者命之曰火，属于君火者命之曰热，即《六元正纪大论》所谓“少阳之上，相火主之；少阴之上，热气主之”是也。若夫阴证之辨，则当审其或复而大胜、或复而相持、或复而不胜以定之，固不得以属于火者即为火证，属于热者即为热证也。亦有一气独胜无复气者，则十九条中唯“诸病水液、澄澈清冷，皆属于寒”一条为然。《伤寒论》少阳病本非热证而口苦，阳明病胃家实则不口苦而偏热，夫口苦且非热证，则口酸可知。以此证论，肾火不能化水为气，而水从木郁之化以作酸，不能生土以生金而吐酸、不食、昏晕，皆本寒之胜气也。唯心内不安为少阴复气，有此复气，乃能与胜气争。而涌出停腐不化之酸水，《内经》之谓其属于热者，以此若通盘计之，则此证之胜气犹甚也。

脾肾皆虚，本寒之胜气犹甚，故用附片、肉桂补火生土，参、芪、圆肉补土生金以治之。心火郁，明标热之复气已至，故用栀子、花粉泻火除烦以折之，心火犹未克金，故不重清肺。补火而用金樱子者，火宜潜，潜则温蒸于下以升水也。补土而用干姜者，土宜健，健则温运于中以散精也。土宜健，白术为健脾要药而不用者，己土在心，心血生脾，心热有余则心血不足，宜圆肉之润，不宜白术之燥也。若蔻仁、砂仁、草果、桂枝、香附等则结者散之、逸者行之，共以疏肝泄肺、和胃醒脾、温经通脉，而任使命之职者也。

《脏气法时论》曰：“肝欲散，急食辛以散之，用辛补之，酸泻之。”《五味》篇曰：“肝病者，宜食辛。”《金匮要略》曰：“肝之病，补用酸。”何古法之矛盾乎？盖五脏皆主藏，藏者肝之体，散者肝之用，肝阳不密而用有余者，宜苦寒之酸以泻之，辛扬以散之，辛温以补之，或更生水以养之；肝阴不足而用有余者，治当以补水为主，而平以苦寒之酸，散以凉平之辛。若肝之阴阳俱虚而用有余者，则酸温、辛温、补水、补火并用。若肝阳虚而用不足者，则宜辛热以补其虚，辛温以达其用，如此证是已。肝肾同治，温肾即以温肝也。

《阴阳应象大论》曰："辛胜酸，酸胜甘。"观此则知酸之有余者，辛甘之不足也。木本胜土，不足于气、有余于味之木则以味胜味，故有酸无甘。凡食物之酸臭者，必扬而曝之，乃足以达其郁气、消其陈气而救其未腐。此方诸辛并用，即扬曝之理也。水寒木不生，附、桂之辛热以温肾水，则水暖而木生也；金寒木不达，干姜之辛热以散肺寒，则金开而木达矣；蔻仁、砂仁、草果、桂枝、香附之辛则佐姜、桂、附，以为扬曝之使者也。参、芪、圆肉则补甘之不足，以配酸之有余，与补木火以配金水之义无殊。凡木不及而郁者，其阴邪必盛。阴邪者，寒与湿也。诸辛温、辛热皆逐阴邪以补木之不及者也。古法有以吐酸为本热标寒，宜用辛热以散寒发火而酸自止者，盖本《内经》之说而泥其词也。夫吐酸果系肝热为本，则有余之木必鼓动而升，气血高涨，决非仅治其标可以愈者，不可愈而愈，则彼所谓治标实治本也明矣。

四十八、某，朝食暮吐，吐的是酸黄臭水，一年余。

广木香一钱	橘红三钱	白术(土炒) 八钱	草　果三钱
胡　椒五钱	怀药五钱	丁香五钱	沙　参五钱
干　姜五钱	藿香三钱	甘草八钱	鲜荷叶三张

五副。

此阴味出上窍也。朝食暮吐，则病根不在胃口，而在胃中；吐水不吐食，则病因不成于宿食，而成于宿水。夫饮食入胃，经火之蒸发、木之疏泄、土之健运，则精华上输、糟粕下传，本无留积，苟木火之力不足以化，则为宿食、或为宿水。此证则胃中有宿水而陈腐，故色黄而酸臭也。

《营卫生会》篇曰："卫出下焦。"《宝命全形》篇曰："土得木而达。"盖火之蒸发、木之疏泄，皆所以成土之健运，非各自为政也。多食生冷阴湿之物，损伤脾胃之阳以及肝肾，则胃中陈气与宿水互结不散，如痰饮之有窠囊，则非一吐所能尽矣。《五脏别论》曰："六腑者，传化物而不藏，故实而不能满。"胃中既有此病根，则每日水谷所化之精气，必有不尽输布以奉生，而与病根同腐者。此其所以一日一满，而吐于暮也。

中虚而无阴邪固结、宿水停痰者，白术、沙参、甘草补之足矣。此则不然，故并用广香、橘红、藿香、干姜、丁香、草果、胡椒等大队辛温热宣通之剂，以消阴翳而去陈莝[①]。《阴阳应象大论》曰："阴味出下窍，阳气出上窍。"吐酸黄臭水则气味倒置矣。唯荷叶能于濯淖污泥之中，升清气以通于天。诸辛温热能抑阴扶阳，

① 莝　cuò 铡碎的草，饲料草。此处代指人体内的糟粕。

即能助火耗气，得怀药以守脾，则动中有静、开中有阖，而无虑矣。

《阳阳应象大论》曰："辛胜酸，酸胜甘。"是酸之有余者，辛甘之不足也。广木香疏肝气以理脾气，橘红理肺气以消痰水，丁香暖胃阳以壮肾阳，干姜温胃散寒去腐臭，胡椒散寒逐湿辟秽恶，藿香入肺胃去恶气、止呕吐，草果入脾胃破气开郁、燥湿除痰。虽各有专司，而辛以胜酸则一，故与甘草俱重用也。

头不昏、心不烦，上焦毫无热象，故不清肺泻心。《脏气法时论》曰："肝欲散，肺欲收。"此则肺收有余，肝散不足，宜补火以克金，使金不克木，木能疏土，则胃复其传化之常，而病自愈。

朝食暮吐，本"反胃"病。王太仆曰："食入反出，是为无火。"此证虽不吐食，与反胃殊，而下焦之无火则一。夫治寒以热，治湿以燥，治酸以辛，治臭以香，皆正法也。而舌苔白厚、六脉沉迟，则寒湿内郁之征候也，观此方辛燥药之多，则此证之舌苔与脉象均可推而知之矣。

四十九、某，饮食不化，口酸，神少，有火，懒于言语。

砂仁二钱	香附三钱	藿香二钱	白　术(一半土炒一半生用)四两
圆肉三钱	沙参二两	茯苓三钱	生黄芪五钱
甘草三钱	陈皮二钱	法夏二钱	广木香五分

五副。

此中虚也。饮食不化、神少懒言为劳倦伤脾、中虚气陷之本病。而口酸则成于土湿、金收、木郁三者，盖酸者木之味，土不湿、金不收则木不郁，木不郁则不作酸也。有火者，木之子来复仇，不甘屈伏于金之收也。然火气与元气不两立，未有元气足而阴火妄行者，是金克木而火克金，虽曰复仇，实乱气也。五气循环，胜至则复，有复而大胜者，有复而不胜者，有全不复以伤生者。此证则复而相持，足征木火之气尚自有为也。

四君子汤加黄芪、圆肉，以治中虚气陷、神少懒言。然脾之根在心，白术能入脾，扶阳燥湿以治饮食不化，而不能护心阴，此佐以圆肉之微旨也。夫酸之有余者，甘之不足也，故宜圆肉、甘草之甘；又酸之有余者，辛之不胜也，故宜砂仁、香附、藿香、陈皮、法夏、广香之辛。唯辛能开，可以泄金之收，达木之郁而通阳化湿、活血利气也。《阴阳应象大论》曰："辛胜酸，酸胜甘。"观于此，则治酸之法具矣。

前方服毕，又方：

即前方加	沙蒺藜五钱	腹　皮三钱	生白芍五两
	怀　药八钱	制附片五钱	

三副。

脾阳宜升不宜陷，肝阳宜潜不宜浮。脾阳陷则不能生肺以下生，肝阳浮则不能生肾以上升，故土衰木旺者，往往平肝与补脾并行，以期各循其化。然白芍降泻之性，宜于肝则不宜于脾，故脾虚之甚者，又有先补脾而后平肝一法。如此证木之子能复仇，其肝阳不潜可知，苟终无以平之，则脾虽升而肺不降，何以下为雨露而生万物哉？此后方所以承脾阳上升之后，即重用白芍平肝，以开肺气下降之路也，合之腹皮下气，怀药守中，则脾升肺降之功成矣。肝阳浮则有余于上、不足于下，白芍平其有余，蒺藜、附片则补其不足也。

劳倦内伤以脾阳虚为主，其兼证则有脾阴虚者，有肾阴虚者，又有肾阳虚者，各因人秉之不同为转移。此证则脾阳虚而湿盛也。

天地之气升已而降，降者谓天；降已而升，升者谓地。肺气下降者，即脾阳升已而降也。肝木不平与肺为敌，天气固不易降；脾中之阴不能为阳之守，天气亦不易降。此怀药与白芍并用之义也。夫脾阳下陷则升之于肾，既升则降之于肺，此治劳倦内伤者必然之序也。至降已而升，则当求之地气，而为蒺藜、附片之任也。

五十、刘某，发寒热，胃不利，腹有点泻，少阳胀。

白术三钱	桂　枝二钱	莱菔子(炒) 三钱	薄荷八分
沙参五钱	白　芍五钱	柴　胡八分	建曲三钱
砂仁一钱	生枯芩二钱	银　花五钱	

三副。

此脾虚伤食也。土衰木旺兼有食积，故胃不利、腹泻。阳受气于上焦，以温皮肤分肉。少阳之脉抵头角下胸中，胃不利则上焦不通、表里不和，故发寒热。肝不平则胆气逆，故少阳胀。

参、术补脾，白芍平肝，以治土衰木旺；白芍合桂枝和营卫，与柴胡、黄芩和少阳表里，以治发寒热、少阳胀；合莱菔、建曲、砂仁消食调气，以治胃不利、腹泻也。少阳为相火之气，少阴为君火之气，上焦不通则二火皆郁，而肺受克，故又用银花、薄荷清金泄肺以治之也。

胃不利、腹泻、少阳胀为木旺土衰之确据。凡木旺病恒多于岁木太过之年及每年冬至春分间木旺之时，情志不和者，不在此例。

二便类

五十一、王某之父，小便不通，胃不食，小腹胀痛，神气少，舌苔黑，口渴饮茶多，十分困难。

云　苓五钱	桔梗二钱	上　桂三钱	连　翘五钱
通　草三钱	银花八钱	知　母二钱	干　姜五钱
甘草梢五钱	黄柏二钱	益智仁三钱	生白芍二两

三副，服一副小便通，三副诸病去。

此癃闭也。《灵兰秘典论》曰：“膀胱者，州都之官，津液藏焉，气化则能出矣。”此决渎气化之在下者。《经脉别论》曰：“脾气散精，上归于肺，通调水道，下输膀胱。”此决渎气化之在上者。故小便者，天水气化之合也，有一失职均可致不利。此证寒水不化，停蓄胞中，少腹胀痛，下失职矣；火炎金热，化源涸绝，口渴饮多，上失职矣。上下均失，此其所以不通也。

脾为胃使，肾为胃关，胃不利者，脾不能为胃行气，肾不能为胃降浊也。黑为水之色，舌乃心之苗，舌苔黑者，土不制水，水来克火也。气逆脉满，则神不安。十分困难者，肝正苦急，郁而不泄也。夫心为君火而司知觉，当行溺时知觉之所至，即心火之所至，各官无不翕然从之，是小便虽为膀胱与肺之职，而司输送者则心也。若火炎金热，知觉至而火与金皆不至，未见其能通调也。人皆知天交于水则小便出，抑知心交于肾又为天水相交之前导乎？此证之困难也、口渴也、闭癃也，皆水火不交之明征，未有心火不降而天气得以下交者也。薛立斋曰：“人之漩溺，赖心肾二气为之输送。”洵不诬也。《口问》篇曰：“中气不足，溲便为之变。”《经脉》篇曰：“肝所生病，遗溺闭癃。”故治小便不利者，宜详察病机所在，何脏有失而调之使平，不可拘责之膀胱与肺也。

李东垣曰：“口不渴而癃闭者，病在下焦血分，得之膏粱积热，损伤肾水，无阴则阳无以化也。”夫肾为水火之脏，司开阖而行化于下，小便不通者，有阖无开而化不行也。唯阳主开，唯肉桂能入下焦血分，化肾气以速其开，阳无阴不化，故又配以知、柏之辛苦寒以速其化，此滋肾丸寒热并用之义也。东垣治王善夫一案，腹坚如石，腿裂出水，而舌苔不黑，盖气有余便是火，胀甚者热亦甚，故重用知、柏。此证少腹胀痛，虽不无热，而舌苔黑色，则又为寒，故用滋肾丸而变更其轻重之配合。肺为水之上源，王善夫病虽下剧上轻，然未有治水而不治肺者。知母色白味辛，能清肺金气分，源清而流自远也。至东垣下焦血分宜阴中阴药之说，殊未可全信，即以滋肾丸而论，曷尝不及上焦气分哉？此为偏治下焦血分。

口渴而癃闭者，病在上焦气分，宜气薄渗淡之药以清水之上源。知母味厚，究非肺经专药，故用连翘清心火以导天气；银花、通草清肺热，肃肺气下行以通膀胱；桔梗则升提肺气，开上窍以资下达，犹之滴水器然，上窍开则下窍自利也。此为专治上焦气分。

黑者，寒水之色也。寒水之气能越土上凌，而侮所不胜，不但水寒，而土亦寒矣，故用干姜、益智温中厚土、摄水归元而堤防之；茯苓则以伐肾邪，与干姜、益智相辅而行者也。五脏之情各随所喜，此之谓矣。此为治卑监之土应崇其堤。

《生气通天论》曰："苍天之气，清净则志意治，顺之则阳气固……失之则内闭九窍，外壅肌肉。"夫苍天之气，生气也，在人身为肝阳之气，禀受于天者也，顺之则得天者全，故志意治而阳气固；逆之则得天者削，故五行之气皆逆而内闭外壅。此证上下不通，十分困难，正浊气膜胀、阳强欲绝之时也，故重用白芍平之，甘草缓之，以强内守而安志意。倘失此不治，一旦溃围而出，阴阳相离，腠理发泄则无及矣。甘草用梢者，并取其泻火达茎以利小便，一举而两得之也。此为治太过之木不安于位。

《脏气法时论》曰："肝欲散，急食辛以散之，用辛补之，酸泻之。"夫肝欲散者，木喜条达也；辛补者，阳虚也；酸泻者，阳强也。然《金匮要略》曰"肝之病，补用酸"，与《经》言能勿悖乎？盖从阳则谓之泻，从阴则谓之补。当阳强时，苟不用白芍之苦酸寒以泻之，则不能保其垂绝之阴以为阳之守，得不谓之补乎？若有补无泻之酸温，则宜于阳虚不敛，又非阳强所宜矣。阳虚辛补，治在肝肾，阳郁辛通，则无界畔。人身无处无生气，即无处无肝气，阳郁宜辛者，乃欲使生阳之气流行于五脏、六腑、十二经脉而不滞。如此方桔梗上开，肉桂下化，干姜、益智运脾胃，茯苓、通草利水道，皆足以疏达肝气，非必从肝而散之也。不唯此也，且须从肝而守之，俾郁遏之阳随各经辛药之开，但条畅于内而不消亡于外，乃为上工，否则辛能散之，即能亡之，能勿虑乎？凡病除治其偏盛偏虚外，微用通药，以畅其机者，皆散之之义。若疏肝不离生气发源之厥阴，疏肝之药不离升阳劫阴之柴胡、川芎，则刻舟求剑矣，非《内经》立言之意也。若夫肺以酸为补者，当在收令不及、开泄太过之候。此证失之过阖，唯宜治之以开，即参、芪之固亦所不可，况酸收乎？

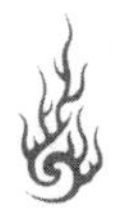

五十二、某，小便不通已二日，涓滴俱无。

砂　仁三钱	桔梗二钱	上桂三钱	蔻　仁二钱	通　草五钱
生甘草梢三钱	法夏五钱	香附二钱	益智仁三钱	鲜荷叶二张
甘　葛五钱	生姜三钱	灯心三钱		

三副。

此癃闭也。原批云：此宜开提化逆，使中枢得运，下焦自通。夫饮入于胃，游溢精气，上输于脾，脾气散精，上归于肺，通调水道，下输膀胱。是为脾行气者，肺也；为胃行气者，脾也。肺郁则不唯通调失职而小便癃，即脾胃亦随之递郁而运化歇矣，故宜开提化逆。俾脾胃之郁递开，则中枢得运，而下焦自通，此必然之治也。

《经》曰："其高者，因而越之。"又曰"病在下，取之上。"故用桔梗开提通肺窍，荷叶、甘葛升少阳阳明之清气以散头目滞气，犹之滴水器然，上窍开则下窍自利也。半夏降胃行肺，复其治节，合甘草梢之泻火达茎，通草之行肺气于膀胱，灯心之降心火于小肠，则《经》所谓"其下者，引而竭之"也。砂仁、蔻仁、生姜开发中上之郁结，益智开发中下之郁结，香附理气，皆窒者通之。非桔梗开提，遂能使胸膈脾胃之气皆畅也。《经》曰："膀胱者，州都之官，津液藏焉，气化则能出矣。"此证肺之治节，既不行于膀胱，则膀胱之气自不能化，故除开提化逆、转运中枢外，并用肉桂直达下焦以化之。

小便不通已二日，而病者尚无危急之状，故不用安定脏气之药。

五十三、方某之雇工，小便不通胀，有外感，经过四五医皆益甚。

桂枝五钱	白　术三钱	猪苓二钱	泽　泻三钱
瞿麦三钱	云茯苓二钱	桔梗二钱	甘　葛五钱
薄荷二钱	银　花八钱	腹皮五钱	车前草引

三副。服一副小便通，三副痊愈。

此癃闭也。膀胱为太阳寒水之腑，寒水之气内结而不化，则小便不通，太阳之阳外郁而不宣，则洒淅恶寒，非《伤寒论》太阳证悉具之外感也。经过四五医皆益甚，其初非涓滴不出可知也，唯不通而至榨胀，又不仅膀胱一腑之戾遂克臻此。

五脏所欲，肺收肝泄，恰得其反，幸有戊己居中，和其偏盛，金木交并，相辅而行，方无过、不及之弊。不然过泄则失之开，开则阴阳离决；过收则失之阖，阖则五脏气争。此病乃收有余、泄不足，肺肝肾胃诸气聚争于州都，致下焦不能如渎，寒水内结特病因耳。夫木曰曲直而喜条达，收者过收则达者郁矣；肾藏戊土而司开阖，阖者过阖则升者陷矣，其势均不能不争也。

五苓散白术、茯苓厚土制水，猪苓、泽泻通窍利水，重用桂枝宣太阳之郁，化寒水之结，病之仅在太阳表里者可已矣。虽然五苓能治太阳证之表里，不能解诸气之纠纷，故加甘葛以升胃气。胃气升则不下逼膀胱，而气化自宣。桔梗以开上窍，上窍开则下窍，而江河若决，然后诸郁皆释，各安于位而不争矣。薄荷疏肝泄肺，银花清金浚源，一以助桔梗之上开，一以助桔梗之下降。此下病上取之法也。

决渎之官失职，浊气不能下趋，势必上犯，故有桔、葛等之升，必有大腹皮之降，始无相因相召之变也。

水郁生湿，湿郁生热，再加瞿麦、车前，并泻心肝肺诸经之湿热，以补猪、泽之足，所谓“下者引而竭之”也。

昔贤称癃闭为危急之候，乃病者却无危急之情，足证脏气之坚矣，故全方上下通、内外通，虽有白术之燥湿补脾，亦不多用，所谓阖者治之以开也。

五十四、张某之戚，小便痛，下白浊有二十余日，神色短少，换数医皆不效。

通　草三钱	血通五钱	白　术三钱	云苓三钱
广滑石五钱	木通三钱	百花草五钱	甘葛一钱
黑　豆八钱	香附(酒炒) 三钱	海金沙三钱	甘草三钱
甜　酒一杯			

三副。

此淋浊也。痛者为淋，不痛者为浊，初起时无不淋浊兼备，久则另开侧径，溺道扩张，即但浊而不淋矣。此病得之花柳传染，与医书五淋小同大异，盖湿热同而微毒异也。夫膀胱者，气化之所由宣；溺道者，浊阴之所由出。一旦微毒传入，着于一点，发炎溃脓，窒塞其间，有不妨害膀胱气化、阻遏浊阴下行而乱其清明之体者乎？《经》曰：“厥气上行，满脉去形。”盖浊邪不能下泄，势必上攻，上攻则脉满，脉满则阴不能守于内，神不能安于室，脏腑气血均失其平，人身至危险之事有过于此者乎？奈何人之不贷觉悟也。就余经验所及，患此病而头昏胸胀者比比也，患此病而渐至虚弱者又比比也，皆浊气上行之感召，而暗促年寿，影响子孙又势所必至也，养生之士当切戒之。

通可去滞，滑可去着，通草、血通、云苓、滑石、木通、海金沙等或从气分，或从血分，皆泻湿热、排浊秽，由溺道下行者也。唯利水药过多，必暗消肾气，且易伤中气，故用术、草以保脾，黑豆以保肾，非补也。黑豆合甘草又能解百毒，一举而两得之也。

《经》曰："浊气在上，则生䐜胀。"淋浊忌升势也，然当此群力厉行驱浊之际，何尝不可少用葛根以升浊中之清乎？百花草苦寒专入膀胱除湿热，散结止痛；香附通和气血，无他妙义。

此本湿热病也，而反用善生湿之甜酒为引，此所谓反佐法也。譬如兵家之诈降反间，既有深入之细作，复有应援之大兵，然后能一举而歼之也。

上述治法唯宜于初起脉实时，若脉浮大而沉不足或浮弱者，均属不宜。爰有管见，数条录出，以备参考。

- 宜敛，敛其脏真之气，若伏若匿，各守其乡也。凡病脉浮大而无表邪者，莫不宜敛，左大敛肝肾，白芍、首乌、牡蛎等选用；右大敛脾肾，莲米、怀药、芡实等选用。盖医病必先医命，勿贸贸然徒攻邪也。
- 宜补，气虚补气，血虚补血，阴阳亦然，以平为期，勿听其偏。
- 宜通，通头面、通胸胃、通小便也。通则血气流行，气化敷畅。通药颇多，在人斟酌，如茯苓、木通能通小便，甚则加牛膝之类。
- 去邪，有热去热，有湿去湿，至于外感，更不待言。淋浊病无不湿盛，利水药皆能去湿。中焦下焦、气分血分之剂，随宜选用。合四法以为方，则邪去而正不伤，百日之内可愈，否则未有不欲急之而反以得缓者矣。

五十五、张锡之，肾子肿如鹅蛋大，行路下坠颇痛。

白术八钱	怀药五钱	益智仁三钱	黄柏（盐水炒）一钱半
玄参五钱	橘核三钱	荔枝核八钱	白芍四钱
知母二钱	上桂二钱	沙蒺藜五钱	首乌五钱
甘草二钱	灯心三钱		

五副。服二副痊愈。

此疝气也。原批云：此因肝脾不足，亦是脾不生。土为四象主而其机在木，乙木之心火肆，而真阴受病，真阳亦渐少，奈何不生病？治须培其根，必要真火去生真水，而真阳乃可克阴火，即真水可以养肝阴。医理如此，宜究之。谨按：脾为后天生化之源，出五味以溉四象，故以后天论则肝脾不足，亦脾之不生也。然肝为先天生化之源，土在后天，虽为四象主，而以先天论，则其生机实不离木，故曰其机在木。心为火脏，肾为水脏，而火之精谓之真火，亦即真阴；水之精谓之真水，亦即真阳。此乃先天真气不可太分。乙木之心火肆而真阴受病，故真阳亦渐少也。阴火者，水中之火，即相火也，相火之所以能蛰藏于下而发为氤氲之气，以奉生身者，赖有真水以率之也。若真水不足则阴火妄动，木先失养而灾害至矣。《评热病论》曰："邪之所凑，其气必虚。"木既失养，则正虚邪凑，安得不为肿痛而下坠乎？

以后天气化言之，此本肝脾不足，水火不交之病。盖厥阴之脉绕器，疝气不离厥阴肝经，肝既不和，则水升火降之机乱，脾土无所禀气，乃必然之势也。原批谓其木之心火肆而真阴受病，真阳亦渐少，是其病乃由心火有余，心阴不足，以至伤及肝阴，为之原耳。

《太阴阳明论》曰："土者，生万物而法天地。"夫脾为后天主，水火之交在此，不足则斡运失职，水火不交，生化不出，故补以白术、怀药、甘草，建立水火交媾之地。《生气通天论》曰："苍天之气，清静则志意治，顺之则阳气固。"夫苍天之气，在人身即肝气也，水火交媾之机在此，人不幸而苍天之气逆，则莫要于和肝，故以白芍平之，沙蒺藜、首乌温之、养之，以抵于和而转其机，合之灯心引火下行，肉桂化水上行，以任交媾之使，则南北气化无间，而大功成矣。张某之病，要真火去生真水，而后真阳乃可克阴火，即真水可以养肝阴。夫真火生真水，真水养肝阴者，乃后天火降水升如常，而先天真火真水不至为后天乱气蔽隔，自复其生化克制之妙也。人在后天即不离后天气化，未有后天气化不和以致先天气化不和而不由后后天以返先天者也。真阳渐少则阴火渐炽，而肾水亦虚，故用知、柏泻阴火之炽，玄参补肾水之虚以降之、宅之，阴火妄动则地气寒，肾囊肿痛则地气窒，故用沙蒺藜温肝肾以助阳气，益智仁温脾肾以开郁结，而荔枝核、橘核则专入肝肾膀胱，消肿止痛以治疝气之用也。

五脏皆有先天真气以率后天凡气，故气从以顺，各从其欲，皆得所愿。所谓先天真气者，即前所云心属火而有真火，肾属水而有真水也，他脏仿此。然真气虽有五实，皆真阴真阳之化分也。《易》曰："太极生两仪，两仪生四象。"而当未化分之时，即真阴真阳亦非二也。人能持之以静，由分而合则复还太极，谓之道矣。此案以先天真气论病，医者不知，无须深求，但于后天水升火降之理而精研之，亦未尝不与先天气化暗合，盖逆生虽异而和合于中，则无异也。

五十六、某，小便后有精如丝，或一点点滴。

金樱子五钱	五味一钱	干姜三钱	怀　药五钱
玄　参五钱	白术五钱	法夏二钱	制附片五钱
枸　杞三钱	石斛五钱	牡蛎八钱	枣　皮一钱

五副。

此肾不藏精也。原批云：此过于房劳损伤，真气封锁不固。当心火下降，溺窍开，而精窍亦与之俱开也。按真气者，真脏气也。《玉机真脏论》言："真脏气衰则真脏脉见，见则死。"盖人身之有真气，犹舟之有系，系不弛则舟不逝。此过于房劳损伤，真气则系弛矣，系弛则舟逝，所以不因交媾而精随溺出也。

《阴阳应象大论》[①] 曰："五脏者，藏精气而不泻。"此其本体也。人能守静以养心，惩忿以养肝，淡食以养脾，寡言以养肺，啬欲以养肾，则本体全而精气藏。《生气通天论》曰："苍天之气，清净则志意治，顺之则阳气固。"此之谓也。苟有一脏之精气不藏，未有不气血高涨而为病者。《六节藏象论》曰："肾者主蛰，封藏之本，精之处也。"此症肾不藏精，其伤在本，本伤则不能纳气归元，其血气之高涨，为病不远矣。肾者水火之精，肾不藏精，故用玄参、附片、枸杞补肾中水火以生精，而以金樱、牡蛎固肾涩精、敛其真气。五脏之情还相为宫，弛则俱弛，而分主从。主者重治，从者轻治，而从者之中，又审其轻重以为治，故除金樱、牡蛎敛肾外，又并用怀药、石斛敛脾胃，五匠味敛肺，枣皮敛肝，各以平为期。干姜、白术则健运于中以行后天生化。盖化糟粕转味而入出者，脾胃之职，故与怀药、石斛相辅而行也。《阴阳应象大论》曰："清阳上天，浊阴归地。"此证精随溺出，清浊不分，升降失常，故有附片之温蒸，以升清阳于天；即用半夏之滑利，以降浊阴于地。半夏善降胃逆与脾阳不足而生之痰湿，及小肠膀胱不清上逆之浊气，若气离经，由于真脏不守而宜敛者，则非所长，故此方收敛之药独多也。

五十七、某，脱肛四月不收。

生黄芪三两	沙参五钱	白术五钱	云　苓二钱
荆　芥八分	广皮一钱	当归五钱	生白芍八钱
防　风三钱	乌梅二钱	甘草一钱	甘　葛五钱

三副。

此脱肛也。地无凭也，大气举之，庚金收也，乙木泄之。脱肛者，大气不举于上而虚陷，金木不和于下而泄胜也。有肛门痒痛者，为湿热；大便燥结者，为津枯。此证则唯脱出耳，《难经》云："病之出者为虚"，医谚云"久病多虚"，盖此证之谓矣。

参、芪、术补中益气以归于肺，而重用黄芪者，下病上取，大气举之也。大肠主津，气血并盛，用当归者，兼活血也。木泄有余，白芍平之；金收不足，乌梅敛之；云苓、甘草、广皮则以渗湿和中；荆芥、防风、甘葛则以升阳散风、鼓气上行，乃参、芪、术之佐使也。

《天元纪大论》曰："厥阴之上，风气主之，阳明之上，燥气主之。"此证金木相争于下，大气不举于上，应以脾肺两虚为本，风燥合邪为标，故除参、芪、术补土生金外，并用荆、防、当归以散风润燥也。

---

① 据下文可知底本有误，应为《五脏别论》。

五十八、王恒之弟，大肠下坠，十余日未收，作痛，如大便即不了，又下血，食少，神微。

黄芪三两	首乌五钱	甘　葛三钱	白芍一两
沙参八钱	桔梗二钱	五　味三钱	白术五钱
苦参三钱	苡仁五钱	制附片五钱	香附三钱

三副。服二副，肠收一半，胃口亦利，服毕全收。

此脱肛也。地无凭也，天以大气举之。《六微旨大论》曰："天枢以上，天之气也；天枢以下，地之气也。"凡天枢以下有崩坠之失者，皆由天枢以上之气不举，如此证是也。然五行之理，木泄金收，坠而不收，则木令之有余可知。木有余则土不足，故食少而神微也。

薛立斋曰："脱肛属大肠气血虚而兼湿热。"缘湿为阴邪，虚者无不生湿，而酒家尤甚。湿郁生热，遂为湿热，热伤阴络则血内溢，血内溢则下血。此证脱肛而兼下血，是阳虚为本而湿热为标也。

虚者补之，陷者举之。黄芪、参术大补天枢以上之气，以为举陷之君；桔梗升肺，甘葛升胃，以为举陷之佐。脱者收之，五味子酸以收脱，使升而获上者不至溜而复下，此皆下病上取之义也。然安良者必戢暴，扶弱者必抑强，否则用力虽多，成功则寡，非其治也，故用白芍平肝阳之不静，首乌敛肝阴之不守。俾木气归原，不复下迫，肾气受益，封藏有度，则脾肺诸药各展其长而无碍矣。

白术、附片苦温辛热以治阳虚生湿之本，苦参、苡仁苦寒甘淡以治湿郁生热之标，附子彪悍之性能鼓阳气上升，凡中气下陷而阳虚者，合之参、芪，举陷尤速也。

黄芪、白芍为此方调和金木之主药，故重用。又以香附疏达血气者，阖中有开也。

肝气下迫而阖有余者，宜平肝而治之以开；肝气下迫而开有余者，宜平肝而治之以阖。金木相争之为病虽多，苟能察其胜负所在而调之使平，无不愈者。此证肝气下迫而开有余，故除补中举陷外，于木则平之，于金则阖之也。

第二方遗失，第三方如后：

莲　子五十个	白　芍五钱	牡蛎五钱	玉竹三钱	米合五钱
枣　皮二钱	广　皮二钱	沙参五钱	官桂二钱	百部三钱
大腹皮三钱	生姜皮五钱	大枣三枚		

此方服毕，事事如前，病家极为称赞。

第三方以内守为主，补虚为辅。第一方以举陷为主，内守为辅。第二方补虚与内守并重可知也，兹因第二方遗失，义已不全，姑录存之。

五十九、某，大便素坚，今病大便燥结，肛门之右肿起如痔，甚痛，口鼻及小便微有热象，精神饮食如故，病之得忿恚不平四月。

厚朴三钱	大　黄三钱	银花四钱	杭芍四钱
木通二钱	生甘草一钱		

一副愈。

此肝热迫于大肠也。肝欲泄，大肠欲收，收泄相争，泄胜则为暴注下迫，收胜则为大便不利。时当孟夏，木已生火，而不平之气未能泄于大肠，故迫于肛门之侧而为肿痛，幸脾胃尚健，无须补正，以肝病通大肠之法治之。

白芍平肝，厚朴、大黄通大肠以达肝郁，银花、木通清口鼻及小便之热，甘草和中。凡平人而大便不利，无论或坚或溏，皆肝病也。虚者宜先补正而后通大肠，此证无虚象，故引而竭之可矣，亦有补通并行者，则活法在人也。

六十、某，身热恶寒，口渴，小便黄，作痛。

银　花五钱	寸冬三钱	通草三钱	生地五钱
扁　豆三钱	苍术一钱	厚朴二钱	瓜壳五钱
米百合八钱	玄参三钱	杏仁三钱	桑叶五皮

三副。

此热盛于心也。心者，肺之主；小肠者，心之使。热盛于心而口渴身热者，火克金也。小便黄作痛者，火移小肠也。《伤寒论》曰："凡发热而犹恶寒者，谓之太阳证未罢。"然太阳证头痛而此则否，其非太阳证可知也。《至真要大论》曰："诸禁鼓栗，皆属于火。"盖热证必先火郁，火郁则恶寒，此证小便黄作痛，显然是火郁于小肠、膀胱。小肠、膀胱为手足太阳之腑，火既郁于腑，则不畅于表，故恶寒也。《活人书》曰："脉虚身热谓之中暑，为不足；脉盛身热谓之中热，为有余。"此证无不足之象，盖中热也。李东垣曰："小便不利而口渴者，热在上焦气分。"此证是已。

火之有余，由于水之不足，故用生地泻心、小肠之火，并合玄参补水之不足，以配火之有余；火克金，清以银花、寸冬、瓜壳、米合、桑叶，合之通草清热利水，由上窍以通下窍。杏仁辛开苦降，由傅相以达州都，则天气下为雨者，地气自上为云，太阳之腑气畅于内者，其表气自畅于外，诸病均可迎刃而解矣。扁豆、厚朴、苍术消暑行湿，盖时当夏令，宜酌加时令药以和肺胃，而免中焦之阳滞于生地也。

此方上焦药颇多，盖上焦气分为布化之地，上不行则下乱，故治之不遗余力。夫补水以治口渴身热者，病在上取之下；清金以治小便黄作痛者，病在下取之上；

和脾胃以升清降浊者，病在上下取之于中也。又上焦药中，清中有温，降中有散，清降则内行下行，温散则上行外行，内外上下之气皆行，而诸病犹不愈者，未之有也。

钱仲阳导赤散所治之证与此证无殊，此方亦即导赤散而发挥之者也。

卷三

诸血类

一、某，吐血，发热，胃不利，神倦。

沙　参五钱	干姜五钱	当归三钱	青木香一钱
生甘草一两	白术五钱	木通二钱	艾　叶二钱
橘　络三钱	石斛五钱	茯苓二钱	

三副。

此脾虚失血也。原批云：此方辛温，治吐血，有引血归经之妙用。是于甘温除热法中出来，宜细思之。按：《刺节真邪论》言“阳胜者则为热”。《调经论》言：“阳盛生外热。”皆属有余；而《刺志论》言：“气虚生热，得之伤暑。”《举痛论》言：“人劳则气耗，喘息汗出。”则为不足。观生脉散之用人参，清暑益气汤之用参、芪、术、草，即时邪为病而气不足者，亦不离甘温之补，况得之劳倦哉？《至真要大论》言：“劳者温之。”后贤因之而有甘温除大热，及参、芪、甘草为泻火之圣药等语，皆为气虚立论，非阳盛也。盖治病必求其本，发热由于气虚者，唯甘温能益气，用甘温以补之，则元气复而热自退也。至气虚发热而兼吐血，则其血之妄行必由于气之不运，故宜于甘温药中辅以辛温之运，而引血归经之妙即在其中。《调经论》曰：“血气者，喜温而恶寒，寒则血不能流，温则消而去之。”褚侍中曰：“血虽阴类，唯须运以阳和。”观于此，则不唯气虚吐血宜用辛温，即阴虚吐血亦宜于甘苦寒药中酌加辛温，以和胃通阳，庶不至抑遏生机也。

《平人绝谷》篇曰：“神者，水谷之精气也。”夫水谷之精气出于脾胃，脾胃虚则水谷之精气不足，故神倦。《阴阳应象大论》曰：“浊气在上，则生䐜胀。”夫胃阳旺则精华上输，糟粕下传，虚则清者不升，浊者不降，故胃不利。人身血统于气，以神倦、胃不利而吐血、发热，则其因于脾胃之虚可知也。

气虚发热，补以参、术、甘草，甘草补虚而兼泻火，故以为君。浊气在胃，运以干姜之辛温，合参、术、甘草之补中益气，则阳升而统血，再合当归、艾叶之辛温以散寒、活血、利阴气，则血行而归经。胃阳宜运而胃阴则宜守，运则不利者利，守则不平者平，故石斛与干姜并用。橘络专通经络以行血气，尤擅引血归经之长。若木香之通阳顺气，茯苓、木通之泄湿降火，则补中有通，以防甘草之壅满者也。

服前方毕，但血止，人仍烦热口渴，少神，头面赤热，眩晕，又方：

熟地三两	洋　参二钱	香附(童便炒) 三钱	白　术五钱
怀药一两	甘　草二钱	五味二钱	
牡蛎八钱	生白芍八钱	生姜三钱	

五副。

原批云：此方治命门火衰，不能生土，有时阴火上冲，烦热口渴，是为补少火驯剂。按：脾阳下陷，销烁肾水，则为阴虚发热。《痹论》曰："阴气者，静则神藏，躁则消亡。"服前方但血止，而热象有加者，中焦得辛温之运而血归经，下焦得辛温之燥而阴不平，以致阳不密也。夫由脾虚而肾虚者，权其轻重缓急，或先治脾，或兼治肾，随所利而行之可也。此证之初，肾之虚象未着，且脾不统血，唯宜甘补辛运，不宜壮水收纳，此前方之所以治脾不治肾也。今肾虚之情既大见于血止之候，正宜大补肾阴以收全功而已，能统血之脾则保其健运之力足矣。后方于水中补火，外柔内刚，既能使出位之火归于水，又能使盈科之水上升为云，故谓之补少火驯剂，凡命门火衰及火在上不能生土者皆宜之。

烦热、口渴、眩晕有似实火，然与头面赤、神少并见，则为阴火上冲，而非实火矣。夫水者火之宅，阴火上冲则水虚不能宅火可知，治此唯有上病下取，补阴含阳。俾火降而水升，则一切热象皆除。故用熟地为君，而五味收肺，白芍平肝，怀药守脾，牡蛎定肾，皆敛阴归阳，以补君之阙者也。附片以火引火，谓之反佐，然阴无阳则不生，阳不密则耗散，上有余则下不足，皆有酌用温热品之必要，虽反而实正也。肺朝百脉，阴火上冲则伤肺，故用五味、洋参收肺降火，补气生津以生脉。水火之交在土，土燥则火不降，土湿则水不升，故并用怀药、白术、甘草以期于平。谷入于胃，乃传之肺，外输内洒，以奉生身。五味得生姜则阖中有开，无间内外。香附童便炒以快血气而兼理瘀，失血家用之适合。

中气不足而四肢无力、表虚畏寒者，必用黄芪。此虽中气不足，却无必用黄芪之症，且吐血则所伤在营不在卫，尤与黄芪不宜，故前后二方皆不用也。

命门火衰则不生土以生金，阴火上冲则不生土而刑金，二者病情原有缓急之异。此方则不足者补之，不潜者潜之，故皆治也。至火衰与火炎有微甚之不同，则方理有定而方药无定，又当随宜加减，以求适合，而不可泥也。

中气下陷之证不一，余曾治一人，因遇变藏匿，一昼夜未得食，继脱险而行二百余里乃获休息。二三日后欲再行，遂有一足不用，勉用之则痛甚，余无他恙，服

舒筋活血药不效。余因思此病得之忍饥劳役，其脾土必伤，中气必陷。《太阴阳明》篇曰“脾病则四肢不用”，为疏补中益气汤，与之一剂即愈，故医者贵达于理耳。

二、汪某，吐血不止，每次多兼鼻亦流血。

生　军三钱	艾叶三钱	生甘草三钱	竹　茹三钱
生侧柏三钱	黄芩二钱	黄　连八分	生白芍五钱
木　通三钱	菊花五钱	降　香一钱	生　地八钱

三副。

此火逆失血也。原批云：此火邪甚，迫血妄行，血伤心无以养，心阴之气不足，芩、连入心，培心阴之气，大黄去瘀，一补一泻之法。按《至真要大论》曰：“诸逆冲上，皆属于火。”《五脏生成》篇曰：“诸血皆属于心。”又曰：“五味之所合，心欲苦。”《阴阳应象大论》曰：“苦生心。”又曰：“阴为味。”《生气通天论》曰：“阴之所生，本在五味。”《金匮要略》曰：“心气不足，吐血衄血，泻心汤主之。”夫血随气行，气随火升，失血而至口鼻俱出者，逆冲之火甚也。气有阴阳，血中之气谓之阴，气血伤则血中之气亦伤，五味入胃，各归所喜，芩、连入心，培心阴之气者，苦生心也。《金匮要略》以泻心汤治心气不足，吐血衄血，实同此义，而柏叶汤之治吐血不止则为阳虚。凡病不外阴阳，有阳盛吐血，即有阳虚吐血，故仲景各出一方以示人而触类引申，神明变化，则在善学矣。

大黄、黄连、黄芩不尽心经药，而皆苦寒，寒以泻火邪之有余，苦以培阴气之不足，非芩、连独补而大黄独泻也。火邪冲逆，非大黄之猛厉不能平，匪独去瘀也。

夫火者，木之子，土之母，上克金，下配水，本此叫义，以平为期，则治理得而治功着矣。火有余则水不足，唯生地能补水配火，此为治病要着。盖泻有余以配不足，不如不足以配有余之为妙也，而太过者必泻，则二法每并用。火克金则伤肺，肺伤则苦气上逆，故用竹茹清肺金气分，侧柏清肺金血分以降之。子母一气，乱则俱乱，故用白芍平肝和血以安母气，甘草缓中泻火以安子气。《痿论》曰：“心气热则下脉厥而上。”夫下脉厥而上，则上气盛而下气虚，盛则胀而不通，虚则缩而不通，故用菊花清散之于上，艾叶温理之于下，此法外法也。升者治之以降，然有降无升则上窍不开，仍不易降，木通、菊花皆能开上窍，通血脉以下行；降香入上焦血分以顺气，气顺则血顺矣。

《玉机真脏论》[1] 曰：“其高者，因而越之。”夫高者，邪在上也。邪在上者，或由外郁，或由内壅，而分有形无形。有形者吐之，无形者散之，皆所谓越也。火

① 据下文可知底本有误，应为《阴阳应象大论》。

邪上迫，气随火升而壅于上焦气分者，唯辛可以散之，而实火冲逆则忌辛温之升。本方选用甘苦性平之菊花者，此也。艾叶为逐下焦寒湿以利阴气之专药，阴火逆冲，内因则水不足以配火，外因则寒湿郁而阴气不利也。

三、周某，失血，咳嗽，出虚汗，发潮烧，胃不利。

白芍一两	百合五钱	菊　花三钱	薄荷一钱	北沙参五钱
玄参三钱	杜仲五钱	生甘草三钱	白术五钱	苏　子二钱
广皮二钱	冬花三钱	生　姜五钱		

三副。

此阴火上冲也。阴火者，水中之火，即相火也。水中之火在位则生土而生万物，出位则克金而戕生命。《六微旨大论》曰："当其位则正，非其位则邪。"此之谓也。《举痛论》曰："怒则气上。"《本神》篇曰："肾气虚则厥。"《阴阳应象大论》曰："阴在内，为阳之守。"《脉要精微论》曰："得守者生，失守者死。"

夫七情六欲无不伤人，而阴火妄动因于七情者，莫如忿怒伤肝；因于六欲者，莫如色欲伤肾。其初但觉胸胃咽喉头目不舒畅者，乃阴火起陆之渐，若至发潮烧则已离玄海而冲霄汉矣。似此气化反常，无论病根孰在，非肝木过泄、肾失封藏、肝阳挟相火鼓动僭越，决不至此！土居中央，为水之官，又非卑监之土堤封失职，亦决不至此也！

《五脏生成》篇曰；"诸血皆属于心。"又曰："人卧，血归于肝。"《调经论》曰："肝藏血。"《阴阳应象大论》曰："肺之变动为咳。"《宣明五气》篇曰："胃为气逆，肺为咳，"又曰："五脏化液，在心为汗。"《评热病论》曰："阴虚者，阳必凑之，故少气时热而汗出。"夫血之与气，阴之与阳，恒相依相抱而不离。金之与木，水之与火，恒相交相济而无间。失血出虚汗者，心肝之气逆而血不藏，阴虚而阳不密也。咳嗽、胃不利者，火不潜水而克金，木不畏金而克土也。合而言之，阴阳两虚，玄海无根之危瘴证也。然阴阳两虚，亦不无别，有由阳虚而阴虚者，得之阳不能为阴之卫而阴乃消亡，其脉必浮大无力甚或浮迟，而上实证少有；由阴虚而阳虚者，得之阴不能为阳之守而阳气浮越，其脉必浮大有力甚或浮数，而上实证多，此阴阳两虚之证未可一概论也。以此证论之，潮烧、失血、咳嗽、胃不利皆属上实，其为由阴虚而阳虚可知也。凡病有躁急之情者，其机无不在肝，盖肝为将军之官，怒则奋然而起不可遏也。阴阳二气共存共亡，无论阳胜阴病、阴胜阳病，苟治不如法，未有不同归于尽者也。

五脏不和之机在肝，肝既不和则水火之气皆不和，克所胜而侮所不胜，有亢害而无承制，宜其气血离乱，平肝则火降水升而枢机转，故重用白芍。水生木而配火，凡木火有余，皆由水之不足，而水中之火既赖水养，尤赖水降，故用玄参。火在下则为生气，在上则为邪火，邪火有余于上，则生气不足于下，而胃无所禀，故用杜仲。《六微旨大论》曰："天枢以上，天气主之。"心肺胃皆天之气也，咳嗽诸病，皆天气不降也，白芍平肝，为降天气之君药，而菊花、薄荷、生姜、陈皮等散已发之火、宣肺胃之滞；百合、冬花、苏子等清润降肺之阴、温润降肺之阳，皆佐白芍以成天气下降之功者也。土则斡旋于中而司温运，故用参、术以补其不足。甘草合白芍善于平肝缓中以治血证，医书称为甲己化土汤。当此气血奔忙之时，固宜治之以降，然操之过切则反致变，犹奔轶之马难以骤止，故用甘草以缓之也。

肝主升泄，肺主收降，升泄太过则收降不及，二者恒相倚伏，失平则病，如此证是已。然脾肾者，肺肝之母，子母一气，伤则俱伤，不仅制己所胜也。夫将欲去邪，必虑伤正，欲泻其子之实者，尤虑陷母于虚，故此方两泻肺肝之实，即两补脾肾之虚，以为之防，而阴阳错杂之情，亦无不一一备治，非培养也。

前方服毕，病好些，血不吐，烧不发了，食亦多些，再换第二方：

干寸冬五钱	五　味八分	白术三钱	牡蛎五钱	沙蒺藜三钱
枸　杞三钱	怀　药五钱	故纸三钱	法夏一钱	谷　芽三钱
首　乌(制)一两	枇杷叶三钱	生姜三片		

三副。

人在后天，脾胃居要，然生气长于肝、藏于肾而为先天母，脾胃则禀之以行后天生化而灌溉四隅，肝不平则生气之源匮，肾不藏则生气之宅倾，源匮宅倾则脾胃虽为后天母，将何所恃而施行生化耶？此第二方之所以乘肝平肺降、天气下交，即用牡蛎、沙苑、枸杞、故纸、首乌等大补肝肾而封藏之，以培其根也。而后天脾胃则仅用怀药以为之守，白术、谷芽、半夏、生姜等保其不滞，则生气可日裕矣。上焦经阴火焚燎之余，唯寸冬、五味、枇杷叶等可济其偏，而从阳分行开发以宣胃气，则生姜之职也。

第二方服毕，又好些，但神少，稍咳，又换方：

制附片五钱	熟　地八钱	云苓三钱	广玄参三钱	橘红二钱
化　红二钱	玉竹参五钱	百部一钱	木　通二钱	故纸三钱
牡　蛎五钱	生黄芪五钱	花粉一钱		

三副。服毕痊愈。

肾为肺之先天母，脾为肺之后天母，内伤咳嗽之本，无不在脾肾，治宜酌泻其标之实而分别补其本之虚。若脾肾两虚则先肾而后脾，或以肾为主而兼运胃，甘温升补之药未可骤进也。第二方因补肺之先天，而后天尚有所待，故神少而微咳也。

今则肾气受益，封藏有度，可兼甘温之升补矣，故除附片、故纸、熟地、玄参、牡蛎等峻补命门水火，蛰藏逆生外，即用玉竹、黄芪、百部、花粉等升补中气而降之，以培后天生化。而橘红、化红、茯苓、木通等化痰利气、通窍泄湿，则以畅气化之流行，而为上下相生之使命也。

玄参壮水制火是其所长，兹既火降热平，似可不用，然肾虚火炎之余，不无化热之气郁伏散漫于三焦，此火不净，五脏未能定也，故因微咳而复反用之。而失血之后，在肝则燥，在脾则湿，欲以一药而润燥除湿，肝脾两和，舍玉竹其谁与哉？

三方皆以肝肾为主而辅以后天脾胃，第一方偏治肝不平，第二方偏治肾不藏，第三方偏治肾不足。盖肝不平固不可补，而肾不藏尤不受补。故欲补肾者，必须肾藏，欲肾藏者，必须肝平，此一定之序也。而三方之兼顾脾胃，亦各随肝肾情况而有轻重缓急之殊，非心细于丝、眼明如镜者，曷克臻此？

此种病不治者多，咽病根在肝肾而脾肺受大害，先后天均无可凭。患此者务宜清心寡欲、悔过迁善以挽救之，否则纵有良医良药，亦未可全恃也，况不易哉。

据方药以察病情，第一方重用白芍，则此病之起于忿怒伤肝、食母太过，以致肾虚不藏可必。《玉机真脏论》曰："真肝脉至，如按琴瑟弦。"此证之脉当不外是，然已出虚汗则阳随汗泄，又当粗大而不甚弦劲也。治此类证者每苦于层次不清，或一方而顾此失彼，故难收效，观于此案用药之次序及其每方之配合，则成竹罗胸而胜算可操矣。

四、某，吐血，咳嗽，血紫色，气紧。

干　姜三钱	三七七分	侧柏叶三钱	苏子二钱	甘草二钱
广木香一钱	寸冬五钱	陈　皮一钱	蒲黄二钱	犀角三钱
丹　皮二钱	天冬五钱	生　地五钱	当归五钱	甜酒引

三副。

此太阴不收也。《至真要大论》曰："诸气贲郁，皆属于肺，诸逆冲上，皆属于火。"按：吐血、咳嗽、气紧，皆不出贼郁、逆冲范围，而紫色则血热之征也。人身肺统气，气统血，肝藏血，咳嗽气紧则肺不统气，以次而至，气不统血，肝不藏血，故至吐血。而肺之所以不统气，则有阳虚、阴虚及外感之殊，阳虚则土不生金，阴虚则火盂克金，外感则邪碍正，皆足以使肺失统气之职，此无阳虚及外感见症，盖阴虚也。《四气调神大论》曰："逆秋气则太阴不收，肺气焦满。"夫秋气者，降气也，心肺之阴素虚，不能应秋气而降，则太阴不收，肺气焦满，未有不咳嗽气紧，甚则唾血者也。

热生于郁，血随气行，气郁则热生于气分，血郁则热生于血分，故用寸冬、天冬清心肺气分之热，苏子、陈皮、广香则开气分之郁，降逆理气，俾气行则血行者也。侧柏、犀角、生地清肺肝心脾胃血分之热，三七、蒲黄、丹皮、甜酒则开血分之郁，散瘀行血以生新血者也。《调经论》曰："血气者，喜温而恶寒，寒则血不能流，温则消而去之。"褚侍曰："血虽阴类，唯须运以阳和。"故于大队清热凉血滋水药中加入干姜、当归、甘草辛甘化阳之品，以保脾胃之阳而资温运。夫热者寒之，本属正治，然偏寒则塞阳之路，即塞阴之路，阴如何能率其然哉，此《至真要大论》所以有从者反治法也。

五、某，失血，咳痰，内有点血，心馁，少神。

米百合五钱	沙　参八钱	侧柏叶二钱	生　地三钱
香　附五钱	生白芍五钱	女　贞三钱	金樱子五钱
寸　冬五钱	法　夏(姜汁炒)三钱	莲　米五钱	百　部三钱

二副

此火克金也。五脏皆主藏精，而肾为之本。《五脏别论》曰："五脏者，藏精气而不泻。"《上古天真论》曰："肾者主水，受五脏六腑之精而藏之。"其明征也。盖人身有流行之血气，有守藏之精气，一动一静互为其功，必有不藏之精，乃有离经之气，必离经之气，乃有离经之血。苟静不足以驭动，精不足以纳气，未有不血随气乱溢出上窍，如此证者矣。夫心馁者，心不藏；嗽逆者，肺不藏；失血者，肝不藏也。五行之理，心肾交则水火调匀，肺肝交则金木和合，土居中央，主持气化，是以无病。此证之始，则由心不藏，不能下交于肾，以致肺不藏，不能下交于肝，遂使五脏之气皆失其平，故血得以妄行也。

善治失血者，不在止血行血，而在调平脏腑之气。夫心不藏则火不生土而克金，火不生土则脾湿生痰，克金则肺燥气逆，故用生地凉血养阴，以平君主之气；半夏燥湿化痰，以平脾胃之气；莲子安神镇土，以平心脾之气；侧柏清肺金血分，百合、寸冬清肺金气分，合之百部之温，消痰润肺止咳，以平心肺之气；白芍则以平因治节不行而太过之肝；金樱则以固因心肺不降而不藏之肾；女贞则以补肝肾不足之阴而安定气血；沙参则以补脾肺不足之气而运行气血；香附则以理不和之气血而为诸药之使，皆以平为期也。综观全方，治上之药独多，则其病之始于劳心太过，以致心火不降而克金，可无疑矣。

二副服毕，又方：

即前方加	白术五钱	化　红二钱	五味二钱
	生姜三钱	枇杷叶三皮	

三副。

火不生土而克金，则金热而土寒，在肺虽宜清，在脾则宜温。唯脾之根在心，心阴不足，未可燥脾，故前方仅用半夏不用白术。肺欲收，咳则不收，宜食酸以收之，然燥热方盛，收以酸温，殊非其时，故前方仅用百合不用五味，二副后心阴渐复，肺热渐平则无碍矣。五味得生姜则阖中有开，得枇杷叶则温中有清，白术得化红则补中有行，皆用长制短，以期无弊之配合法也。医书有言："咳血嗽血，痰中带血，最为难治。"以脾肺肾皆伤也，然治之得宜，而又清心寡欲，以为生神之本，亦间有愈者，药饵未可专恃也。

六、范云龙，病耳鸣，一身无力，大便少，咳嗽，去年八月曾大吐血一次，以后痰中偶尔带血，近日口干血燥，口无味，出汗眼花，睡时恍惚谵语。

酒　芍五钱	生　地三钱	生沙参一两	知母三钱
寸　冬三钱	法　夏钱半	炙甘草八钱	连翘五钱
侧柏叶一钱	黑大豆一两五钱	生犀角八钱	

二副。

此胃热也。阳明多气多血，八月燥气当令。此时曾大吐血，其因于燥及出于胃可知。夫燥者，热也，余热未净，故病无已时。近日口干、血燥、汗出、大便少，皆胃热所致，心主血而藏神，睡时恍惚谵语者，胃热干于心也。肺主气而苦逆，一身无力惶遽，咳嗽痰中带血者，胃热乘于肺也。肾气不和则耳鸣，肝气不和则眼花，心脾之气不和则口无味，《脉度》篇言之审矣。然五脏皆禀气于胃，以注其精气于诸窍，胃不和则五脏之气皆不和，故各见于所主之窍也。

犀角灵异之品，最清胃热兼及心肝，再辅以生地、连翘、寸冬、侧柏等共泻心肺胃气分血分之热。夫热淫于内则血脉燥急而土不缓，治以苦寒则元气戕贼而土易溃，唯炙草能润燥和急，缓土安中。热伤肺则气虚，气不行则血阻，唯沙参能益肺气、理肺血。火克金则水不生，上震宕则下不静，唯黑豆能补肾水、宁肾志。若半夏则以和胃气而化泥膈，酒芍则以和营阴而安脾气者也。

上焦血热，神不清，宜犀角；肺气虚而有热，宜沙参；肾水宕而不静，宜黑豆，药性言黑豆有聪耳明目之功者，此也。《至真要大论》曰："补上治上制以缓。"《脏气法时论》曰："脾欲缓，急食甘以缓之，用苦泻之，甘补之。"夫人身真气在中，急则溃散而变生，缓则迟留而渐定，而热盛者，无不血脉躁急，神情惶遽，脾岂能复缓哉？且苦寒泻上，即能伤中，唯和以甘，乃不为厉，故缓之、和之，皆所以补之，非甘草能补虚也。医书谓甘草能泻心火者，盖以泻心火之急而趋于缓和，非寒胜热也。本方以血燥、大便少之故，而用炙草则缓木火之急、和苦寒之厉，而兼润

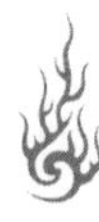

燥也。夫去邪不难，去邪而不伤正之为难，观于此方之结构，可以知矣。

七、魏某之女，咳嗽，吐血，吐饭，吐风泡痰，有点烧。

老　连一钱	杏仁三钱	干姜二钱	生栀子三钱	白术三钱
法　夏三钱	前胡一钱	黄芩三钱	薄　荷一钱	紫苏二钱
北五味一钱	细辛三分	生姜五钱		

二副。

此肺胃咳也。《经》曰“肺咳之状，咳而喘，息有音，甚则唾血”，盖邪实也；“胃咳之状，咳而呕”，盖正虚也。夫咳与吐本二病也，既咳且吐必有先后之分，先咳后吐乃肺逆传胃，此证是也。

六气为灾及痰饮积聚阻滞气机，肝肾内虚，气不归元，二便不通利，浊邪冲犯，皆能令人咳。《内经》论咳则始于肺，成于合，极于脏腑传，旨哉言乎！夫所谓合者，以邪召邪也；传者，正虚邪凑也；内无邪者，外不能合也；此不虚者，彼不能传也，推之各病莫不如是，匪独咳也。凡咳皆不离肺，即以肺言之，苟肺无内邪，而正气又足以自固，则消患于无形者多矣，何合、何传哉？

肺主气而行水，咳则治节不行，为火，水郁为痰，有用之正皆成害生之邪矣。火乘于肺则血热妄行，气郁于肺则痰清多泡，上焦不通、卫气不得泄越，则怫郁于表而发烧，统而言之，皆邪盛于上也。

唯火生土，唯土生金，火不下生而上克，则金热土寒，心肺实而脾胃虚矣，此古人所以言治咳病而不知顾脾胃者，必倾其生也。

金郁泄之，火郁发之。薄荷、紫苏、细辛、生姜等散之于外，外通而内自畅也；实火泻之，黄连、黄芩、栀子等泻之于内，火平而气亦平也。二者皆所以去邪，邪去则正安。合之杏仁降肺，半夏降胃，前胡降胆，则返逆为顺之功成矣。虽然不有五味敛肺，则为有开无阖，可以驱邪者，即可以耗正；不有姜、术之温中，则为有泻无补，可以清心肺之热者，即可以亡脾胃之阳，医者可不慎哉！

八、曾某之子，流鼻血三四日不止，昏迷，如用纸条塞鼻就成血条子。

百草霜三钱	侧柏叶三钱	鲜荷叶一张	白芍二两
枯　芩八分	生　地三钱	枳　壳五分	牛膝五钱
银　花三钱	辛　夷二钱	甘　草二钱	

二副。服一副即愈。

此鼻衄也。肺开窍于鼻，阳明之脉侠鼻。《百病始生》篇曰：“阳络伤则血外溢，血外溢则衄血。”是论其经脉所至及渗出之窍，则属于肺胃二经。《海论》言：

"冲脉为十二经之海。"冲脉至则十二经无不至，是衄之甚者，义无不连及冲脉。《至真要大论》曰："少阴之复，郁冒不知人。"又曰："诸热瞀瘛，皆属于火。"瞀与郁冒，皆昏迷之象。盖火热之气乱于上，而神明忽失所主也。《六元正纪大论》曰："木郁之发，目不识人。"缘风木之脏，喜畅恶郁，郁则鼓动，以逞其势至暴，凡冲逆之势甚者，莫非肝为向之厉，故《阴阳应象大论》以天地之疾风名之。此证血热阳躁，神不内恬，君主之官方苦自乱，更何堪母邪之助虐？是其神志之昏迷，又为木火之气偏胜，而属于心与肝者也。

木火之气主升，偏胜则肺令不行，降负于升，血气遂并于上，故重用白芍以平其冲逆。牛膝从血分散结下行，枳壳从气分破滞下行，为之佐使，则过者可折、而强者可泻矣。唯心主血，故用生地补阴凉血；唯火克金，故用银、芩清肺经气分，侧柏清肺金血分，以抵于平，此皆所谓"逆者正治"也；鲜荷叶升清气以散头目之瘀，百草霜止诸血以散风火之标，辛夷宣肺气以复天德之常，则所谓"从者反治"，又所谓"肝欲散，急食辛以散"之也。至于肝苦急，宜食甘；治上者，制以缓，皆有用甘草之义焉。

血气并于上，则头面血气之壅滞可知，唯轻清轻阳之品可以散而去之，白芍、牛膝未能胜此任也，《玉机真脏论》曰"其高者，因而越之"是已。盖上窍不开，则交通不表、恶露不发，肝木之气终不能调畅，故守者、行者、上者、下者皆有相辅而行之妙，未可或缺也。

肝郁下迫，里急后重者，宜平肝而通庚金以折其郁气；肝郁上迫而气涌血溢者，宜平肝而通辛金以散其郁气，上下虽不同而调和金木则一，此本方用辛夷之义也。病无口渴及中焦痞滞等象，足征气分热轻、脾胃尚和，无须顾虑，唯用甘草以缓之，缓中即所以缓肝也。

九、某，兴寒冷，头痛，咳嗽，牙舌均出血，发吐，目胀项强。

防风二钱	生白芍五钱	法夏三钱	薄荷一钱
桔梗二钱	干　姜五钱	黄芩一钱	枳壳一钱
银花五钱	广　皮三钱	白术（土炒）一两	桂枝五钱
柴胡一钱	木　通三钱	生姜三钱	

三副。

此上实也。《宣明五气》篇曰："肺恶寒。"又曰"肺为咳。"夫皮毛者，肺之合，手太阴之脉循胃口，由皮毛先受邪郃气以合于肺者，为外寒；由寒饮食入胃，从肺脉上至于肺者，为内寒；内外合邪，则治节不出而变动为咳。上焦为阳，咳则不和而生热，故咳病恒以寒为本，热为标。而脾肺为子母之脏，子伤必及其母，又

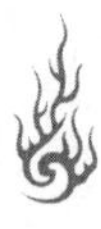

恒以脾虚为本，肺实为标也。

《刺志论》曰："谷入少而气多者，邪在胃与肺也。"夫心胆肺胃皆天之气也，逆则俱逆，此证本非正伤寒，乃由肺胃素有内寒，上焦气郁，又值天时之外寒，肺气不得通皮毛而愈郁，故有恶寒、头痛、肺咳、胃吐、目胀、项强、牙舌齿出血等天气不降之症，目胀则兼肝风，项强则兼湿痹。《五脏生成》篇曰："诸脉皆属于目。"《阴阳应象大论》曰："肝在窍为目。"盖目胀虽由于外郁内壅，而肝气和者小易胀也。《至真要大论》曰："诸痉项强，皆属于湿。"《千金》曰"太阳中风，重感寒湿则变痉。"盖湿气胜者为着痹，太阳之脉从项下，项强虽为太阳病，而有风无湿者不易强也。《脏气法时论》曰："脾恶湿，急食苦以燥之。"夫人必先有内湿，而后召外湿，此证既无太阳伤寒之身痛、腰痛，又无太阳中风之发热、汗出，而独有太阳病之项强，其为湿邪外着可知也，其为脾湿之感召又可知也。推而论之，即肺咳、胃吐，亦莫非脾湿为之本也。

肺胃素有内寒，又值天时之外寒，以致天气不降而生上实诸病，故用干姜温胃及肺以散内寒，桔梗、生姜开提宣发以散外寒。天气不降则气郁为火、水郁为痰，故用银花、黄芩、防风、薄荷、柴胡清热散火，法夏、陈皮、枳壳降痰理气，合之白芍平肝以利天气之降，木通通窍行经络、引心肺之热及小肠之湿下行，共以治恶寒、头痛、肺咳、胃逆、目胀、牙舌出血等症。而白术则补脾阳、祛湿痹、以治肺咳、胃吐及项强之本，桂枝则宣太阳之阳，以治项强之标也。

十、某，眼舌均出血，心烦，口干，手足麻，畏冷。

茅草根三两	生黄芩一钱	生香附三钱	官桂五钱
生　地五钱	厚附片八钱	首　乌一两	牛膝五钱
当　归(酒炒)二钱	砂　仁一钱	艾　叶五钱	荷叶一张
防　风一钱			

三副。

此阴阳不互宅也。《脉解精微论》曰："人厥则阳气并于上，阴气并于下。"《宣明五气》篇曰："心恶热。"《痿论》曰："心气热则下脉厥而上，上则下脉虚。"《五脏生成》篇曰："诸血皆属于心。"《气交变大论》曰："岁火太过，民病血溢。"《厥论》曰："少阴之厥，口干。"《营卫生会》篇曰："卫出下焦。"《邪客》篇曰："卫气者，出其悍气之标疾，先行于四末分肉、皮肤之间而不休也。"夫心为阳而阴宅焉，故阳能从阴之化而下降，肾为阴而阳宅焉，故阴能从阳之化而上升，病有上热下寒、各逞其偏，如此证者，乃阳盛于阳、阴盛于阴，而不互宅也。阳盛于阳则上热，故心烦口干；阴盛于阴则下寒，故手足麻、畏冷。若夫口干而不渴者，热在血分也，眼舌血出者，血并于上也，细玩经言，则此证详情可知矣。

阴阳不互宅，则水火不升降，人之大患无逾于此，故用附、桂补阴中之阳，生地补阳中之阴，以资互宅。有潜伏之火乃有升腾之水，有内守之阴乃有潜伏之火，潜伏则阳宅于阴，升腾则阴宅于阳，而其机则在木，故用首乌入肝敛阴以资内守。血并于上谓之血厥，热在血分谓之伏热，茅根为入心胃血分、清伏热、消瘀血、平血厥之要药。而生香附、酒当归之上行、利血气，黄芩之泻热、清天气，砂仁之和中、通上下，荷叶之散头目瘀血，防风之散头目滞气，皆茅根之佐使也。下脉厥而上则下脉虚，唯牛膝能引上厥之血气还于下脉，唯艾叶能逐寒湿、利阴气，为血气下还之先容，故用以补茅根之不及，则臣之职也。此证以虚实分标本，则补虚之药皆为治本，如附、桂、地、乌之类，其余则为治标；以上下分标本，则生地所治实为标中之本，牛膝、艾叶所治则本中之标也。

身半以上皆天之气，降则俱降；身半以下皆地之气，升则俱升。此证阳盛于阳而雨露不兴，胃气自不能独降；阴盛于阴而云霓不作，脾气自不能独升。李东垣重脾胃而以地气不升责之脾陷，黄坤载重脾胃而以天气小降责之胃逆，童，各抒所见，各立治法，实予后世方便法门。然以施之此证此时，则舍本逐末，非徒无益，而又害之。盖心藏己土，为脾之根，肾藏戊土，为胃之根，脾胃以形言，戊己以气言，必己土下行、戊土上行，形气合一，运化于中，乃有脾升胃降。唯己土下行，不离心火，戊土上行，不离肾水，此症则心火方苦不降，肾水方苦不升，戊己乌能各至其所以行其升降哉？是二子之法施之于清阳下陷、地气不升，浊阴上逆、天气不降之脾胃，固立竿见影，奏效甚捷捷；若施之于阴阳不互宅、形气未合一之脾胃，则升无可升，徒虚下焦之阳，降无可降，徒伤上焦之阴，未有不殆者矣。此方之所以屏去参、芪、术、半等药而不环用者，盖有待也。

目为肝窍，眼衄属焉。夫木火同气，旺则俱旺，固无足异，然平肝不用白芍，足征上厥之阳已随血耗而不实矣，其左手寸关脉虽浮大而不弦鼓可必，故不胜苦寒重剂也。

十一、张某之女，眼内流血，牙齿出血，目胀。

百草霜三钱	鲜荷叶一张	艾　叶三钱	生侧柏叶五钱
白　芍三钱	茅　根一两	生香附三钱	菊　花五钱
枳　壳八分	甘　草二钱	生　地五钱	

三副

此衄血也。《百病始生》篇曰："阳络伤则血外溢，血外溢则衄血。"《五脏生成篇》曰："诸脉皆属于目，诸血皆属于心。"《六节藏象论》曰："心之充在血脉。"

夫血行经络，何以能上出于齿眼，盖由素食燥热之物，阳明血热，木火失营而经胫脉胀，则络脉裂而血外溢，循阳明经而上出于齿者为齿衄，循厥阴经而上出于眼者为眼衄也。此与鼻衄、耳衄虽各随所主，而有偏胜之殊，其心火不降则一。目者，宗脉之所聚，脉胀故目胀也。

衄血则风火皆壅于上而上实，故用茅根、生地入心胃肝凉血清热、通脉行瘀，以治衄血之本。柏叶清金凉血，荷叶升清散瘀，菊花散风降火，草霜散傲火止血，则共泻上实，以治衄血之标也。血气上壅，则肝脾皆苦急，故用枳壳降气以降血，白芍、甘草平肝缓中，以安肝脾之气。生香附、艾叶皆开郁之品，而一则上行外行，以利身半以上之血气；一则散寒逐湿，以利身半以下之血气也。

《痿论》曰："心气热则下脉厥而上，上则下脉虚。"夫正虚则邪凑，而心火不降，治节失职，以至衄血者，固无不上脉盛下脉虚，下脉虚则邪凑之而阴气不利，阴气不利则阳不得下宅。故本上病下取之法，用艾叶利阴气以降阳气，俾上下之脉均得其平，而阴阳自互宅也。

十二、王某之父，久疟不愈，自汗，衄血，牙血。

石　斛二两	泡　参八钱	白术五钱	首乌八钱
淮山药五钱	广玄参三钱	牡蛎五钱	鳖甲三钱
丹　皮二钱	白　芍三钱	云苓三钱	

三副。

此久疟伤阴也。《阴阳应象大论》[①] 曰："阳加于阴谓之汗。"《脉要精微论》曰："阴气有余为多汗。"此证乃阳加于阴之汗，非阴气有余之汗也。《调经论》曰："阴虚生内热。"《评热病论》曰："阴虚者，阳必凑之，少气时热而汗出也。"《伤寒论》曰："阳明病外证……身热，汗自出。"皆阳加于阴之汗也。

人身之阳宜密也，而阴不敛则阳不密。火宜在下也，而水不足则火在上，火在下则为元气，在上则为邪气。凡人情欲不节，皆升火之媒也，而恚怒及淫荡为尤甚。《易》曰"狄在水上，未济"，《孟子》曰"养心莫善于寡欲"，垂戒深矣。

此病久疟伤阴，阴不内匀，气血浮动，故汗出、血溢，非实火也。人身阴阳水火，无论虚实，皆不可偏，此病则虚而偏者也。虚者补之，偏者和之，故宜甘寒平补，略佐辛凉，柔以制刚，切忌温燥上升及苦寒化燥之味。

若分析言之，脾不刚则不升，故柔者脾之体，刚者脾之用也；胃不柔则不降，故刚者胃之体，柔者胃之用也。当此胃气刚有余、柔不足之际，故和阴涩气之石斛、

① 据下文可知底本有误，应为《阴阳别论》。

怀药必倍于倍于补中伐湿之参、术、茯苓，乃足以补偏救弊也。仲景急下存津，其治在胃，东垣补中升阳，其治在脾，此则师其意而两用之，俾脾之刚、胃之柔皆得其平而无偏盛之患。肾为水脏，职司封藏，而其机则在肝，故用白芍、首乌、牡蛎、玄参和肝养血、敛阴生水，以治阴虚之原。

以上系调和五德之偏，和偏即所以治病，乃治之大者也。若丹皮之凉血止衄，鳖甲之消症退疟，则为偏师杀敌，蔓不可滋也。

自汗衄血，热已泄矣，故宜沙参之平补，不宜防、薄之辛开，然血并于上，又非丹皮之辛凉不能理此，所谓各随所喜也。

服二副病愈，又方：

前方加	炙黄芪五钱	芡实五钱	秦皮三钱	生姜三片

八副。

熬煎，气血倍伤，欲求复原，自宜培养。唯第—方本属和剂，能和其偏盛，即可济其不足，非毒药攻邪，中病即止也。且久病根深，亦非一二剂略佐辛凉，遂可拔除结邪者，故第二方仅就前方加炙黄芪等四味，即为培养之方也。夫不和者和之即愈，故奏捷，不足者足之颇难，其获效缓，此第二方之以所宜多服也。

脾胃为后天生化之源，凡虚不在先天水火而在后天气血者，其培养自以脾胃为主。且血生于气，补气即所以补血，此第二方用炙黄芪，并用生姜为使，以资开发之义也。唯初定之局，内守未固，脾虽宜升而肾则宜藏，上焦虽宜开发，而肝则宜静，故加芡实、秦皮补牡蛎、芍、乌之不足，以固其根而坚其守也。

十三、某，小便有血，不作痛，二十多日，胃上食不得。

生沙参三两	桂圆肉五钱	制附片五钱	白　芍三钱
五　味五钱	怀　药五钱	白　术五钱	橘　核三钱
沙蒺藜五钱	生　姜五片	茯　苓二钱	生甘草三钱

三副。

此阳不摄阴也。原批云：脾中之阳不能摄脾中之阴，血流注阑门，泌清别浊之时，与水谷湿气同渗入膀胱也。气为阳，血为阴，阳不摄阴则气不摄血，故血脱于下而溺血；开胜阖，故不作痛；脾胃虚，故不能食。《调经论》曰：“血之所并，为气虚。”《口问》篇曰：“中气不足，溲便为之变。”此病是已。

人身阴阳气血，宜平不宜偏，阳偏虚则不能为阴之统，阴偏虚则不能为阳之守，而灾害至，观于此证可了然矣。脏腑统于中气，中气虚则肺气先馁，治节不行，无论其为吐血、便血、溺血，皆以补中益气为正治，至《气厥论》所谓“胞移热于膀

胱，则癃而溺血”，《痿论》所谓“悲哀太甚则胞络绝，绝则阳气内动，发则心下崩，数溲血”，又皆属于热，而非此证也。

脾之阳不能摄脾之阴者，阳不胜其阴也，四君子汤加附片、蒺藜补火生土、补土生金，则阳旺而阴可就范矣。用圆肉、怀药、白芍者，失血家宜养血、和血与敛阴也。大抵脾阳虚而内湿者，宜重用白术之苦温；外寒者，宜重用黄芪之甘温；此则摄阴之阳不足而非湿盛，故补中不用黄芪，而沙参重于白术也。脾阳虚而气陷者，宜补中举陷；血脱者，宜补中收脱；此则摄血之气不足而非气陷，故补中不用升麻、柴胡，而用怀药、五味：上焦为统气行阳之地，《五脏生成》篇曰：“诸气皆属于肺。”《动输》篇曰：“胃之气上注于肺，肺从手太阴而行之。”其明征也，故加生姜与五味相辅而行，收之发之，‘随其德，盖收之则脱者固，发之则馁者充，斯血随气运而治节如故矣。橘核则传治节之令于小肠膀胱间者也。金收木散适得其反，故往往不和为病，收中有散则无碍于肝之疏泄，散中有收则无碍于肺之肃降，此《脏气法时论》所以在肺则言酸补辛泻，在肝则言辛补酸泻也。

五脏不和之机在木，四隅交合之地在土，木为先天之原，土为后天之本，医者当视为关键，即病不在肝脾，亦宜酌加护守，庶五脏可得其平，无上损下损之分也。

十四、某，下血后头顶痛甚。

玄　参五钱	寸冬三钱	沙　参三两	怀药五钱
黄　芪五钱	枣皮三钱	玉竹参五钱	白术三钱
金樱子三钱	黄柏（盐水炒）三钱	蜂　蜜（冲）一两	

三副。

此厥巅疾也。《脉要精微论》曰：“厥成为巅疾。”《方盛衰论》曰：“气上不下，头痛巅疾。”《经脉》篇曰：“厥阴之脉，通巅顶。”《脏气法时论》曰：“肝病者，气逆则头痛”《调经论》曰：“肝藏血。”夫气者，血之主；阴者，阳之系；下血者，脾肺气虚不能统血也。头顶痛不在下血前，而在后者，肝不藏血则阴不内守，厥阴之气上而不下也。《伤寒论》吴茱萸汤所治之头痛，由于厥阴寒湿厥逆，此则由于肝不藏血、气上不下，病源虽异，而标则无殊。至其气虚之故，据方药以察病情，则即《刺志论》所谓：“谷入多而气少者，得之有所脱血，湿在下也。”盖卫出下焦，湿在下则肾气不和而卫出少，故虚；湿郁为热，以至伤血脱血，而气不独留，则愈虚。合而言之，邪则湿热在下，正则气血两虚也。

上之气不能下摄，故用二参、芪、术补土生金，以资下摄；下之阴不能内守，故用枣樱敛肝肾，怀药敛脾，以资内守。重用沙参者，肺为阳中之阴，沙参甘苦微寒，与同肺体，适合气不统血及气不生血之用也。湿郁为热，则必消水，血生于气，而不离汁，故用黄柏泻湿热以救肾水，玄参壮水，蜂蜜润燥，寸冬清金，以为之汁也。

肝苦急，血虚则燥急并至，当头顶剧痛之时，正血燥肝急之候，玄参能补水生木，不能润燥缓急，故必有待于蜂蜜之甘润与甘缓也。盖蜜乃百花之精，与蜂便合酿而成其清热润燥缓急之用，能上至头顶，下及大肠，凡便血者无不大便燥，故选用之，以润上下之燥，而缓肝脾之急也。此方润药颇多，除寸冬、玄参、蜂蜜外，玉竹则益气而润，枣皮则敛阴而润。盖补气以统血，固不离甘温之升，如参、芪、术等，然欲其升已而降以生血，则不离阴为之系与汁为之濡矣，否则未有血虚阴不内守而气不浮者也，未有气浮而能生气生血者也，尤未有干燥之气而能下为雨露者也。

《灵兰秘典论》曰："肺者，相傅之官，治节出焉，"《六节藏象论》曰："肾者主蛰，封藏之本。"《调经论》曰："肝藏血。"夫出治节者，代君行令，上统气，下统血，阳统阴也。失血虽有上下之殊，而肺不统、肝肾不藏则一。不藏者，治之以藏，无分上失下失；不统者治之以统，则唯下失宜之。而上失者，除脾不统血外，余皆不中与也。盖下失者，肺不统而势顺，故可偏于益气；上失者，肺不统而势逆，逆则上盛，盛着必泻，乃得天气下降，返逆为顺，与有邪者必去其邪，乃得气和血定，无二理也。脾胃居中，以运为主，无论何病，均当保其不滞。此证及前证均以失血在下而重用沙参，论上下则为下病上取，论气血则为补气统血，此外尚有通阳统阴、返顺为逆法，详本卷第十七案中，兹不赘。

十五、廖某之子，腹痛，满头上生红包，每腹痛时则包愈红胀，痛过包即缩小，红亦退，每日如是数次，又下部旧麻风疮如指大，一搔即有出血。

生地一钱　　生首乌五钱　　生栀子五钱　　大力子三钱
酒芍三钱　　薄　荷一钱　　官　桂三钱　　桂　枝三钱
当归五钱　　生香附三钱　　生白术一两

三副。

此脾虚肝旺也。原批云：此病由血虚，亦是气虚，宜补脾通气，不可过于发散。《至真要大论》曰："风气大来，木之胜也，土湿受邪，脾病生焉。"夫肝恶风，血虚则阳不秘而生风；脾恶湿，气虚则阳不运而生湿。土之不足由于木之有余，故肝旺生风与脾虚生湿恒相倚伏，此证腹痛为木旺克土、中气不运之明征。而当腹痛与头上红包并剧之时，则正肝旺生风、鼓动不平之候，故云病由血虚，亦是气虚，宜治以补脾通气之剂。下部有疮，一搔即出血者，肝脾不和，风湿相搏，血涩生热之所致也。

脾虚生湿，故用白术补脾燥湿；肝旺生风，故用酒芍平肝和血；当归、首乌活血养血，息风之本；薄荷、桂枝轻扬宣发，散风之标。木生火，火生土，肝旺则火盛于上而宜泻，故用生地、栀子以泻之；脾虚则火衰于下而宜补，故用官桂为白术之臣以补之。《难经》曰“虚则补其母，实则泻其子”，此之谓矣。大力子则祛风除热以散上下结毒，生香附则开郁快滞以通血气也。

《调经论》曰：“血气者，喜温而恶寒，寒则涩不能流，温则消而去之。”夫寒气客于经脉则脉涩，脉涩则血虚，血虚则痛固已；而心为火脏，其充在脉，血涩则血脉不通，遂致心火不降而热上盛，又为寒热相因之常。故此方并用官桂、桂枝、当归之辛温，以治血涩而利血脉，生地、栀子则泻其上盛之热也。

十六、李某，素大便坚。今十月初旬大便结，便后血，食微减，口微木，精神亦微减，脉弦。

焦　术二钱　　茯苓三钱　　灶心土八钱　　熟地三钱
淮山药二钱　　甘葛一钱

二副愈。

此脾湿肝燥也。《太阴阳明论》曰：“脾主为胃行津液。”夫以大便素坚之人，而脾湿津液不行，则肝未有不燥者矣。肝燥不能藏血，故便结、便血、脉弦，至于食微减、微木、精神微减等症，皆土不足之象也。

焦术、灶心土燥以胜湿，茯苓淡以泄湿，湿去则脾健而津液行矣。熟地补水生木以润燥，燥去则肝和而血藏矣。怀药守脾阴，则焦术、灶心土燥湿而不伤阴，甘葛则升之清气者也。

灶心土以土之燥治土之湿，为调中止血要药。俗谓“心慌吃灶心土”，盖脾之根在心，土湿则火郁，用灶心土以燥其湿，则湿去而火得下交，故有是效。然心慌及失血不因于湿者，则非所宜也。

唯水生木，脉弦宜平肝，而便燥则不如生水，生水后大便如故而血犹未止，脉犹平，则白芍、首乌均可酌用矣。又脾湿大便难，医书谓之湿秘，大肠主津，小肠主液，液不足之人往往病此。观于此方，则治湿秘之大要可知矣。

十七、张太太，大便下血，面唇白色，心跳，耳响，口木，腰微胀，小腹微痛，血鲜红。

生地　黄柏　酒芍　桃仁　紫草　地榆　官桂二钱　生鹿角三两

按：此方前六味无分量，方后未注明副数，皆阙文也。

此阳不统阴也。原批云：此证热象多，寒象少，宜清热为主，驱寒唯用官桂、鹿角。《六元正纪大论》曰："不远热则热至。"血溢、血泄之病生矣。《百病始生》篇曰："阴络伤则血内溢，血内溢则后血。"夫主客岁气，有寒湿热凉之殊，时宜凉而用温，则不远热而热至固已。亦有不尽然者，大抵酒家厚味之人，造成燥湿热偏盛之体，以致血分不清，溢泄为患者比比也。心之华在面，脾之华在唇，血虚则华色夺，故面唇色白。血者气之依，阴者阳之守，阴虚则阳气跃，故心跳、耳响。腰者肾之腑，少腹者血海之部，血不和则经脉不利，故腰微胀、小腹微痛。脾开窍于口，脾不和则清阳不出上窍，故口木。血色赤，赤为热，热甚则愈赤，故血鲜红。

血鲜红为血热偏盛，故用生地凉血养阴，紫草凉血清热；血离经则肝不平，故用酒芍平肝和血，地榆凉血止血，黄柏则泻阴火以安血气，桃仁则破瘀血以利经脉。《调经论》曰："血之所并为气虚。"官桂、鹿角驱寒，生气于下，以运壅滞之血者也。此证在下焦血分，不在上焦气分，故方中无清气分之药。

先天一阳，为人生赋气之始，由赋气而成形谓之后天，而有后天气化仍统于先天气化。有言肝肾为先天者，一阳生于东方，藏于北方也。有言阳生于子，阴生于午者，一阳升于后面，则地气从之上升而生阳，一阳降于前面，则天气从之下降而生阴。此为人身小周天气化，每日运行一周，如天之有四时。然不经定观养气、初功圆足，究未能确知其候也。血为有形之阴，唯阳统阴，唯无形统有形，未有一阳能升而阴血下溜者也，未有阳能统阴而血气离经者也。推而论之，凡失血皆由阳不统阴，不分上失下失也。此证血并于阴，不流行于经脉而下溢于大便，其一阳之闭塞不伸可知。而一阳之所以闭塞不伸，则由于下焦燥湿热三气偏盛，为之壅遏障碍，故除治三气之偏盛外，并重用鹿角以通一阳之闭塞。通则阳能统阴，升降有主，运化如常，而血不下溜矣。此为由先天以行后天，较水升火降之理尤进一层，医者不可不知也。

眩晕、盗汗、不寐、潮热类

十八、颜某，心神恍惚，胃不食，食不多，恶油，神少，夜卧不安，昏晕已三月之久。

怀　药三钱	枣　皮二钱	白术八钱	均姜三钱
生鹿角五钱	柴　胡一钱	法夏三钱	天冬五钱
自　芍五钱	桂圆肉五钱	玄胡一钱	广香一钱

三副。

此脾胃虚也。《气交变大论》曰："岁木岁土太过，俱病食减。"《玉机真脏论》曰："脾虚则饮食不入。"《宣明五气》篇曰："心藏神，肝藏魂。"《本神》篇曰："随神往来者谓之魂。"《五脏生成》篇曰："人卧，血归于肝。"《平人绝谷》篇曰："神者水谷之精气也。"《八正神明论》曰："血气者，人之神。"《刺志论》曰："人虚则神游失守位。"《上古天真论》曰："恬淡虚无，真气从之，精神内守，病安从来。"《卫气》篇曰："上虚则眩。"《逆调论》曰："胃不和则卧不安。"夫后天以脾胃为主，脾病则四隅之病皆出，胃不食、食不多、恶油者，脾胃之阳不足而健运失职也；神少者，谷入少而精气不足也；心神恍惚、夜卧不安者，夜卧，血归于肝，而神魂俱得所止，土衰木旺则肝不藏血，而神魂失守位，不仅胃不和也；昏晕者，脾虚则土不生金，而上气不足，肝旺则侮所不胜而上气不清也。《方盛衰论》曰："少气之厥，令人妄梦，极则至迷。"夫少气者，气虚也，少气之厥令人妄梦者，气虚厥微也，极则妄迷者，气虚厥甚也。此证食少、神少、恍惚昏迷，盖少气之厥之微者也：

均姜、白术温中厚土以治脾胃虚，法夏降胃以治厥气之标，怀药守脾，白芍平肝，枣皮敛肝，以治厥气之本，柴胡则升达已郁于上而不能下降之厥气，亦治标也。已土在心，心血生脾，唯清制浊，唯火克金，脾血不足则心神不安而主不明，肺气不清而浊不降，故圆肉滋脾血以养心神，天冬保肺阴以出治节，土木和则厥气平，火金和则天气降，斯神魂得以内守，而诸病皆可愈矣。《灵兰秘典论》曰："主不明则使道闭塞而不通，形乃大伤。"故用生鹿角逆行，逐阴中邪恶气以通之；广香、玄胡则顺行，理气血之滞也。

十九、林某，心馁，腰腹及手足杆均作痛，不思食，神少，人昏晕。

生沙参五钱	防　风二钱	桂圆肉一两	干　姜三钱
法　夏一钱	艾　叶一钱	银　花八钱	枣　皮五钱
陈　皮二钱	生甘草五钱	生白术一两	薄　荷一钱
生　地五钱	官　桂三钱	生白芍三钱	厚附片五钱
洋　参一钱	甘　葛二钱		

三副。

此心、肝、脾各病其本气也。《天元纪大论》曰："厥阴之上，风气主之；少阴之上热气主之；太阴之上，湿气主之。"《宣明五气》篇曰：肝恶风，心恶热，脾恶湿。夫风、热、湿为肝、心、脾之本气，而反恶之者，谓偏胜也。风热偏胜则为阳邪而亲上，故心馁、昏晕；湿气偏胜则为阴邪而亲下，故腰疼、腹痛。《评热病论》曰："邪之所凑，其气必虚。"而风热湿之所以偏胜者，则由心肝之阴虚而阳凑之，脾之阳虚而阴凑之也。四气于脾，脾气散精于肺，手足杆痛、神少、不思食，皆脾虚也。人身之阳生于肝，藏于肾，以为诸阳之本。杂病心火不降，眩冒懊侬，皆肝阴不敛、肾失封藏所致，非火之多也。火既不降，不生土而刑金，往往心肺之热有余，脾肾之阳不足，此证其一也。《生气通天论》曰："苍天之气，清净则志意治，顺之则阳气固，虽有贼邪，弗能害也。"此酉风热在上，阳不固也；湿气在下，贼邪害也。其逆苍天清净之气，可概见矣

脾虚宜补，湿盛宜燥，故沙参、洋参、圆肉、白术、干姜、甘草并用，白术祛湿痹，附、桂之补火生土以治诸痛；圆肉养心血，合生地之补阴凉血以治心馁；干姜运胃，合二参之补土生金以治神少；甘草缓诸急，合白芍之平肝泻火以安脾气。肝肾之阳不周于下则上为风热，银花、防风、甘葛、薄荷清而散之，以治其标；白芍、枣皮平而敛之，以治其本。附、桂合枣皮补火之不足，敛火之不藏，则肾阳乃复固于下而生后天土。俗医知散火而不知敛火，是知标而不知本，将并本而拨之也。艾叶利阴气，陈皮、半夏利胃气，则补中有通也。

三副服毕，又方：

玄胡一钱	生地三钱	生黄芪五钱	黑豆八钱
枣皮五钱	香附（酒炒）三钱	木　通二钱	艾叶三钱
生军一钱	白术（土炒）一两	防　风三钱	银花八钱
干姜三钱	生姜三片		

五副。

阳易复而阴难长，阴不平则阳不密，脾之根在心，心血得养，乃可加意燥脾。补阳中之阴气宜苦甘平，补阳中之阳气宜甘温，此后方之所以去附、桂而加黑豆，与生地、枣皮共成和阴之功；去圆肉而白术用土炒，以燥脾家独胜之湿；去沙参、洋参而用黄芪，以补阳中不足之阳气也。肝苦急、脾欲缓，土木之急已趋缓和，故不用白芍、甘草，又枣皮得艾叶则下焦阴气不因敛而滞，黄芪得生姜则上焦阳气不因补而壅。金木之气争于上则头目不清，故宜银花、防风之清散；争于下则大便不利，故宜大黄之通降；且白术燥脾则大肠愈固，亦宜调之使平也。香附、玄胡活血利气，木通降心火、行经络，皆以孚畅化机者也。

二十、某，昏晕，发吐，耳少少闭。

川芎二钱	大　黄（酒炒）二钱	玉竹参五钱	法夏（姜汁炒）五钱
防风一钱	白　术五钱	泽　泻四钱	细辛一钱
云苓三钱	鲜竹茹四钱	钩　藤三钱	广皮二钱

五副。

水不平也。人行舟中，不胜波涛之险，有眩晕发吐者，与此症情无异。盖肾者，人本也，水者，肾所藏也，肾水不平则五脏六腑之气皆不得其平，故下失其载，上失其统而眩晕也。《阴阳应象大论》曰："清阳归天。"又曰："清阳出上窍。"夫头为天象，耳目为清窍，头昏者，清阳不归天；目眩耳闭者，清阳不出上窍，而浊气凑之也。《宣明五气》篇曰："胃为气逆。"发吐者，胃逆也。

《金匮要略》曰："心下有支饮，其人苦冒眩，泽泻汤主之。"又曰："卒呕吐，心下痞，隔间有水，眩悸者，小半夏加茯苓汤主之。"此方则合二汤而加川芎、防风之上开，以通天气，俾清阳出上窍；酒军之下夺，以通地道，俾浊阴出下窍；其余玉竹益气润，陈皮理气和中，竹茹清肺和胃，细辛散寒行水，钩藤息风静火，皆因病制宜者也。

汤证无心下痞与悸及呕吐三者，故但用白术厚土制水，泽泻逐膀胱停水，而不用半夏、茯苓，乃上病下取也。小半夏加茯苓汤呕吐宜生姜、半夏，心悸宜茯苓，心下痞不宜白术，乃和中以安上下也。此证则昏晕而心下不悸，吐逆而心下不痞，故二汤并用。

古方治呕吐有用大黄竹茹者，必其地道不通或肺胃有热。治眩晕有用细辛者，必其脉象弦紧，寒水不化，否则未可轻试也。平肝息风，仅用钩藤，不用白芍者，白芍性敛不宜弦紧之脉也。

二十一、王某，年四十余，眩昏，如眼黑即倒地，心内不好。

生黄芪八钱	银花三钱	怀药五钱	熟地八钱
枸　杞三钱	枣皮三钱	花粉一钱	细辛五分
白　术三钱	甘草二钱	上桂一钱半	鹿角五钱

三副。

此内伤眩晕也。《卫气》篇曰："上虚则眩，下虚则厥。"《口问》篇曰："上气不足，目为之眩；下气不足，则为痿厥心悗。"《决气》篇曰："气脱者，目不明。"《解精论》曰："厥则目无所见。"《五乱》篇曰："清浊相干，乱于胸中，是谓大悗；气乱于心，则烦心；乱于头则为厥逆、头重眩仆。夫人以中气为主，劳倦伤脾则中气不升而肺虚，中气下陷而肾虚。肺虚则气乱于上而眩昏，肾虚则气乱于下而厥逆。神依于气，气乱神耗，君主不能独明，故发则眩仆、心悦也。"《调经论》以卒然昏冒不省人事为大厥，气复反则生，不反则死。有眩昏而不卒倒者，固非大厥，即如此证；卒倒而犹未至无知者，亦非大厥也。盖眩昏有阴虚、阳虚、气虚、血虚及风、火、痰、饮之别，此证虽眩仆、心悗，而无痰鸣、口噤、搐搦，暨口渴、发热、面赤等象，盖劳倦伤脾之所致也。

黄芪、白术、怀药、甘草补中升阳以治上虚，熟地、枸杞、枣皮滋水生精以治下虚，银花、花粉清天气以资下交，细辛、肉桂温地气以资上交，鹿角通使道以达神明，如是则水升火降而神明复，诸病均迎刃而解矣。至于补中升阳者，必守其阴，故用怀药。补敛阴者必通其阳，故用细辛。阴中有生气之药则阴生尤速，故用鹿角。此用药之又一义，亦审方者所宜详也。

本方阴阳平补，病由劳倦伤脾，阳虚于上而阴虚于下者，适中肯綮。夫阴虚则阳盛，阳盛则忌甘温之升补，此通例也。唯得之劳倦伤脾者，其阴虚由于阳陷，必举其乃足以利其阴，则非通例所可绳矣。《阴阳应象大论》曰："清阳归天，浊阴归地。"夫清阳归天者，由地而归天也；浊阴归地者，由天而归地也。中气下陷则肾水被填，而清阳归天之化源绝；中气不升则肺金失恃，而浊阴归地之化源绝。故必补而升之，俾肺资母气，肾不受克，然后伎巧得出于下，治节得行于上，而清升浊降矣。否则陷者不举，则肾气屈抑不伸，化热消水，靡有已时，将见阳虚于阳，阴虚于阴，各造其极，昼恶寒、夜发热，二六时中无宁晷矣。唯黄芪为补中举陷以利阴气之要药，而已虚之阴，则唯熟地、枸杞足以任之，故均重用也。

二十二、某，头重足轻，人昏晕。

黑豆五钱	茯蓉三钱	制附片五钱	白术五钱
怀药五钱	泽泻五钱	上　桂三钱	干姜五钱
银花五钱	黄芩二钱	细　辛八分	法夏三钱

三副。

此心下有水也。《金匮要略》论饮证有四，凡饮在心胃间者，大都头目眩晕，而心下有支饮，其人苦冒眩一证，尤与此证吻合。《阴阳应象大论》曰："清阳上天，浊阴归地。"夫人一吸则浊阴下降，一呼则清阳上升，若心下有饮，窒碍交通，则肝肾浊中之清，心肺清中之浊，必有不尽随吸呼之升降，以上天归地者矣。头为天象，清阳所居，久则浊阴上积，清阳日蔽，故头重足轻而眩晕也。《至真要大论》曰："诸风掉眩，皆属于肝。"《口问》篇曰："上气不足，目为之眩。"《卫气》篇曰："上虚则眩。"是眩晕为病，不仅痰饮一端也。此何以知为水耶？师曰："寸口脉沉滑者，中有水气。"又曰："水停心下，甚者则悸，微者短气。"夫水属阴而润胃下流利，故中有水者，脉应沉滑。其见于寸口者，《五脏别论》言气口为五脏主，与眩晕因于肝风而左脉上盛者有别。此证既因于水，自必须有上述脉症为凭，可臆断也。

唯火生土，唯土制水，有形之水得以越土凌心、停而不化者，火土之力不足也，故用附、桂补火于下以资温蒸，姜、术暖土于中以资温运。停水碍气，呼吸不利，则以泽泻、半夏消之；心肺被格，天气不清，则以银花、黄芩清之，如此则交通畅而升降匀，斯头目清而眩晕已。肾主水而恶燥，水停不化则燥随之，故用苁蓉强阴、益精血，以为润燥之体；细辛散寒、致津液，以为润燥之用。若黑豆、怀药，则镇水于下，守土于中，以安脏气而定眩晕，并以和附、桂、姜、术之刚燥者也。

《金匮要略》以五苓散治病人脐下悸，吐涎沫而颠眩，则泽泻、茯苓、猪苓三物并用；以半夏加茯苓汤治卒呕吐、心下痞，膈间有水眩悸；以苓桂术甘汤治心下有痰饮，胸胁支满、目眩，则仅用茯苓，而猪泽不与矣；以泽泻汤治心下有支饮，其人苦冒眩，则用泽泻而二苓不与焉。观此则三物之各有专主可知。考《内经》水之本在肾，水之标在肺，三焦为水道，而《本经》着三物之功用，则曰茯苓利小便，猪苓利水道，泽泻消水，合斯二说及仲景之方以互证之，则茯苓利水之功在脾肺，猪苓在三焦，泽泻在肾肺可无疑义，而消之力大于利尤为显然。吐涎沫，胃不和也；脐下悸，则及肾矣，故三物并用。呕吐、心下悸、胸胁支满，皆脾胃不和所致，故宜茯苓。若无脾胃不和等症而苦眩，又确知其为水，则此水自为阴邪乘于阳位之水，而非半途拦截逗留之水，其源在肾，而不在胃明矣，故宜泽泻。夫泽泻汤仅以泽泻消水、白术制水，治心下有水苦冒眩，此方则左右逢源、发挥尽致，而活法圆机，可类推矣。

余临证经验，凡心悸而脉迟无力者，其人大便必燥。夫脉迟无力为阳虚，何以大便反燥？盖饮入于胃，必输脾、归肺而后下溉，阳虚则停蓄不化，既无以升，即无下降，乌得不燥？宜补中益气、利水润澡而兼安定脏气以治之。郁李仁行水润燥，适合水停不化之燥，但不如苁蓉之补耳。若心悸而脉弦紧则为寒，寒与阳虚有别，阳虚宜温补，寒则宜温散，治水饮之用细辛者以此。方有细辛之散，怀药之敛，而无白芍以平肝，揣其脉当左弦紧而右缓大也。

二十三、某，眩晕一天，头部不清爽，耳目口鼻等处均有热象，于坐卧时骤然起立必眩晕，脉左寸溢，因受意外之辱忿恚而成。

制首乌四钱　生白芍三钱　茯　苓三钱　银花三钱
花　粉二钱　粉　葛二钱　生甘草二钱

一副愈。

此肝不平也。《至真要大论》曰："诸风掉眩，皆属于肝。"《六元正纪大论》曰："木郁之发，耳鸣眩转。"此证是已。盖忿恚则火起于肝而肝阴伤，肝阴伤则肝阳无所附而升于巅顶，故左寸脉溢，头目不清而眩晕也；耳目口鼻等处有热象者，均火在上所致甚矣，肝气不平之为害也。

肝阴伤，制首乌补而敛之；肝阳升，白芍平而降之；耳目口鼻有热象，清以银花、花粉，散以粉葛；至茯苓、甘草则通窍和中也。

白芍平肝，首乌补肝，则火降而水升。甘葛起阴气、鼓胃气则水升而火降；茯苓则升清以通上窍，降浊以通下窍。病由气乱而非气虚，故调而不补，药味无多而理法至清，宜细玩之。

二十四、某，胃不利，下轻上重，眼目昏花，发晕，肚内作响。

生白术五钱	桂　枝三钱	银花八钱	生姜五钱
木　通三钱	茯苓皮八钱	防风一钱	熟地五钱
生白芍八钱	薄　荷八分	法夏(姜汁炒) 五钱	泽泻二钱
紫　苏一钱			

三副。

此厥阴太阴之胜也。《至真要大论》曰："诸风掉眩，皆属于肝。"又曰："厥阴之胜，头眩。"又曰："太阴之胜，湿气内郁，头重。"《六元正纪大论》曰："太阴所至，为饮否隔。"《气交变大论》曰："岁土岁水太过，民病肠鸣。"《金匮要略》曰："心下有支饮，其人苦冒眩。"又曰："水走肠间沥沥有声，谓之痰饮。"夫厥阴之胜者，风木之气；太阴之胜者，湿土之气胜也。而头为天象，清阳所居，故天气不清因子厥阴之胜者，眩晕；因于太阴之胜者，必头重，此证则二气俱胜，故上重下轻而眼目昏花也。支饮苦冒眩，亦未尝无风，而泽泻汤独崇土泻水者，风生于饮而非木旺，饮去则天气下降而风自灭也。脾恶湿而司健运，积饮否隔者，脾湿不能为胃行津液也。肠鸣者，无形之风气与有形之水饮相搏而成声也。

水畏土，土不足则水湿气胜，故补以白术，蠲以半夏，利以茯苓皮、木通、泽泻，重用茯苓皮者，标甚则以标为主也。木生火，木有余则风火气胜，故平以白芍，清以银花，散以桂枝、防风、薄荷，并用生地者，补水生木以息风也。上焦之气不清则天气不降，上焦之阳不宣则水津不布，故用生姜佐紫苏以行上焦开发，与银花相辅而行，又土湿则寒水受邪，而太阳气郁，唯桂枝可以宣之也。

《易》曰："润万物者，莫润乎水。"《脏气法时论》曰："肾恶燥。"夫脾为胃行津液以灌溉四隅者也，湿则津液不行，必有失其灌溉者矣。故饮家往往湿中有燥，而治饮之法，则往往燥中有润，唯润燥之法不一。寒水结而不化者宜细辛，心阳虚而血涩者宜当归，大肠血燥而肾阳虚者宜肉苁蓉，不虚者宜郁李仁。水不足以生木，而风气上甚者宜熟地。医者于此，详审其宜而用之可也。

《至真要大论》曰："风气大来，木之胜也，土湿受邪，脾病生焉。"夫土之原在火，土不足则补火以生之，定法也。而兹乃不然者，盖其土之受邪，由于木之偏胜，而匪肾阳虚，故以平肝为主，补土制水，补水生木次之，而不补火生土也。

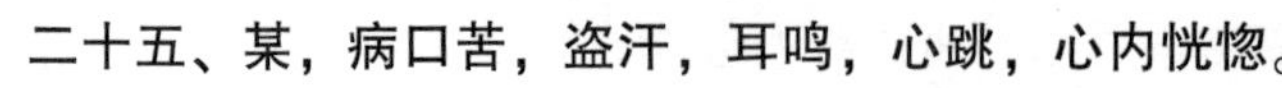

二十五、某，病口苦，盗汗，耳鸣，心跳，心内恍惚。

苡仁八钱	怀药三钱	泽泻一钱	沙参三两	生　地三钱
寸冬三钱	五味二钱	白术五钱	女贞三钱	桂圆肉五钱
香附三钱	巴戟五钱	生姜三钱		

五副。

此阴受湿气也。《太阴阳明论》曰："阴受湿气。"又曰："阴病者，下行极而上。"《五色篇》曰："厥逆者，寒湿之气也。"《脏气法时论》曰："肾病者，寝汗出。"《气交变大论》曰："岁水太过，甚则寝汗出。"《阴阳应象大论》曰："清阳出上窍，浊阴出下窍。"又曰："南方生热，热生火，火生苦。"《口问》篇曰："上气不足，耳为之苦鸣。"《痹论》曰："心痹者，脉不通，烦则心下鼓。"《营卫生会》篇曰："血者，神气也。"《刺志论》曰："人虚则神游失守位。"《灵兰秘典论》曰："主不明则十二官危。"夫人身身半以上为阳，身半以下为阴。身半以下之湿气胜，则天气不降，而身半以上之阳病。《经》言"阴胜则阳病者"，此其一义，不仅阴有余而阳不足为病也。人年四十以后，无因而病，上焦不清者极多，皆肾气渐虚，湿气渐胜，下行极而上，为之厉阶[①]也。血属于心，而心藏神，湿气上逆则心气不得下通而上鼓，故心跳。汗生于阴而出于阳，心气上鼓则火与金争，气化为汗而外泄，故盗汗。气为血之主，神为气之主，盗汗则气血虚，神失所主而不明，故恍惚。清为阳，浊为阴，阳为气，阴为味。火不归土，则阴味上出于口而口苦；火不得水，则清阳不出于耳而耳鸣。皆阴邪上逆、格阳于上之绪余也。盗汗即《内经》所谓寝汗，患此者无论病起何因，而心肾不和则一。此证则起于阴受湿气也，夫阴受湿气，格阳于上而未成热证者，盗汗则阳随汗泄也。

人身有内守之气，即有内泽之液；有外卫之气，即有外泽之津。盗汗则内外之津液及内外之气皆不保矣，故重用沙参大补肺之阴气以复津液而资灌溉为君，合五味敛汗，麦冬清金，名生脉散，为治火克金，肺气虚而有热，耗散不收之专方。此心病治肺也。心阳跳跃，散以生姜；心热有余，凉以生地；心血不足，养以桂圆。此心病治心也。上之不降由于下之不纳，女贞、怀药安肝、脾、肾之阴，以纳心、肺、胃之阳，此上病下取也。湿逆阳格而外泄为汗，则气血虚于上而阴湿愈盛于下，白术、巴戟温脾肾以胜湿，苡仁、泽泻利水道以除湿，此治病必求其本也。香附活血利气以畅化机，则使命之职也。

白术、巴戟、苡仁、泽泻扶阳祛湿以治阴邪上逆，女贞、怀药安定脏气以治阴

---

① 厉阶　祸端。《诗·大雅·桑柔》："谁生厉阶，至今为梗。"《毛传》："厉，恶。"《诗·大雅·瞻卬》："妇有长舌，维厉之阶。"

不含阳，再得生地、麦冬、五味清心润肺，敛降于上，则下无逆气、上无积气，而因于邪正拒格、阴阳不和所生诸疾均可愈矣。夫湿逆而用生地者，盗汗伤其阳中之阴，心血虚而热，非他药所能代也。五味、沙参得生姜则阖中有开、补中有行，而治节乃出也。

二十六、某，久病，常有大热，自汗，盗汗，每一二日鼻血。

首　乌五钱	沙　参五钱	银　花八钱	白术五钱
生白芍五钱	法　夏二钱	生杜仲五钱	生地八钱
怀　药五钱	生鹿角五钱	巴　戟三钱	牡蛎五钱

五副。

此火在上也。自汗属阳虚，然阳气耗散则阴气消亡，是自汗不独阳虚也。盗汗属阴虚，然阴不平则阳不密，是盗汗不独阴虚也。热炽者，火在上而水不升也；鼻衄者，火在上而血离经也。

常有大热而夜不热，口不渴，足征病源不在肝肾，热不在阳明，盖心阴虚而心火不降也。夫心火不降则上灼肺金，下消肾水，肝木之阴尤难为继，其害在先天。而中央戊己全赖水火之交，成其生化之妙，不交则火中无水而土燥，水中无火而土湿，其害在后天甚矣，水火之不可偏也。

土之妙用在摄水火归中以成其妙用，医家之妙用亦然，不可不知也。夫木火同气，旺则皆旺。木火旺则金水衰，土遂燥而不生物，故用生地养阴，白芍平肝，银花、沙参清肺，泻木火、补金水以和燥土。《阴阳应象大论》曰："阴在内，阳之守也。"木火之气，升有余则守不足而阳易散，热炽血溢、自汗、盗汗皆此故也，故用首乌、怀药、牡蛎分别敛足三阴之阴，以守未离之阳而收耗散之气。人身木火之气皆生气也，生气升泄于上，则不生土于中，土遂湿而不生物，生地能润燥即能滋湿。君有阙，臣补之，故又用杜仲、巴戟补下焦不足之生气，合白术之苦温燥以和湿土，且生地沉阴之质，善用之则阴得其平而阳秘，否则未有不反碍其阳者。故又佐以温运胃阳之半夏，及温通肾阳之鹿角以济其偏，夫然后生机不滞而生发乃畅也。

唯火生土，唯土恶湿，火在上则不生土，而土湿乃必然之势也。凡下伤于湿，由湿逆而火不降，以致热甚于上者，生地宜慎用。若由心阴虚而火不降以生湿者，则又非用生地补心阴降心火以治其生湿之源不可，此证其明征也：

五副。服毕，又方：

玄参五钱	白芍八钱	北沙参二两	五味三钱	寸冬三钱
黄芪五钱	官桂二钱	熟　地五钱	怀药五钱	莲米八钱
白术五钱	苡仁五钱	香　附二钱	生姜八钱	

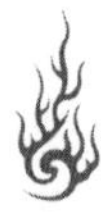

十副。服至七副，好八九分，服毕，痊愈。

《素问·调经论》曰："阴虚则内热。"夫汗多则热随汗泄，血溢则热随血溢，而犹常有大热者，盖血属于心，汗为心液，汗出血溢则心阴愈虚也。前为治其热炽，故偏凉血而用生地。今则血热已平，而血虚亟宜补矣。唯血生于后天脾胃，又生于先天肝肾。生于后天脾胃者，参、术、芪补土生金以生之也；生于先天肝肾者，熟地、玄参补水生金以生之也。上焦为阳，必藉于阴之化而后清肃下降，故佐以味、麦；下焦为阴，必藉于阳之化而后氤氲上升，故佐以官桂。木为水升火降之机，然必真气下生，其效乃着，故以白芍平之；土为升降交会之地，然必真气内藏，其用乃神，故以莲米、怀药守之。若夫生姜则为参、芪之佐，输肺气于皮毛以固表；苡仁则为白术之佐，化湿邪于水土以利阴；香附则为诸药之使，利血气于三焦，以通气化者也。

热证之后，必有余热留滞不清，玄参能肃阴虚火盛化热之气及为热所结之气，以定五脏，故与熟地并用。且血虽生于气而汁药亦不可废，此本方所以用玄参、熟地壮水滋阴，为参、芪、术补气生血之后盾也。夫自汗、盗汗者，阴不平于内、阳不密于外也，故宜治以敛固。敛者，敛其脏阴于内；固者，固其表阳于外也。唯人身脏腑之气无时不与外气相通，不通则内闭九窍，外壅肌肉而灾害至，《生气通天论》言之甚详。此本方之所以有五味、莲米、怀药之内敛与参、芪、术之外固，而即有香附之内通与生姜之外通也。

二十七、孙某之妻，夜出盗汗，人虚弱，头昏，时而眼发晕，食作胀。

生黄芪五钱	生　地三钱	当　归二钱	黄芩一钱
生牡蛎一两	生白术五钱	怀　药八钱	寸冬三钱
熟　地三钱	生白芍五钱	浮小麦三钱	扁豆三钱

三副。

此阴虚兼阳虚盗汗也。阴虚而不盗汗者有之，未有盗汗而不阴虚者也。诸书皆以盗汗为阴虚固也，然因禀质之偏及受病之原，有兼气虚、血虚、阳虚或阳盛阴虚或气血两虚者，是又同中之异也。

《阴阳别论》曰："阳加于阴谓之汗。"是汗生于阴而成于阳也，然亦有自出于阴而非成于阳者。《阴阳应象大论》曰："阴胜则身寒，汗出，身常清。"《脉要精微论》曰"阴气有余为多汗身寒"是也，此则全属阳虚自汗不挟阴虚者也。若夫劳作火劫、醉饱沐浴，以及天热衣厚等汗，皆阳加于阴之汗也，而盗汗亦然，其所以名盗者，寐出而寤收也。然寐时阳行于阴，尽人所同，而不皆汗者，盖阳生于子，常人阴平足资内守，阳即生于卫气行阴之时，匪特不汗也。虚则不能自密，阳复加之，安得不熏蒸为汗，乘表气之虚而外泄乎？观其觉后，阳还于表，汗即自收，其理益着。

心统诸汗，乃心液，肾主五液，又主闭藏，汗则液泄而心肾皆失职矣。余如肺合皮毛，肝主疏泄，脾胃居中，分布气化均不无关，故治此病者，宜察其标本轻重而一一细匀之，各以平为期。

其致病之源，凡多怒、多郁及欲火伤阴，脏真不藏者，或病后多服参、芪，不知敛阴纳气，以致表里阴阳气血不能互根为用者，恒多患此。

此证食入反胀，脾阳虚也；头昏目眩，上气虚也；土为金母，原属一气，非二病也。夫心阴不虚则不盗汗，脾阳不虚则不反饱，此证兼而有之，是阴虚而兼阳虚也。

中气不足之人，清气则降多升少，浊气则降少升多，往往下虚上实，头目不清，此则腠理常开，浊在上而不郁，特正虚耳。

盗汗由于心肺有热，盖心有热则及于肺也，生地、浮麦凉血除烦以治心，黄芩、寸冬清金生水以治肺。盗汗由于肝肾不藏，盖肾不藏则及于肝也，熟地、牡蛎壮水敛阴以治肾，当归、白芍和血敛阴以治肝。汗成于阳，又出于阳，前者之阳乃邪热宜清，后者之阳乃表虚宜补，再用黄芪补中以固表，而治法备矣。

阴虚为盗汗所共有，脾阳虚为盗汗所或有，此证是也。脾恶湿，阳虚者无不生湿，故加白术、扁豆补不足之阳，去有余之湿，合之黄芪与治阳虚自汗无殊，此固因病施药，不以阴虚而废甘温苦燥也。

盗汗虽有兼阳虚、气虚、血虚之不同，而阴之不敛则一也。怀药敛阴守脾，本属盗汗要药，此方黄芪之升有碍脾阴之守，白术之燥有损脾阴之和，故不嫌重用。

二十八、某，夜不寐，胃上不安。

寸冬三钱	茯苓五钱	怀药五钱	枣仁五钱
黄芩二钱	阿胶（冲服）三钱	白芍五钱	法夏三钱
生地三两	甘草三钱	广皮二钱	白术（土炒）五钱

此阴虚也。原批云：此阴亏津枯，阳不得下也，大滋肝肾之阴以顾胃之母气则可。又胆热则痰生，少阳木中之火，协热为痰，往往不寐，主二陈汤加竹茹、炒枳实，一服即愈。按：人之生也，先有肝肾，后有脾胃，故肝肾为脾胃之母，母之于子，犹源之于流，源远则流长，母饶则子裕，故阴亏津枯，阳不得下者，宜大滋肝肾之阴，以顾胃之母气也。《方盛衰论》曰：“至阴虚，天气绝。”《阴阳应象大论》曰：“浊气在上则生䐜胀。”又曰：“浊阴归地。”夫阳入于阴则目瞑，浊阴归地则胃

和，夜不寐者，至阴虚于下则天气绝于上，而如不系之纸鸢也。胃上不安者，浊气在上，则并于胃而欲作痞也。

《大惑论》曰："病不得卧者，卫气不得入于阴，常留于阳，留于阳则阳气满，阳气满则阳跻盛，不得入于阴则阴气虚，故目不瞑。"此节论不得卧之因甚详，而卫气不得入于阴之故，则未言及，盖其故非一端也。除阴邪在下、格阳于上外，凡胃中有宿食、停饮者，皆足以碍天气之降，而阴虚之人，阳无所附，则下气重上而为热厥，其势尤甚。卫气者，日入则随胃气之降而降。胃不降，则卫气即留于阳而阳盛，阳盛则阴虚，《大惑论》之所谓阴气虚者，此也。此证则由阴虚而胃不降，与由胃不降而阴虚者，大有轻重之别。夫由胃不降而阴虚者，胃降则愈；由阴虚而胃不降者，必补其虚乃愈，观《邪客》篇治阴虚目不瞑而用半夏汤，可以知矣，然未足以愈此证也。

人身阴阳互根互宅。互宅者，阳宅于阴，阴宅于阳；互根者，阳根于阴，阴根于阳也。唯阳宅于阴，故阴能生阳而为阳之根；唯阴宅于阳，故阳能生阴而为阴之根。脾胃则居中斡运，无稍间息，此后天气化之常也。夫胃为火土，脾为水土，后天所重，而元海深处又有先天水火，为后天脾胃之根，无论阳虚阴虚，其极也皆以补下为主。人苟阴虚于阴，无以上宅，则后天生阴之源绝，而脾胃偏燥，若仅施行后天生化，清降天气以生阴，则舍本逐末，非其治矣。故宜从其母而治之，俾阴中之阴不匮，乃得上宅于阳，而为后天生阴之根。原批所谓大滋肝肾之阴以顾胃之母气者，此也。后天生化不离脾胃，降则生阴，升则生阳，然未有阳中之阴虚而胃气能降者也，犹未有阴中之阴虚而阳中之阴不虚者也。

阳盛阴虚者，以水火言之，即火有余水不足也，火有余而不降者，必水升而后火降，又必水足以配火，而后水升火降，故重用生地大滋肝肾之阴，补水以配火，而黄芩、寸冬、阿胶则清热润燥，以治上焦阳盛，而辅生地之不及。《阴阳应象大论》曰"阴在内，阳之守"也，《生气通天论》曰："阴平阳秘，精神乃治"，故用枣仁、白芍、怀药敛心肝脾不平之阴，以含不秘之阳，如纸鸢之有系，俾可上者复可下。《宣明五气》篇曰："胃为气逆"，《逆调论》曰："胃不和则卧不安"，故用茯苓、半夏、陈皮化痰快气，分理阴阳，以降不降之浊，而和不和之胃。土燥不生物，土湿亦不生物，故用土炒白术保脾阳，以和生地、阿胶之阴柔而资健运，与治火不生土、脾阳虚而生湿，微用生地以和心阴而资清降之理无殊。甘草则缓中，以和诸药者也。水火均平，土运于中则后天气化之常复，而安眠如故矣。

生地用为补下焦之阴之主药，则宜重用，为和上焦之阴之辅药则宜轻，医者当知。

失眠证之因不一，而治法亦殊。《内经》半夏汤及此方之义已知前述，至《金匮》酸枣仁汤则为治虚劳、虚烦神气不安者。二陈汤加竹茹、炒枳实则为治胆火不降胁热为痰者，盖二陈、枳实化痰理气，竹茹清热，且胆为清虚之腑，竹秉清虚之气，犹以类相从也。临证选方者，详察色脉以求之，则庶乎其不差矣。

二十九、某，不寐，心常作惊，神少，食口无味，夜小便多。

柏子仁五钱	牡蛎五钱	怀　药三钱	枣皮二钱	枸杞三钱
白　术五钱	杜仲五钱	生　地五钱	故纸五钱	沙参一两
厚附片五钱	首乌五钱	生鹿角五钱		

五副。

此神不藏也。《本脏》篇曰："五脏者，所以藏精神血气魂魄者也。"《本神》篇曰："心怵惕思虑，则伤神，神伤则恐惧自失。"盖脏阴皆主内守，故能藏，能藏故能形与神俱而无病，否则未有不神魂失御，如此证者。不寐之因，《内经》言之不一，而阳不入阴之言最握其要。凡天枢以上，但有一气不能下交者，皆足令人转侧不寐，至不寐而惊，则为心神伤，其病犹重。夫神者，血气之主，休戚相关，心神既伤，则脏阴与血气之失其和也久矣。又《金匮真言论》曰："东方青色，入通于肝，其病发惊。"骇惊之为病，若与君主无涉者，然外触之来，恐惧之萌，虽在肝魂，而知觉则在心神，假令杯中蛇影、床下蚁声，神罔觉则魂不动，固泰然自若也。唯不能无觉则发为惊骇，两者皆失其所而不藏，此《举痛论》所以言"惊则心无所倚，神无所归，虑无所定"也。《本神》篇又曰"随往来者谓之魂"，是知魂也者，不动则已，动则必与神俱而浮也。《五脏生成》篇曰"诸血皆属于心"，又曰'人卧，血归于肝"。《营卫生会》篇曰："血者，神气也。"是知神也者，不寐则已，寐则必与魂俱而沉也。此证则为魂与神俱浮而不沉，故不寐善惊也。

五行唯木生火，而火分君相。君火者，火之神丽天而部于表；相火者，火之气潜地而治于里。不寐善惊者，火之神不足于上；口无味、小便多者，火之气不足于下，而木之不生火可知也。《脉度》篇曰："心气通于舌，心和则能知五味矣；脾气通于口，脾和则能知五谷矣。"此证木不生火，火不生土，故心与脾皆不和而口无味也。《宣明五气》篇曰："膀胱不约为遗溺。"《经脉》篇曰："肝所生病，实则闭癃，虚则遗溺。"《生气通天论》曰："平旦人气生，日中而阳气盛，日西阳气虚。"此证肝肾虚于下，肺金虚于上，膀胱约束之气自不能足，加以夜来阳不统阴，其虚犹甚，故小便独多于夜也。

木不生火，故用杜仲、首乌、枣皮温敛肝木以生火；火不生土，故用附片、故纸、牡蛎温潜相火以生土，此逆生也。沙参、白术、怀药则补中守脾，以交水火而生万物，乃顺生也。重用沙参者，补金中之土以生肾水，助人气以约膀胱也。阳必配阴，《易》道所重，心之阴阳得配则火降，肾之阴阳得配则水升，肝之阴阳得配则木平，故用柏仁、生地、枸杞等分别补之、配之，以平为期。而柏仁清心降肺以生血，降肺平肝以藏血；生地泻心火以补肾水，补肾水以填心阴，《本草》皆言治惊悸，尤为此证调和心肾、润燥宁神之要药。唯神无补法，补火之气即足以生火之神，敛阴养血即足以返神于虚，安神于室。《本神》篇曰："两精相搏谓之神。"夫两精者，先天与后天之精也，补其先天后天则精生，而神亦与之俱生矣。

《阴阳应象大论》曰："阴在内，阳之守也。"夫神宜藏，神且不藏，其阴不能为阳之守可勿论。敛之则阴守其位，阳返其乡，而神乃得安于室，此用牡蛎、怀药、枣皮、首乌之要义也。

《灵兰秘典论》曰："主不明则十二官危，使道闭塞而不通，形乃大伤。"夫神藏宥密而能廓然无外者，以使道通也。此证神既不藏，其使道必有为邪恶所蔽而不通者矣，故用鹿角逐邪恶以通之。

三十、钟某，病胃不食，神少，渴不吃茶水，口内无津液，胃上有物，夜不寐年余，小便要用力，少少点点，滴又不快，行动气紧。

枣　皮三钱	熟地一两	淮　药五钱	黄芪二两
制附片八钱	泽泻一钱	云　苓三钱	丹皮二钱
上　桂二钱	枸杞三钱	炙甘草五钱	

十副。服毕，好七八分。

此肾虚脾陷也。《生气通天论》曰："阴者，藏精而起亟也……阳不胜其阴，则五脏气争，九窍不通。"《本病》篇曰："饮食劳倦即伤脾。"《宝命全形》篇曰："水得土而绝。"《口问》篇曰："中气不足，溲便为之变。"《五常政大论》曰："肾主二阴。"《水热穴论》曰："肾者，胃之关也。"《举痛论》曰："劳则气耗……劳则喘息汗出。"《逆调论》曰："胃不和则卧不安。"《经脉别论》曰："脾为胃散精于肺。"夫肺金主上，肾水生下，土运于中，气化之常也。肾虚而脾阳未陷者，犹可生金以生水，陷则不唯肾水被克，且肺金失母而后天生化之源匮，如此证是已。气紧劳则发者，无不肺肾两虚。盖肺者，呼吸之门；肾者，呼吸之根。虚则上不摄而下不纳，吸不深而呼不长，以不深长之呼吸，何能劳役耗气？故行动则气紧，顿呈不相接续之势也。口无津液，渴不思饮者，上虽无热，而脾精肾水均不升也。小便费力，点滴不快者，肾无阳以化而伎巧不出，肺无力下输而节不行也。胃上有物，夜不寐者，脾虚则胃气留，肾虚则胃关阖，留则清不升，阖则浊不降，而阳明逆满，不得入于阴也。若夫不食、神少，则为脾胃虚而中气不足之本病也。

脾阳陷入阴中，则阴火被郁而发热，若肾阳虚则不易发热。小便难有中虚气陷不能运送而如淋者，谓之气淋。此证小便用力多而溲出少，即此一端可以隅反矣。

虚者补之，陷者举之，唯八味地黄汤能从水中补火而起亟，唯黄芪能从阴中升阳而起亟，《经》言“补上治上制以缓，补下治下制以急”，此则合而撰之也。或谓命火者，水中之火也，八味汤熟地、桂附并用，从水中以补之，又用怀药、枣皮从土从木而封之，俾蛰藏不露，其能行化于下而起亟，理则然矣。黄芪益脾胃补肺气，是中上焦药，何以亦能起亟耶？盖中气者，可升而不可陷者也，陷则下焦阴气被填而不利，若但用八味以起亟，是犹手足束缚之人而欲其舞蹈也，何可得哉？故黄芪乃升脾气、利肾气以起亟，而非行化于下以起亟也。凡中气下陷、肾气不升之证，无论阳虚、阴虚皆用之，唯肝肾不藏、下虚上实者，则在所忌。此证本肾阳虚而脾阳陷，故补肾举陷并行，陷举则土生金而肺气治于上，土不克水而肾气利于下。斯气化之常复，诸病皆可愈矣。此补中举陷之宜黄芪，实无他药可与为匹者。《别录》言“黄芪利阴气”，刘潜江疏黄芪治阳不足而阴不利之病，不治阳有余而阴不足之病，《卫生总微论》以黄芪一味治小便不通，皆一理也。若夫枸杞佐熟地以生精，炙草佐黄芪以培土，义甚显明，无须赘论。不寐、口渴，水火不交，心血耗矣。己土在心，耗于心者，必及于脾而为脾约，此其所以中下阳虚，小便不利、大便应溏而不溏也。小便多而大便干者，白术能节小便以润大便，此证虽干者宜润，而少者不可节，故白术、姜、砂之燥皆暂弃而不用。脾阳上升则为正，下陷则为邪，兹正欲其上升，故不用五味，俟其升已而降则当用矣。

服满十副，再诊求方：

首　乌一两	黄　柏(盐水炒) 三分	黑豆二两	熟地三钱
黄　芪一两	圆　肉一两	杜仲五钱	五味三钱
甘草梢二钱	砂　仁三钱	白芍三钱	干姜二钱
附　片五钱	柏子仁三钱	白术三两	

五副。服二副，痊愈。

脾恶湿，阳虚与小便不利皆生湿。血属于心，心血生脾，年余不寐，则心血虚无以生脾，是此证之脾匪独阳虚不升，且又湿有余而血不足也。至胃上有物不食，则土不运也，年余不寐则火不降也，口无津液则水不升也。肾为水脏，水中有火，口无津液、不饮茶水则肾之阴阳俱虚也。夫欲调水火之升降者，必先调水火之根；欲补土者，必先补土之母；欲补土之母者，必畅其机。此前方所以用八味地黄汤加枸杞水火双调，又用黄芪、炙草益气举陷以利肾气也。今则脾陷已举，肾虚渐复，宜重用白术之苦甘温以燥湿培土，圆肉之甘温润以滋脾养心矣；黄芪则退而为臣，补中益气，以补白术之阙；姜、砂则和胃醒脾、快气消痞，以任芪、术、圆肉之使，

此前后二方补肾补脾，先后缓急之序也。夫血燥无湿者，禁用白术，此则血不足而湿有余，故圆肉与白术并用，各以平为期也，再得柏仁之润以护心血，则白术有利无弊矣。柏仁清心养血，合五味之收肺下气则治节出，而天气下为雨。白芍、首乌和肝养血，黑豆、熟地强阴益精，合杜仲、附片之温木生火，则谋虑出而生机畅于下，伎巧出而地气上为云，此则共调四隅之偏，以交媾金木水火而归于中土者也。甘草梢则引胸中郁热，黄柏则泻膀胱湿热下行出于小便，盖脾陷胃逆、小便不利，皆足以生热，宜调之使平平也。

先天木生水，谓之真水，亦即真阳，此有生之初，人人所尽同也，以次而各脏赋气皆为逆生，由赋气而成形则为顺生。唯有道者，能反顺为逆，常人则习与性违，然其先天化机实未尝绝，故得为后天气化之主宰，循环顺生以登寿域。《宣明五气》篇曰："肾藏志，脾藏意。"《生气通天论》曰："苍天之气，清净则志意治。"《本脏》篇曰："志意和则精神专直，魂魄不散，悔怒不起，五不受邪。"夫苍天之气在人身即肝气，乃先天化机之始，唯惩忿窒欲可以保其清净，养生却病之要诀也。水之精为志，土之精为意，苍天之气清净则志意治者，肝能生肾，肾中有真水以制阴火，火自下藏而生土也，志意治则五脏之气无不治，故精神魂魄皆得安定，而邪弗能干也。凡人左手脉有浮动之象者，其肝气即不清净，而先天化机即不如常，苟不知内外交修以调平之，欲求保其天年，难矣。《营卫生会》篇曰："中焦受气，泌糟粕，蒸津液，化其精微，上注于肺脉，乃化为血，以奉生身，莫贵于此。"盖人非气血不生，脉浮动则火不藏，不能蒸津液为气以生血，而邪火日甚，气血日虚，故不寿也。昔贤有谓必血能生气而后气能生血者，其义甚精。盖血生气者，水生金也，先天逆生也；气生血者，金生水也，后天顺生也。人必有逆生而后有顺生，故必血能生气而后气能生血，又必肝生之、肾藏之而后有逆生，故苍天之气宜清净也。此方以杜仲、附片温肝肾，而不离白芍、首乌、黑豆、熟地之强阴内守者，皆使阴足以宅阳，俾苍天之气清净，先天化机如常也，补土而得先天后天互为生化，未有不事半功倍者矣。

三十一、李董氏，连日头晕，太阳胀，肩膀痛，腰杆亦痛，时而腹内热气上冲，头上面上均发烧且晕，舌心黄，右眼皮撤，下寒重，大便不利，欲解不解，大约有内热。

生黄芪五钱	防　风三钱	枳　壳二钱	怀　药（炒）八钱
白　术八钱	土炒知母三钱	生栀子三钱	生白芍三钱
官　桂三钱	大腹皮五钱	酒　军二钱	

三副。

此中气不和也。脾阳虚则湿气下着而腰痛，脾阴虚则虚火上冲而头面发烧，其头晕、太阳胀、肩膀痛，皆逆冲之绪余也；舌心黄、大便不利则阳气不固之所致也。大抵喜食辛燥之人，久则必有所伤，大肠津伤则传化失职而大便不利，脾阴伤则阳不能秘而堤封不固。据病情以揣脉象，其右寸关尺俱大而无力可知也。

唯白术能祛湿痹，合黄芪补中升阳以治腰痛；唯怀药能敛脾阴，合白芍平肝内守以制冲逆，故用之以为和中之本。知母、栀子清心肺之热，枳壳、腹皮降肝脾胃之逆，则以治中气不和之标也。防风通上以治头晕、太阳胀、肩膀痛，酒军通下以治大便不利，与枳壳、腹皮所主虽殊，而理气则一。热气上冲则火有余于上、不足于下，故用知母、栀子以泻上之有余，即用官桂以补下之不足也。夫阴虚阳虚，本不同类，不应同病于一脏，而此则同者，盖阳虚乃其本体，阴虚则得之多食辛燥，故各逞其偏而同病也。

三十二、傅高氏，心跳，头空耳鸣，口干苦，周身痛，微肿，气短，眼皮口唇均白无血色，小腹痛，午后面烧。

酒　芍五钱	官桂一钱	桂枝三钱	牡蛎八钱
生沙参八钱	寸冬三钱	枣皮八钱	木通二钱
生白术三钱	香附(酒炒) 二钱	柴胡二钱	

二副。

此阴不敛也。原批云：此疾宜以敛阴为主，清热次之。小腹痛又当补脾，眼唇均白又宜温，但此人性情不好，又宜理气，体素强旺亦要用柴胡疏肝，所以行医贵知人境地也。

阳性升浮，其能固密于外以温皮肤分肉，或潜伏于下以默主一身者，赖有阴气敛藏于内为之安守也。否则有上无下，有耗散无归止，与逸系之纸鸢何异？夫阴之所以不敛者，好色伤肾，热中伤心，多怒多郁伤肝，美酒厚味伤脾肺，必有一于此也。而肝为生气之原，肾为封藏之本，关系尤重。《脉要精微论》曰：“五脏者，中之守也，得守者生，失守者死。”盖五脏属阴而藏神，神统阴阳气血，神不藏则阴不敛，阳不密而血气高涨，血气高涨则热常盛、脉常满，而神愈不藏，精华之气上涌下竭，而欲尽其天年，其可得哉？故有形体肥硕而暴病卒死者矣。此《内经》所以大声疾呼而戒人之任情纵欲以致神不藏也。此证午后面烧，盖肝肾之阴不敛而阴火上冲，其口干苦、心跳耳鸣、头空微肿、气短、眼唇俱白者，天气不清与上气不足也。天气不清由于阴不敛而阳浮，上气不足由于阴不敛而阳散。《经》言“病有标本，知本则知标”，此之谓矣。经络之气不顺而邪凑之则周身痛，己土之阳不足而木乘之则小腹痛，此皆性情不和者常有之病也。

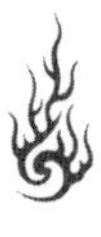

病由肝肾之阴不敛以致阴火上冲，故用枣皮敛肝阴，回生气于乙癸；牡蛎敛肾阴，定相火之飞腾。木旺宜平，而用酒芍；木郁宜达，而用柴胡，义已见前，不赘。上气弱而不清，沙参、寸冬清之、补之；下气弱而不温，白术、官桂温之、补之；若香附、桂枝、木通等则以理血气、通经络，治诸痛者也。

体素强旺，故不重补，但使阴敛阳潜，复其内守，则水升火降，气血自生。然其要尤在能恃其志，毋暴其气，否则一念浮动，阴阳遂离，岂区区草木所能克服哉。《五常政大论》曰"病在上，取之下"，此证在上之病多矣，而其本则在下，故以下取为重也。

三十三、孙代樵，流眼泪，生眼屎，口臭，流清涕，或时面红发烧。

生白芍三钱	生栀子三钱	花粉五钱	大腹皮三钱
生党参五钱	当　归三钱	牡蛎八钱	枣　皮五钱
故　纸（盐水炒）五钱	生　地一钱	酒军八分	白　术（土炒）三钱
广木香八分			

二副。

此阳明厥也。肝热则目眵泪，肺热则鼻涕，胃热则口臭，至于面红发烧，则《厥论》所谓阳明之厥，面赤而热。盖阳不藏，非偏盛也。人身有封藏不露之肾阳，有禀于肾阳以司后天健运之胃阳，其为阳虽不贰，其致用则不同。苟封藏之阳不露，则健运之阳纵有偏盛，不过酿成热实之白虎证与热结之承气证而已，何至厥而上行，面赤且热，岌岌乎欲外亡哉。是则阳明厥者，乃肾中之阳假道于阳明而厥，非独阳明之厥也。《厥论》又言"阴气衰于下则为热厥，其候足下热，阳气衰于下则为寒厥，其候从五指至膝上寒"，是寒厥、热厥之分，不在上而在下之明征也。观此方用药上清下温，是其病情亦必上热下寒，可无疑也。

面赤而热，下则肾失封藏，中上则心胃不清，堤封失职，故下用牡蛎、枣皮、故纸等补其阳而敛之，中上用白芍、栀子、花粉、生地、酒军等清其热而降之，党参、白术厚其土而防之，各以平为期。《五脏生成》篇曰"肾之主，脾也"，脾虚则肾无畏，故能假道阳明而厥，非偶然也。且五脏六腑皆禀气于胃，以注其精气于目，阳明既厥，则脏腑皆无所禀矣，其精气尚得足于目而不为邪所凑哉？此目之所以多眵泪而不清也。肝藏血而开窍于目，正虚邪凑，则阳郁而血不和，当归为血分通阳散寒、和血活血要药，故与白芍、栀子并用，以成开郁去热之功。若腹皮、广香则顺气降逆，使命之职也。夫火郁发之，血分之用当归，与气分之用生姜同义，而川芎燥烈，亦有当用之时，神而明之，存乎其人矣。

三十四、李刘氏，近日头晕，心内不好则热气上冲，耳心便鸣，每晨起来牙龈打不开，有血黏住，腹痛，天膛夜间千痛。

枳壳钱半	生白芍五钱	法夏三钱	白　术（土炒）三钱
知母五钱	生　地三钱	花粉五钱	生栀子五钱
猪苓三钱	牡　蛎三钱	官桂三钱	

二副。

此阴不敛也。人身中之火，赖水以济之则不燥，赖阴以守之则下潜，故能生生不已，否则或亢于心而心内不好，或炎于上而耳鸣头晕、天膛干痛，或盛于胃而牙龈血汩，或不生土而土衰腹痛，其为害可胜道哉！凡阴不敛而生之火皆谓之阴火，亥时木气初萌而水不生，子后阳气来复而水不升，则木偏旺而阳偏浮，故阴火每甚于夜也。

积于心肺胃焚烧之火宜泻宜降，故用白芍、知母、生地、花粉、栀子、枳壳、法夏等泻而降之；上冲于心无根之火宜回宜敛，故用官桂、牡蛎回而敛之。白术则补脾之虚以治腹痛，猪苓则开湿之蔽以通气化者也。

三十五、王相仁之母，肚胀痛，每日午时手足发烧，胃不利，小便多。

郁金三钱	巴　戟五钱	黄精一两	藿香二钱	姜黄一钱
生地五钱	白　术五钱	广皮二钱	圆肉八钱	柴胡八分
香附三钱	生白芍八钱	生姜五钱		

三副。

此心阴虚也。《厥论》曰："酒气盛而栗悍，肾气日虚，阳气独胜，故手足为之热。"《逆调论》曰："人有四肢热，逢风寒如炙如火者，何也？曰：是人者，阴气虚，阳气盛。四肢者，阳也。两阳相得，而阴气虚少，少水不能灭盛火，而阳独治也。"夫阴阳宜平不宜偏，阴虚则阳无所附，故《易》卦以阴止阳曰"小畜"，而《经》则谓"阴在内，为阳之守"也。脾之阴虚不能畜阳，故溢于四肢而手足发热，不能为胃行气而胃不利。肝之阴虚不能畜阳，故乘于脾而肚胀痛，泄于膀胱而小便多也。其发于午时者，心阴虚也。《脏气法时论》曰："心病者，夜半甚；肺病者，日中甚。"夫海水潮于子午二时，人身气血亦然，唯水克火而旺于子，唯火克金而旺于午，心病夜半甚者，水旺克火也，肺病日中者，火旺克金也。此病手足发烧于午时者，即心阳旺而潮于午也。肝者心之母，脾者心之子，子母一气，虚则并虚，心阳有余，故肝脾之阴皆不足，而阳不秘也。

心阴不足而阳独治，则应天气不降而上实。兹仅胃不利者，盖肺金为内收降之

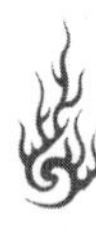

气，木为升发之气，心肝之阴虽不足，而肺金收气足以制之，则木火之气反为所郁，不能上攻而下迫，故肚胀痛、小便多，见病不在上而在下也。

心阴不足，心阳有余，故用生地凉血补阴。营出中焦，心藏己土，故用黄精、圆肉润脾滋血以养心。白芍则平肝之太过，不分上攻下迫，均为要药。柴胡则升下迫之清气者也。而白术、巴戟一则补脾助阳以资健运，一则补肾祛风以节小便。盖不畜之阳宜补阴以畜之，而由不畜以至于虚之阳，则宜本《易》卦大畜以阳畜阳之义而补之以温也。生姜、藿香、广皮通阳快气，开肺胃之郁；郁金、姜黄凉血去瘀，开心脾之郁；香附则理三焦血气之郁，共以治阴虚不能畜阳而为壅满之痞胀者也。然阴虚不能畜阳，应以补阴配阳、敛阴秘阳为正治，而此方乃不尽然者，盖金气犹胜，木火有被郁之势，故以补阴蓄阳为主，开郁理气为辅，而敛阴秘阳之法，尚有待也。

按此方滋阴养血以脾为主，其阴虚之源，系由脾伤于燥以传心肝可知，非由肾也。肚胀痛者，血虚不能敛气而气散作胀也。

三十六、张芸芳，前十日脚杆冷得痛，现刻一身烧，口热口渴，坐则流清涕，卧则鼻干头晕痛，眼多流泪，眼皮重，夜间喉痛，手足均冷，胃口不开。

制附片八钱	防风三钱	生白芍五钱	柴胡八分	生地三钱
玄　胡一钱	薄荷一钱	生　姜一钱	紫草三钱	胆草二钱
寸　冬五钱	银花五钱	艾　叶三钱		

此阳并于上也。《通评虚实论》曰“气逆者足寒”也，《解精微论》曰：‘人厥则阳气并于上，阴气并于下。阳并于上，则火独光也；阴并于下，则足寒。”《五脏生成》篇曰“头痛巅疾，下虚上实。”《卫气》篇曰：“上盛则热痛。”《阴阳应象大论》曰：“阳胜则热，阴胜则寒。”《五癃津液别论》曰：“肺举则液上溢。”《宣明五气》篇曰：“肺为涕，肝为泪。”夫人身身半以上为阳而不热，身半以下为阴而不寒者，阴阳互为其宅也，反之则未有不病者矣。前十日脚杆冷痛者，寒盛于下也；现刻一身烧、口热口渴者，寒气厥逆则阳并于上，以至内外皆热也。鼻涕眼泪者，肝肺热也；头晕头痛者，上盛也；夜间喉痛者，血分热也。统而言之，皆热盛于上也。眼胞属脾，肾藏戊土，四肢为诸阳之本，眼皮重、胃口不开、手足均冷者，虽热盛于上，而下寒之本犹如故也。

附片补下焦垂绝之阳，合艾叶驱下焦凝固之寒，以治其本病。而火之郁于上焦者，则用防风、柴胡、薄荷、生姜散之于外、行之于经；火之盛于心肺肝者，则用白芍、生地、紫草、胆草、寸冬、银花泻之于内、降之于下，统以治其标病。玄胡则活血利气以内通者也。

火盛则伤阴，盛者宜泻，而伤者则宜补，故于凉药中并用生地、寸冬以养肺之阴；血分有热，宜用凉血药，则紫草与生地是已。病为上热下寒，方则治以下热上寒，盖阳并于上者，必寒之而火乃降，阴并于下者，必热之而水乃升，火降水升则阴阳互宅而抵于平矣。《标本病传论》曰："病发而有余，本而标之，先治其本，后治其标；病发而不足，标而本之，先治其标，后治其本。"又曰："间者并行。"夫病以先起者为本，继起者为标。病发而有余者，本病重而标病轻；病发而不足者，本病轻而标病重。故宜以重者为先，轻者为后。此证以下寒为本，上热为标，既上热而下仍寒，故用间者并行之法，至调理之方，则当求之脾胃，而辅以下温、上清之剂矣。

三十七、李朱氏，每夜未天明时咳嗽，咳则心内热气上冲，面赤，周身发微烧，出汗，口鼻干，睡热流眼泪，左睡咳，右睡不咳，早午气上冲则咳嗽，心翻，心内不好，痰在喉内，咳不易出，面微肿，唇起干壳，喉内微干，舌苔白，舌心微黄，饮食少，不思吃，味惧咸，口木无味，说话气短，精神少。

生白芍三钱	枳　实八分	生香附二钱	防　风二钱
黑豆子八钱	生甘草五钱	枣　皮一两	制附片八钱
鹿　胶一钱	砂　仁一钱	生黄芩八分	生栀子一钱
百　合三钱	生女贞五钱	白菊花三钱	

三副。

此肾不藏也。《上古天真论》曰："肾者主水，受五脏六腑之精而藏之。"夫五脏皆主藏，而肾独为封藏之本，故五脏六腑之精皆以之为归也：每日黎明至午，木火之气主令而性升，值此时而咳嗽、热气上冲，以至面赤、发烧、出汗者，肾不藏而木火之气过升也。木火之气过升则热盛于上，故有口鼻干、唇干、喉干、眼泪、心翻、心内不好、痰不易出、舌心微黄等症；寒盛于下，故有面微肿、饮食少、味惧咸、舌苔白、口木无味、气短、精神少等症。《刺禁论》曰："肝生于左。"左睡咳者，病在肝，压之则不舒也。五脏生机在肝，乱机亦在肝，除饮食劳倦伤脾外，举凡忿恚忧郁、情志不遂，无不伤肝。肝伤则火不下藏生土，而上炎克金，火既克金，则一身之气无不乱，其此证之谓矣。治此唯有重用枣皮、附片敛阴回阳，阴敛则疏泄无虞，而封藏有度，阳回则火下生土而不上克金。再本《易》卦小畜，阳得阴则止之义，和以黑豆、女贞，共以治下焦不固之本；而甘草之安脾气，白芍之安肝气，百合之安肺气，暨枳实、防风、黄芩、栀子、白菊等轻以泻上焦之实，皆治标也。砂仁通阳醒脾胃，鹿胶通阳生精血，香附开郁利血气，则使命也。

《至真要大论》曰："各安其气，必清必静，则病气衰。"《生气通天论》曰：

"味过于酸，肝气以津，脾气乃绝。"五脏各有内守之气，无论正虚邪实、偏寒偏热，此皆不安。安之之法，不外虚者补之，实者泻之，寒者热之，热者寒之。而亦有不尽然者，盖奔者难以骤止，高者难以骤下，寒者难以骤热，热者难以骤寒，过骤则每有意外之变，不可不慎也。甘草缓中，本为肾虚所忌；黑豆镇冲逆、活血气；女贞安五脏、养精神，本为滋阴所不取，而此方用之者，枣皮味酸，附子性热，和之以甘草、黑豆、女贞，则酸得甘之配而木中有土、脾气不绝；阳得阴之配而刚中有柔、肾气乃坚。斯敛阴回阳，皆得于迫切中收从容之效，则无不安之气而生机续矣。《内经》之言当观其通，苟执"补下治下制以急"之说而强括之，未有不顾此失彼者也。

敛者肝之体，散者肝之用，用有余而体不足则宜敛，唯肝有邪热者，则宜白芍之泻敛，不宜枣皮之补敛。夫清散于上者，治火之标；敛固于下者，治火之本。若唯知清散而不知敛固，则火之本日拨而土日衰矣，可不虑哉？

三十八、雷某之侄女，咳，夜发烧，白日不烧时而发吐，吐不出，小便少，胃不食。

薄　荷一钱	贝母二钱	柴胡二钱	银花五钱
土茯苓五钱	杏仁三钱	甘葛二钱	白芍五钱
法　夏二钱	麦芽二钱	黄芩一钱	生姜三片

二副。

此胃不和也。《痹论》曰："饮食自倍，脾胃乃伤。"《刺志论》曰："谷入少而气多者，邪在胃与肺也。"《五脏别论》曰："六腑者，传化物而不藏。"《阳明脉解》篇曰："阳明之脉血气盛，邪客之则热。"《阴阳应象大论》曰："阳盛则热。"又曰："秋伤于湿，冬生咳嗽。"《宣明五气》篇曰："肺为咳……胃为气逆。"《太阴阳明论》曰"阴受湿气"，又曰"阴病者，下行极而上"。《金匮要略》曰："湿痹之候，小便不利。"夫人身身半以上为阳，身半以下为阴，阳气昼行于阳，夜行于阴，阳盛于阳则昼发热，阳盛于阴则夜发热，夜来阳不入阴，亦盛于阳而夜发热。此证发吐不食，邪在胃也；小便少，湿在阴也；邪在胃则胃逆，湿在阴则下厥，故夜来阳不得入于阴而发热也，阳不入阴则上灼肺，故变动为咳也。

小柴胡汤柴胡达木火之郁，黄芩清热，生姜、半夏通阳降逆、和胃止吐，颇中病情。然木火之郁宜达，而逆则宜平，故用白芍；胃之浊气宜降，而清气宜升，故用甘葛；肺热而咳，银花、薄荷、贝母、杏仁清之、散之、降之；合之麦芽消食通肠胃，土茯苓泄湿利小便，则治法备矣。（按：肝气旺于冬至后春分前，以此证之咳及此方土茯苓、白芍之重，计之其为秋伤于湿而发于冬至后可知也。）

三十九、曾邓氏，患疰，现串烂胸上，昼夜发烧，心慌乱，咳痰，胃口不开，口干不渴。

独活二钱	白　芍(酒炒)五钱	生栀子五钱	甘葛三钱
玄胡二钱	桂　枝五钱	银　花八钱	枣仁五钱
生地五钱	生鹿角八钱	破故纸(盐水炒)五钱	干姜三钱
生姜三钱	桂圆肉一两	薄　荷一钱	

五副。

此瘰疬也。原批云：此疮地位乃太阳经所管，太阳阳气不上，所以有此，宜用桂枝舒太阳之阳；又督脉之阳与太阳相辅而行，又当通督脉之阳，如生鹿角、独活等。(按：《灵枢·寒热》篇曰："寒热瘰疬在于颈腋者……此皆鼠瘘寒热之毒气也，留于脉而不去者也。"又曰："鼠瘘之本，皆在于脏，其末上出于颈腋之间，其浮于脉中而未内着于肌肉，而外为脓血者，易去也。")夫肾者，水火之脏，寒热毒气者，肾脏不和之所生也。其本在脏而外发于少阳颈腋之间者，少阳生于水中之火，寒热毒气由脏阴而出于腑阳也。原批谓其为太阳阳气不上，与《经撵》旨似异而实同。盖太阳本寒水之气，寒水气化则为太阳阳气，而上升不化则为寒热毒气而下郁，久郁思达则随木气之疏泄出于颈腋而为鼠瘘也。说文训"瘘"为颈肿瘰疬，而称鼠瘘者，盖如鼠之颈腋多块垒也。

人身之妙，水升火降也，水升则生阳，火降则生阴，阴阳互生无或止也。然润下、炎上者，水火之本性，人身乃能逆而行之者，心为火脏而孕阴，肾为水脏而孕阳，阴阳互为其宅，则互为其功也。此证心慌乱，为火不下降之明征。火不下降则阳盛于阳，而阳中之阴虚，阳不生阴而阴中之阴亦虚，故昼夜发烧。又火不下降则阳不宅于阴，而阴中之阳虚，阴中之阳虚则水不上升，而三阳之阳俱虚，故寒热毒气得以浮于少阳之脉而生瘰疬。夫瘰疬本发于少阳地位，而原批乃归之太阳者，三阳以太阳为主也。至于咳逆、口干、胃口不开等症，皆水火不交之余疾，其干而不渴者，水虽不升而胃无热也。

生地凉血补阴，栀子泻火除烦，枣仁敛气归神，此皆不降者，治之以降，与水不升者，升之以甘葛为对待。火克金而肺苦逆，清以银花，宣以生姜，并用薄荷散及头目。火不生土而胃口不开，温以干姜；并用故纸，补其命火；火之母为木，降心火者必平肝，故用白芍平之；脾之根在心，养心血者必润脾，故用圆肉润之，此皆心火不降以失其平，而一一以平为期也。玄胡活血利气，与生姜同为通剂，而有阴阳之别，若桂枝、鹿角、独活则原批已备言之矣。

火不降则阳不生阴，且阳不宅于阴，以致阴中之阴阳两虚，火降则二者兼治。故纸似可不必用矣，然火在上则耗散，而降火之法，又非以苦寒泻其在上之有余不可，苟不有以温之，断难复其故旧，此必用故纸之义也。此方各随寒热虚实用药，与治内证之理无殊。唯通太阳及督脉之阳为治瘰疬另开一法门，诚医道中独树一帜者也。推而论之，凡疮在腰背以上，暨头面胸颈等处，皆可参用此法，固不独瘰疬为然也。

眼耳鼻舌喉齿类

四十、苏馨三，目赤红刺痛，前不羞明，今羞明。

银花八钱	赤芍五钱	灯　心五钱	桂圆肉八钱	生栀子五钱
三棱八分	桃仁(研) 三钱	生鹿角一两	当　归五钱	生香附三钱

三副。

此风热上攻也。《阳明脉解》篇曰："阳明之脉血气盛，邪客之则热，热甚则恶火。"眼科书曰：目有怕日羞明者，风热上攻于目也。夫南方生热，热生火，火克金。伤寒之热极，于邪传阳明；杂病之热极，于心火不降，虽来源不同，而克金则一。眼分五轮，白睛为气轮，属肺金；大小眦为赤轮，属心火，各有界畔，不得相侵。满目赤痛者，火升血升，乘于金位则金不胜内火之灼，遂并外火而恶之，故怕日羞明，不以阳明少阴拘也。刺痛者，热壅血瘀，孔窍之气欲通而不通也。

风热者，肝木不平，心火不降，离经上壅之乱气也。赤痛羞明，由于风热上攻，火乘金位，故用赤芍平肝息风，通经泻热；栀子、银花、灯心清肺泻心，导火下行。寒客则血涩，血涩则瘀而生热，故用当归散寒活血，以治血涩之因；桃仁、三棱、香附开郁行瘀，佐赤芍、栀子以治血涩之果。后天以脾为重，血属于心，心血生脾，心火不降而热甚，则心脾之血皆虚。栀子能泻心火，即能伤脾气，故用圆肉之甘以和脾，润以滋脾燥而养心血。人身上为阳，下为阴，阴阳互为其宅，阳盛于阳则阴盛于阴，而不互宅，故用栀子泻阳中之阳，以为阴之宅；即用鹿角驱阴中之阴，以为阳之宅也。

唯火生土，唯土喜温，火在上，不能毙生土，则失其平，此上热证之所以中上宜清、中下宜温也。温中之药不一，其大要气虚有湿宜白术，气血两虚宜桂圆，气血两虚而有湿，白术、桂圆并用，在临证者之斟酌措施耳。《灵枢·顺气一日分为四时》篇曰："百病多以旦慧，昼安，夕加，夜甚者……春生，夏长，秋收，冬藏，是气之常也。"夫常者，升降有信；气者，先天一阳。学道人凝神内顾，氤氲上升，逆流三关[①]，粹面盎背，不以时限，谓之活子时[②]。常人则阳生于子，从后面起，一日夜周身一度，为后天阴阳之主宰运化，非心、肾、命门所能赅，至为重要。人身一阳一日一周，天地一年一周，旦昼正一阳生长当令之时，故邪气退而病气衰；夕夜为一阳收藏退令之候，故邪气进而病气盛也。前人以水火论医，谓心火不降则阴火上乘而病热证，识见诚卓然，总不如再加以一阳之为无漏也。《大惑论》曰："五脏六腑之精华，皆上注于目而为之精。"夫精华者，先天后天相辅而行合化之清气，不仅出于五味五谷也。目为清窍，清气所注，以清气所注之地而病赤痛羞明，其先天一阳每日周身一度之运化尚如故哉？唯一阳能制阴火于下以生万物，唯鹿角能通督脉逐邪气恶血，直上头目，以行一阳。此中微妙，在逆行以合先天，医道与性功[③]相通，洵不诬也。

四十一、孙治平女，左眼生翳两月余，起红筋，天癸不调。

生地一钱	黄　芩(酒炒) 一钱	香　附(酒炒) 二钱	赤　芍五钱
银花五钱	黑　豆五钱	蒙　花五钱	蕤　仁三钱
干姜八分	腹　皮五钱	生白术五钱	生杜仲五钱
橘核五钱			

二副。

此外障也。《阴阳应象大论》曰："清阳归天，浊阴归地。"又曰："清阳出上窍，浊阴出下窍。"《大惑论》曰："五脏六腑之精华，皆上注于目而为之精。"夫清升浊降，事本相因，清升则浊降矣，浊降则清升矣。五脏各有上窍以通天气，而肝开窍于目。凡上窍病，皆由五脏浊阴不降而分主从，肝之浊阴不降则以肝为主，余为从。而病在目，有得之六淫外感者，由经气不和以及于脏；有得之七情内伤者，由脏气不和以及于经。然外感必兼头痛鼻塞或发热恶寒或胀痛涕泪，而此则无之，盖内伤也。眼科书外障共四十六证，一言以蔽之，风凝热积血滞也。夫肝为风木之脏而生火，风寒外伤则风火内郁，内外相搏，血随火升故病赤眼。然暴怒不常则内风起而浊阴逆，尤足以壅滞于目而生翳障，况风寒不必病目。凡因风寒而病目者，皆肝气不和有以应之之咎也。肝合筋，血随气，目内起红筋者，风热壅滞，血侵于

---

① 三关　指人体的三个重要部分，说法不一。其一：指耳、目、口。《淮南子·主术训》："夫目妄视则淫，耳妄听则惑，口妄言则乱。夫三关者，不可不慎守也。"其二：指口、手、足。《黄庭内景经·三关》："三关之中精气深，九微之内幽且阴。"梁丘子 注："据下文，口、手、足为三关。又元阳子以明堂、洞房、丹田为三关。"

② 活子时　指小周天功法中该起火的时机。之所以称它为活，是因为要等待身体中自然景象的产生，而不是固定的时刻。

③ 性功　气功内丹术术语。又称性学。即修性之功，指修炼心神的功夫。

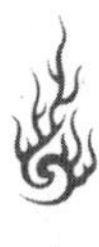

筋而传于目也。翳障者，浊阴不降，风热熬煎而结于目也。天癸不调者，心主血脉，心火不降则血脉不和，而月事不以时下也。

赤芍平肝通经、破血降火，蒙花平肝清热、消目中赤脉肤翳，蕤仁清热散风明目，生地凉血养阴清火，故并用之以理血热、血滞，而治翳障红筋及天癸不调。木生火，宜藏于肾，以为生发之本，肝不平则火不下秘而上攻，上攻则有余于上而克金，故清以银花、黄芩。不下秘则不足于下而不生土，故温以杜仲、白术。目病以肝脏之浊阴不降为主，而诸脏从之，故除赤芍、蒙花、蕤仁治肝之主外，并用香附酒炒以利血中之气，腹皮以顺脾肺之气，橘核以通丹田少腹之气，俾气顺而血从，则浊降而清升。肾主封藏，胃主传化，黑豆则补水镇火以制厥气，干姜则通阳和胃以资转输者也。

心肺在上，喜清而恶温；脾肾在下，喜温而恶清；肝则为水升火降之枢纽，宜平不宜旺，杂病往往心火不降而热甚于上，故治法宜平肝以转其枢，上清散、下温敛，以复其常平也。

四十二、刘性孚，头晕，左眼甚红痛，大眼角更红，夜间腹胀，大便不通。

生沙参八钱	白菊花五钱	银花八钱	香附(酒炒)二钱
干　姜八分	生　地三钱		

五副。

此血虚也。《调经论》曰："气之所并为血虚。"又曰："肝藏血。"《宣明五气》篇曰："肝恶风。"《阴阳应象大论》曰："肝在窍为目。"夫肝为风木之脏，血足以濡之，则脏气安静而行仁，否则未有不生风生火而肆虐者矣。高巅之上，唯风可到，头晕者，风火肆虐于高巅也。逆气象阳，阳升于左，左眼甚红痛者，风火肆虐于肝窍也。大眦属心，心火旺则大眦赤痛，大眼角更红者，心血虚则心火旺也。夜与腹与血皆为阴，夜间腹胀者，血虚则气并于阳而不行于阴也。

血生于气，血虚者，其气必虚，故用沙参补气以生血。血生于治节下行，风火在上而头晕，其治节必失职，故用银花、菊花清散风火以出治节。至由心血虚而生之血热、血燥，则用生地凉之、润之。香附则为沙参生血之使以消胀，干姜则为生地凉血之反佐以和胃阳者也。

大便不通由于血虚而治节不出者，治节出而血生则浊阴自降，无须另治。观此方，则补血之法可以知足矣。时医习用四物以为补血之良剂，岂其然哉？

四十三、周某之室，目翳流泪，胀痛夜甚，巳酉八月。

防　风二钱	独　活五分	荆芥花一钱	薄　荷八分
生香附三钱	前　胡一钱五分	细　辛三分	山栀仁(炒)一钱
蔓　京(炒)一钱	白　芍三钱	沙　参三钱	生　地三钱
木　香一钱	夏枯草五钱	熟　地三钱	

二副。

此水虚金郁也。金郁于外则阳内遏而生热，水虚于内则木失养而生风。八月收气盛，目者肝之窍，风火内燔，欲泄不泄，随经上冲而壅于目，故为翳、为泪、为胀痛，夜甚属阴虚，肝热则流泪，皆水不足所致也。

闭者治之以开，防风、独活、芥花、薄荷、前胡、细辛、蔓京等泄之、发之，此外托也；热者治之以凉，山栀入肝解郁热，夏枯入肝散结热，此内清也。生地入心凉血，实则泻其子也；熟地入肾滋水，虚则补其母也；火克金，沙参护之；木生火，白芍平之；香附、木香疏畅气血，各以平为期。眼病无外郁，不得肆行发散，此证目胀流泪，为外郁之确据，故散药颇多。

前方服毕，诸病皆愈，但视物不明，又方：

生熟地各五钱	郁金二钱	细辛四分	枣　皮二钱
怀　药五钱	当归一钱	丹皮二钱	独　活四分
菟　丝三钱	白芍五钱	五味一钱	生香附三钱

三副。服毕，痊愈。

肝肾之阴足则耳能听而目能视，服前方外郁与内热虽解，而里阴未复，故视物犹不明也。

损者益之，二地、菟丝生水益精明目以补其虚；散者收之，枣皮、怀药、白芍、五味平肝敛阴以复其散。唯经清秋外郁、风火内燔之后，不无余热伏火留滞手足厥阴阴分，故用香附、当归通血中气，郁金、丹皮理血中滞、清血中热，以免伏留为患。阴无阳不生，故用细辛、独活通阳以生阴也。

四十四、廖某，目有白膜，视物不明，昏晕。

台乌五钱	洋参三钱	制附片八钱	寸　冬五钱
菟丝三钱	五味三钱	上　桂三钱	肉苁蓉(洗)五钱
香附三钱	腹皮五钱	白　术五钱	青木香二钱
生姜三片			

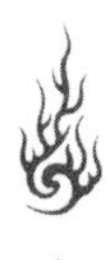

五副。

此白膜遮睛也。原批云：目疾起红朦黄朦者易治，唯白朦难治。白朦系虚证，当以补正为主，驱邪次之。按《脉度》篇曰："肝气通于目。"《五色》篇曰："白为肺。"又曰："白为寒。"据此则白膜遮睛者，乃寒气胜而肺金克肝木，肝木被克则清不升而浊不降也。《大惑论》曰："五脏六腑之精华，皆上注于目而为之精。"兹则五脏六腑之浊气皆上浮于目，从肺寒之化而结为白膜也。夫人心易动而难恃，私欲憧憧，自拂其性，则神明乱，浊气常浮，阴寒与浊气互结，则清窍起白膜如云，匪一朝一夕之故也，昏晕亦由正气虚而浊气上干也。

寒气偏胜宜补火，故用附片、肉桂、菟丝、苁蓉、白术等以补其火。浊气上干宜顺气，故用台乌、香附、腹皮、木香等以顺其气。气生于下焦之阳，阳衰于下则气虚于上，洋参补之；肺欲收，五味收之；肺宜清，寸冬清之；肺恶寒，生姜散之。生脉散加生姜适合肺脏之情，以复其治节也。

药石虽可以和寒热之偏，尤须静养其心，方可以治神明之乱，患此者苟能洗心涤虑，复其清静，则静极而清气生，清升而浊自降，而又服药无误，可望重明。若不能援本塞源，而欲冀效于刀圭，未见其有济也。

四十五、某，头昏，口苦，耳鸣，心内不安说不来，饮食无味，口淡，小便多，时时出汗。

厚附片二两	五味三钱	北箭芪（炙）八钱
黑豆子五钱	杜仲（盐水炒）五钱	沙蒺藜八钱
熟　地一两	怀药五钱	官　桂五钱
白　芍（酒炒）五钱	香附三钱	桂　枝三钱
上　桂三钱		

八副。

此肾虚气乱也。《口问》篇曰："上气不足，耳为之苦鸣，头为之苦倾；下气不足，则为痿厥心悗。"《脉度》篇曰："心气通于舌，心和则舌能知五味；脾气通于口，脾和则口能知五谷。"《五变》篇曰："肉不坚，腠理疏，则善病风厥漉汗。"《评热病论》曰："阴虚者，阳必凑之，故少气时热而汗出。"《决气》篇曰："津脱者，腠理开，汗大泄，液脱者，耳数鸣。"《灵兰秘典论》曰："膀胱者，州都之官，津液藏焉。"《脉要精微论》曰："水泉不止者，膀胱不藏也。"夫脏腑之有肾，犹纸鸢之有系，未有肾虚于下而脏腑之气不乱者也。水者火之配，火者土之母，饮食无味，口淡头昏及心内不安、口苦者，肾火不能生土以生金，肾水不能生木以济火也。

膀胱者，肾之腑；耳者，肾之窍。小便多、耳鸣者，肾虚津液不藏于州都，清阳不出于上窍也。汗者，心之液，皮毛者，肺之合，时时出汗者，心阴虚而阳不密，肺气虚而表不固也。心内不好、口苦、头昏，皆火郁生热之象，而却无热者，时时汗出则阳随之耗散也。

附片、杜仲、蒺藜、官桂、上桂补火生土，以壮脾阳而出五味；黄芪补土生金，以充肺气而治节；熟地补水济火，以填离阴而出神明。此皆治其不足。而扶阳之剂重于养阴者，阴阳两虚，应以阳虚为主也。然地气上升者，必得天气下降，乃能行上升之气于内外，以固腠理而约膀胱，故用怀药守中，五味敛肺以降之。白芍、桂枝则和营卫以祛邪止汗，黑豆则安肾气以聪耳宁心，香附则利血气，以为诸补药之使也。

《评热论》曰："邪之所凑，其气必虚。"夫汗可由内而出者，邪即可由外而入，黄芪合五味专治肺虚腠理疏、汗出溱溱然，必得桂枝之发泄乃收中有发，汗止而邪不留。脾之根在心，心阴不足，未可燥脾，故用炙黄芪，不用白术。上焦开发，主行气于外，自汗则上焦已失之过开，故用桂枝不用生姜。若沙蒺藜则为肾虚而风气不和，扰于上窍之要药，故用以补附、桂之不逮也。

此证头昏为上气虚，饮食无味、口淡为脾阳虚，小便多、自汗出为阳不统阴，口苦、耳鸣、心内不安为阴不含阳，而阴阳水火之根皆在下。本此以索方义，则头头是道矣。

四十六、周某，耳心痛，不能卧，不食三日夜。

生地一两	玄参一两	菖蒲一钱	枳壳五分	寸冬一两
黑豆五钱	白芍三钱	熟地一两	石斛三钱	

三副。服一副减半，二副痊愈。

此水不足也。耳心痛而不发寒热、不见红肿，非风寒外邪可知也。夫肾为水脏，开窍于耳；心为火脏，寄窍于耳；三焦之脉入耳。《至真要大论》曰："少阳之胜，耳痛。"以六气论，少阳即相火也，《经》言：其胜乃岁气之胜，在人身肾水不足则相火偏胜，与岁气之胜何异？火既偏胜，其胜气之所至，莫不为灾，故淫于耳则为耳痛也。阳不入阴，昼夜皆痛，故不卧、不食。

阳不入阴者，阴虚于下而水不升，则阳亢于上而火不降。即《方盛衰论》所谓"至阴虚，天气绝"是也。阴虚宜补，而由阴虚所生之内热，则有气分血分之别。在气分者，宜玄参之壮水制火；在血分者，宜生地之壮水凉血，故与熟地之滋水生精并用也。阴得补，足以宅阳，则火降水升，清阳之气上出于耳，而耳复其常矣。火性浮动，宜治之以静，故用白芍静肝，石斛静胃，黑豆静肾，以为之守。火刑金，麦冬清之，枳壳降之；火伤气，枳壳破气，故不多用。菖蒲开心孔、通九窍、明耳目，则任使命之职者也。夫阳不统阴者，宜扶阳以统阴，此证则阴不含阳，故一意扶阴，以为阳之宅也。

四十七、某，耳内流脓血痛，心内不安，天膛破，皮与舌均痛。

黑豆五钱	天　冬五钱	上桂二钱	首乌五钱
黄柏(盐水炒）一钱	沙蒺藜五钱	怀药三钱	胆草八分
花粉一钱	甘　草二钱	玄参八钱	干姜八分

三副。

此阳盛也。《阴阳应象大论》言："肾在窍为耳，心在窍为舌，天膛则医书谓之上腭，有窍通百会穴，为天水精气流行之道，天水交则泉出高原，注津于口，昔人喻之为瀑布者。"此也。《方盛衰论》曰："至阳盛，地气不足。"夫至阳者，天气也。盛则天气有余于上而地气不足于下，如此证之耳内流脓血痛者，肾水虚而相火炎也；上腭脱皮痛者，火灼于肺而天水不交也；心内不安、舌痛者，火亢于心而坎离不济也。《六微旨大论》曰："天枢以上，天气主之。"是此证之病象虽多，其为天气有余、地气不足则一也。

天气有余则地气不足，故用玄参壮水降火为君，而辅以补水镇火之黑豆，此补不足以济有余也。《阴阳应象大论》曰："五脏者，藏精气而不泻。"凡上窍病，皆由肝肾之精气不藏而风火上攻。风为内风，火为阴火，宜降、宜回。沙蒺藜补精气以降之，肉桂补火以回之，又得首乌敛肝、怀药敛脾，以断其上攻之路，则封藏有度、精气内守而风火自平，此固下焦以靖上焦也。若夫天冬、花粉之清肺胃，胆草之凉肝，黄柏之泻肾，则热者寒之，乃正治。唯土善温恶清，喜缓恶急，火炎则不缓，泻火则碍温，故缓以甘草、和以干姜。

刺蒺藜泻肺散风，沙蒺藜补肾治风，故眼耳病多用之。盖刺蒺藜之性能先扬其气化于上，而后达其气化于下，散中有降，唯天气有余而地气未尝不足者宜之。沙蒺藜则直致其功于肾而益精强阴，降中有固，唯地气不足而天气遂致有余者宜之。病有阴虚阳虚，方有正治反治，正治者以热治寒、以寒治热，反治者温中有清、清中有温。此方则以寒治热而清中有温也，从多从少，观其轻重，《经》已言之，而清中有温之选药法则兼回阳者，宜肉桂；肾虚而风阳上甚者，宜沙蒺藜；风湿并甚者，宜巴戟天。此方则重在回阳固肾，以息风火而清上焦也。

四十八、某，鼻流浊涕，天膛肿痛，声嘶，耳闭，头昏项痛。

薄荷八分	防　风二钱	苍耳子三钱	辛夷(去毛) 三钱
白芷一钱	黄　芩二钱	桔　梗二钱	天麻一钱
川芎八分	生白芍一两	茯　苓五钱	甘草二钱
银花八钱			

三副。服二副即愈。

此鼻渊也。《五癃津液别论》曰："肺举则液上溢。"《气厥论》曰："胆移热于脑，则辛頞鼻渊。"鼻渊者，浊涕下不止也，王注：頞谓鼻颈、辛谓酸痛。夫上焦为阳，阳中有阴，应乎天而主降，肺为五脏六腑之盖，脑为髓之海，皆富于金水之气，位上焦而司清降之职。热在肺，不能布水谷之精以下溉，而溢出于鼻，俗谓之热伤风；热入脑，脑液失守下渗，如泉合不布之水津源源溢出，则谓之鼻渊。胆为少阳相火之气，其移热于脑者，火克金也。然必先肺而后脑，必热伤风不治而后酿为鼻渊也。三阴三阳之经脉上下项耳目口鼻诸上窍，皆在天气范围中。天膛痛、声嘶、耳闭、头昏项痛诸病，皆上焦清肃之令不行，风热痰浊壅滞所致也。

肺开窍于鼻而通脑，故下渗之脑液及不布之水津皆得出焉。然鼻涕有得之下虚上实者，《阴阳应象大论》曰"人年六十，涕泣俱出"是也；有得之神不守精者，《解精微论》曰"志悲则脑渗为涕"是也。鼻渊为病则得之风寒外郁，风热上壅。虽未下虚，而上实则一；虽未悲哀，而神不守精则一也。

方以白芍安定脏气为主，薄荷、防风、苍耳、辛夷、白芷、桔梗、天麻、川芎则祛风散寒、豁痰开窍以通天气，银花、黄芩则散热泻火以清天气，茯苓则通上窍以出清阳，甘草则缓中气以和诸药者也。

诸辛散药之躁动，得白芍之柔静以节制之，则邪去而正不扰。《至真要大论》曰"补上治上制以缓"，故用甘草。夫鼻渊之为热，本由于风寒外郁而非阴虚，故不养阴生水。然至阳盛则地气不足，亦有热甚则消水而成阴虚，宜治以六味及犀角地黄等汤者。此证虽阳盛于上，犹未至于阴虚也。

四十九、帅思雄，牙痛，发寒热，口不开，周身痛。

沙参五钱	法夏三钱	枳　壳八分	沙蒺藜五钱
白芍五钱	防风三钱	生　地五钱	菊　花五钱
生军三钱	薄荷一钱	生甘草三钱	生栀子三钱

三副。一副即愈。

此阳明牙痛也。手足阳明之脉入上下齿，内有积热、外有风寒则郁遏而为牙痛。

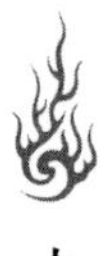

内外之气不和，则相争而为寒热。阳明胃络环口唇，心之充在血脉，内外皆郁，则经络壅滞，脉道涩，故口不开而周身痛也。

凡发寒热之火皆谓之郁火，火郁发之，薄荷、防风、菊花、散之于外；火实折之，生栀子、大黄泻之于内。此表里两解之法也。生甘草泻火安中，为之缓和。唯火克金，沙参补之；唯木生火，白芍平之；唯血荣筋，生地清心胃以润之；法夏、枳壳祛痰浊、宽胸膈，以助天气之降，而成既济之功。

胃之根在肾，大黄能泻胃热，即能败肾阳。沙蒺藜温能补肾、降能固肾，固肾即所以固齿，合之沙参、甘草护守三焦正气，何虑定乱诸药之外散内清与下夺耶？善医病者，宜知医命，不可忽也。

五十、某，头面如火，眼痛，牙痛，周身如火热。

怀药三钱	地骨皮二钱	寸冬五钱	白芍五钱
生地五钱	制附片五钱	枣皮三钱	上桂(去粗皮) 三钱
玄参三钱	生甘草二钱	首乌一两	官桂三钱

此方未注副数。

此阳浮也。《阴阳应象大论》曰："阴在内，阳之守也。"夫肾者，水火之脏。水为阴之根，火为阳之根。诸阴阳之是否平密，皆以肾之阴阳为转移，苟肾之阴虚而阳失守，则其他之阳未有不离经外越者。此其所以头面及周身皆如火热也。目为肝之窍，齿乃骨之余，眼痛牙痛皆阴火上冲也。是此证自肾言之，则为玄海无根、虚阳上浮；合六经言之，则阴虚于下、格阳于上也。

阳浮宜回，附片、二桂直入下焦以回之；阴虚宜补，生地、玄参从少阴以补之。阴不守宜敛，怀药、枣皮、首乌从土木以敛之。白芍平肝，与枣皮、首乌大约为一类而补泻不同。泻者泻其外鼓之阳，补者补其内虚之阴，而静以制动、潜以制浮之妙则一。火克金，清以寸冬，降以地骨；火性急，缓以甘草。

阳虚而不浮者，宜先补而后敛阳；浮而虚者，则宜补敛并进。盖阳浮于上则虚于下，补之则同类相求而阳回，敛之则阴守于内而阳蓄也。若生地、玄参之寒则即以养阴者清热，壮水者制火，一举而两得之也。俟阴敛阳回，则当温补肾水，以求阳含于阴矣。

官桂色赤入血分，辛温助阳，与砂仁气味颇同而较薄，盖中下二焦之温剂也。同桂枝则能宣扬血中之气以治血痹、血涩，同附、桂则补中下不足之阳以治阳虚、阳浮。产四川西南两路，南路者体厚较佳。诸本草言官桂即桂心者，非也。《药性赋》云：官桂善能调冷气。今人多用以治腹痛，亦颇中肯。

五十一、某，牙龈肿如茄，面赤，舌黄白色。

菊　花三钱	生　地二钱	上　桂三钱	生白芍一两
枣　仁三钱	生沙参一两	金樱子五钱	牡　蛎五钱
肉苁蓉三钱	怀　药五钱	制附片一两	知　母八分

五副。

此阳浮也。原批云：此是元气浮于外而不潜藏，回阳收纳为要，如以养阴清火治之，则误矣。按元气者，乃人身封藏不露之阳，以默主周身者也，浮则有余于外、不足于内，其脉必洪大而空或足寒而厥。失今不治则不能下归者，势必上脱，故宜回阳收纳。《阴阳印象大论》① 曰："五脏者，藏精气而不不泻。"《上古天真论》曰："肾者，主水，受五六腑之精而藏之。"是五脏皆主藏，而肾为尤要也。

牙龈肿、面赤、舌黄，皆热象也，然未有实热证。牙龈肿而不痛，舌黄而带白者，伤寒面赤为阳气怫郁于表或下虚，杂证面赤则无不下虚者。《方盛衰论》曰"至阳盛则地气不足"是已。茄色为黑红色，即水胜火之外见也，亦有火极似水者，然必另有热证可据，不难辨也。

木火同气，浮则俱浮，而木尤为水火升降之机，故用附、桂引火归元者，必同用白芍平肝以转其枢，而后火乃克降。金樱、牡蛎则固精秘气、潜之于下；怀药则敛阴守土、堤之于中；枣仁则敛气归神、摄之于上。各以平为期。肾恶燥，附、桂皆刚燥，故和以肾经血分补阳润燥之肉苁蓉。天气宜清，阳浮则不清，故和以入心肺、保清肃之生地、知母。合之沙参甘苦微寒，能补金中之土，则天气下为雨，而后天之精气复归于肾，固不仅浮者得沉而已也。牙龈肿，虽由阳浮，不无虚闭，荆、防、芷、葛皆升阳而不降火，未可轻试，故选用益金水、降木火之菊花以散之。

此证似由暴怒后入房，下焦精气被夺所致，而中土犹未坏，故治法除回阳收纳、平肝降逆外，不待火生土以复后天脾胃，而即补肺金以生肾水也。

五十二、廖某，眼花，昏晕，肚响痛，胃不利，口苦，耳鸣，牙痛。

银　花三钱	骨碎补三钱	熟　地五钱	生白芍五钱
干　姜三钱	青木香二钱	连　翘五钱	黄　芩八分
粉丹皮一钱	桔　梗一钱	黑大豆一两	灯　心五钱

三副。

此水火不升降也。《海论》曰："髓海不足，则脑转耳鸣眩冒。"《阴阳应象大

① 据下文可知底本有误，当作《五脏别论》。

论》曰："火在味为苦。"又曰："肾生骨髓。"又曰："九窍为水注之气。"《五味》篇曰："齿者，骨之所终。"《经脉别论》曰："脾为胃散精于肺。"《宣明五气》篇曰："胃为气逆。"《师传》篇曰："肠中寒则腹鸣。"《气交变大论》曰："岁木太过，脾土受邪，民病肠鸣。"夫土运于中，水升火降者，平人也。此证眼花、昏晕、口苦、耳鸣、牙痛，皆火在上致；而肚响痛、胃不利，则土不运于中也。然火在上，除失烦热、口渴为有余外，有因于脾阳下陷者，症必气弱神倦，而上实象少，此则上实象多，而无烦热口渴及气弱神倦等症，盖肝肾不和也。夫肝肾不和者，肝过泄而肾不藏也，肝过泄、肾不藏则木不平，而火不降、水不升乃必然之势。耳为肾窍，目为肝窍，髓海与齿皆属肾，木不平而火不降、水不升，则髓海耳目等上焦如雾之地，必金水之气不足而木火之气有余，故头目眩昏、耳鸣、牙痛一时并见也。味为阴，口为脾窍，口苦者，阴火乘脾也。此证火在上之象极多，唯肚响痛及胃不利为虚寒，盖木不平而火不降，则木克土而火不生土也。

木不平则火不降而水不升，火有余于上则不足于下，故用熟地、骨碎补温补肾水，白芍寒泻肝木以期火降水升。丹皮凉血清火，合之银花、连翘、黄芩、灯心清降心肺之火，以治上实诸症；干姜、木香则温运于中，以治肚响痛、胃不利，《经》所谓"寒者热之，逸者行之"也；黑豆则补水镇火，安定肾气，《经》所谓"病在上，取之下"也；桔梗则开提肺气、清利头目，《经》所谓"肺者相傅之官，治节出焉"，又所谓"其高者因而越之"也。

头目眩昏、耳鸣、齿痛、口苦，病象虽多，统而言之，皆火不降而水不升也。夫火不降、水不升之枢纽在肝，故此方补肾以治其本，平肝以转其枢，清上以治其标，但得水升火降则诸症自愈。骨碎补则因有治牙痛耳鸣之长，故于温肾药中选用之，一举而两得也。

五十三、某，两腮肿，一边一条硬作痛，兴寒冷，口不能开。

柴胡二钱	桔梗二钱	川芎一钱	黄芩三钱	荆芥一钱
黄连八分	防风二钱	独活一钱	射干二钱	连翘五钱
僵蚕二钱	生姜五钱	蝉蜕三钱	竹茹引	

三副。服二副痊愈。

此腮颌发也。《痈疽》篇曰："血脉营卫，周流不休……寒气客于经络之中则血涩，血涩则不通，不通则卫气归之不得复反，故化为热而痈肿。"华元化曰："痈疽疮肿之作，皆五脏六腑之蓄毒不流，非独因营卫闭塞而发也。"夫两腮属阳明少阳二经，二经素有蓄毒，而寒客之则邪正纠结，壅遏为患，故两腮肿硬作痛也。兴寒冷者，卫气归之，不得复及，则寒气独留于外也；口不开者，腮肿则颊车骨之运动不灵也。此证俗谓之马夹嘴，又名衬耳寒，治不如法，亦有热盛肉腐而溃脓者，与痈肿无大异也。

《六元正纪大论》曰："火郁发之。"《至真要大论》曰："抑者散之，热者寒之。"风寒外郁，故用柴胡、川芎、桔梗、荆芥、防风、独活、生姜、僵蚕、蝉蜕等升散之于外；热毒内壅，故用黄芩、黄连、连翘、射干、竹茹等凉泻之于内。内外和，则病已矣。

五十四、某，喉痛起白点点，耳心亦痛，作冷。

银　花三钱	生栀子五钱	薄荷二钱	贝母三钱
犀　角三钱	生　地八钱	玄参一两	黄芩二钱
生甘草三钱	芥　穗一钱	连翘八钱	木通三钱

三副。

此白喉也。《刺志论》曰："五疫之至，皆相染易，无问大小，病状相似。"《本病论》曰："乙庚失守，其后三年，化为金疫。"按：金在天为燥，在脏为肺，在色为白，金疫者，燥毒流行之传染病也。其证象虽无可考，然以色衡之，则白喉实其类也。《阴阳别论》以"一阴一阳结谓之喉痹"，夫一阴者少阴君火，一阳者少阳相火。王注谓"一阴为心主，一阳为三焦"，仍不出君相二火范围。二火之气不降，故结于喉而成喉痹，而二火所以不降，则有风寒外郁与肾水内虚之殊。此证则肾水内虚，而复感岁运之燥也。唯二火不降而结于喉，故喉痛，冲于耳，故耳痛。唯肺燥而气郁，故内起白点而外作寒栗，《至真要大论》曰："诸禁鼓栗，如丧神守，皆属于火。"盖火性就燥，内热既甚，卫外之阳，反凑入内，故寒栗也。

古无白喉证，清代乾隆四十年后始有之，传染而害速，非一般喉痹可比。有随发而白随见者，有二三日而后见者，有白点、白条、白块甚至满口皆白或白块自落者，《脉要精微论》曰："五色精微象见者，其寿不久。"盖真气不虚则真色不见，而白喉之为险证，即此可知矣。

白喉由于阴虚燥胜，故养阴清燥为治白喉之大法。《阴阳应象大论》曰："燥胜则干。"《易》曰："润万物者，莫润乎水。"故用生地、玄参补水润燥以治其本，银花、连翘、栀子、黄芩、贝母凉心清肺以治其标，薄荷、荆芥则散郁火于皮毛，木通则降心火于小便，犀角则除热毒于血分，甘草则和元气于中宫，治上者制以缓也。

验方养阴清肺汤：生地一两，寸冬六钱，白芍炒（一作杭菊），贝母、丹皮各四钱，薄荷二钱五分，玄参八钱，生甘草二钱，为治白喉大中至正之方，与此方大旨无殊。今人去白芍加银花、连翘、大力等，以治麻疹及西医所谓猩红热尤效，盖养阴清肺之功也。后世白喉证书，凡开提升散及苦寒直折之剂皆列为禁药，盖恐人

以治火郁热实之法治水虚火炎耳，究之热甚于上及阳郁于表，未尝不可酌用苦寒与辛散。观于此方，可以知矣。

五十五、某之母，喉肿痛，兴寒冷，小便少，大便溏。

紫苏一钱五分	广玄参一两五钱	生军三钱	木　通二钱
银花八钱	寸　冬五钱	薄荷一钱	明　雄（冲）三钱
桔梗二钱	生　地五钱	柴胡一钱	生甘草八钱
牛膝五钱			

五副。服二副痊愈。

此喉痹也。《六微旨大论》曰："相火之下，水气承之；君火之下，阴精承之。"夫少阳为相火之气，少阴为君火之气，承之者所以制其太过，不克则不生也。二经之脉并系咽喉，水不足以济火，则火上炎而为咽喉不利，此《阴阳别论》所以言"一阴一阳结谓之喉痹"也。《生气通天论》曰："营气不从，逆于肉理，乃生痈肿。"《正理论》曰："热之所过，则为痈肿。"《痈疽》篇曰："寒邪客于经络之中，则血涩，血涩则不通，不通则卫气归之，不得复反，故痈肿。寒气化为热，热胜则腐肉，肉腐则为脓。"《至真要大论》曰："诸禁鼓栗，皆属于火。"夫痈肿与喉痹皆为结毒，外因则皆由寒束于外、热郁于内，以渐而成其内热而外反寒者。盖火不郁则热不盛，郁则卫外之阳不得复反于外，而外之寒气独留也。迨内热既极，蒸于肌肉，则恶寒自罢矣。肺为水之上源，热则通调失职，故小便少。大肠产津，热则津液内涸，应大便燥。兹反溏者，盖由曾服下药所致，非其本也。《至真要大论》曰："暴注下迫，皆属于热。"以此观之，大便溏亦何尝无热证，然必有暴注下迫为凭，非仅之溏谓也。

肾为水脏，血属于心，火有余则水不足而血热，故用玄参以壮水制火，生地以生水凉血。火克金则伤肺，故清以寸冬、银花，导以木通。卫阳郁则恶寒，故散以紫苏、柴、薄，开以桔梗。阳明热结则宜生军，痰涎壅塞则宜雄黄，血气上并则宜牛膝。若甘草则缓正于中，俾诸药得以从容理乱，即《至真要大论》所谓治上者制以缓之义也。

雄黄为治风寒暑湿结毒要药，非结毒不可妄用，喉证固结毒也，然非痰涎涌盛，亦不可妄用。

五十六、某，喉肿痛，发寒热，有疹子形。

银　花五钱	大力子三钱	薄荷一钱半	犀角三钱
生甘草五钱	土茯苓三两	防风一钱	玄参一两
浙　贝三钱	生　军（酒炒）二钱	芥穗一钱	花粉二钱

三副。

此湿热喉痹也。《内经》六经皆有喉痹，而《阴阳别论》谓为“一阴一阳结”者，盖一阴为君火之气，一阳为相火之气，无论病起何经，苟非二火之气上结，未有成喉疾痹者也。此证则湿热甚于下为之本，阳气积于上为之标，合君相二火而结于喉，故喉肿痛；合脾之肌肉、肺之皮毛而进于外，故有疹之形也；发寒热者，阳郁则卫气归之不得复反，故内热盛而外寒犹未罢也。

喉管即肺系，胃为阳土，实热所归，火有余者，水必不足。凡阳实喉痹，应从肺、胃、肾三经施治，然结毒必兼气滞、血凝、热聚三者研而后成，又非但治气分可以奏功者也。

阳明热实宜泻，故用犀角、生军以除阳明血分之热毒热结，土茯苓则去湿热以清其源；少阴水虚宜补，故用玄参以壮水；银花、大力、浙贝、花粉等则统以清热开郁、化结毒、消肿痛，治在心肺胃气分者也；表阳郁宜散，故用薄荷、防风、芥花；治上以缓，故用生甘草。

湿热下盛而水虚，则胃阳及二火之气上壅而咽喉不利，大力子消疹散结以利咽喉，与犀黄、银、贝、粉、薄、防、芥等之凉散，皆治标也。玄参壮水降火以利咽喉，与土茯苓之去湿热，则一为治正虚之本，一为治邪盛之本也。《至真要大论》曰：“身半以上天气主之，身半以下地气主之。”《邪气脏腑病形》篇曰“身半以下湿中之”也。《太阴阳明论》曰：“伤于湿者，下先受之。”又曰：“阴邪者，下行极而上。”夫身半上下既有天气地气之殊，而阳明经脉自有属于天气地气之别。阳明下伤于湿，湿郁为热而上行，则地气逆而天气壅，随所合所凑，而发为上盛诸病，乃必然之势，固不仅如此证上为喉痹，外为疹子也。湿热不去，则上逆不已，病终不除，此土茯苓之所以宜重用也。人身阴阳互为其宅，凡上盛诸病，皆由于阳不下宅。而阳不下宅之故，则湿热居其一，而属于湿热之候，则以夜甚为据。盖湿为阴邪，午后渐甚，阳明之阳夜行于阴湿中，身半以下之阳明经下行极而上，则身半以上之胃阳不得夜行于阴，未有不患热证而甚于夜者也。唯土茯苓能去身半以下阳明经之湿热，以开身半以上天气下降之路，而治上盛诸病。刘潜江谓其功在肝之脾胃、肾之脾胃，则为治筋骨拘挛、杨梅疮毒之效，由中土而推及四隅之土也。

五十七、杨某，患喉证已十余日，喉内现白点，吃茶水均难，又发寒热，大便四五日不解，小便短。

广玄参八钱	犀角三钱	寸　冬一两	兰草根五钱
薄　荷二钱	银花五钱	浙　贝三钱	连　翘三钱
生桑皮三钱	马勃一钱	生甘草八钱	生　军二钱

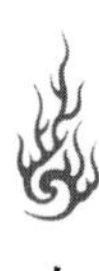

三副。服一副减八分，二副进食，三副痊愈。

此白喉也。五脏分五色，白为肺之色，五脏真色之不可见，与真脏脉等，故《脉要精微论》曰“五色精微象见者，其寿不久”也。医书称：白喉为热伏少阴，盗泄肺气所致，多发于燥气流行之年。盖热证色应红而反白，斯其所以为伏热与燥气欤。

考《内经》六经皆有喉痹，唯少阴上火下水，有属于虚火者，余皆为热证。此证四五日不大便，阳明内实也；热结于上而水源涸，故小便短；热郁于内而阳不舒，故发寒热。

热者寒之，郁者开之，寸冬、银花、桑皮、浙贝、连翘、犀角等共泻心肺胃之热，以治其有余；薄荷、马勃、兰草根、生军等共开上中下之郁，以治其不通；热盛则水不足，故重用玄参以壮水；治上者制以缓，故重用甘草以缓中。

大黄除血分之热结，犀角除血分之热毒，皆阳明药也。然一以猛厉直攻，有降无升，热结在中下者宜之；一以灵异泛应，上下解散热毒，在中上者宜之。此证热毒在上、热结在下，故并用也。

五十八、某，因受意外之辱，忿恚不平者数月，病耳鸣窒塞不清，己巳年冬月（诚一）。

枸杞三钱	巴　戟三钱	钩　藤二钱	生白芍三钱
茯苓四钱	何首乌五钱	生甘草一钱	

一副愈。

此忿恚伤肝也。《师传》篇曰：“肾者，主为外，使之远听。”《脉度》篇曰：“肾气通于耳，肾和则耳能闻五音。”又曰：“五脏不和，则七窍不通。”《六元正纪大论》曰：“木郁之发，甚则耳鸣。”《阴阳应象大论》曰：“清阳出上窍。”夫五脏各有真气主宰于内，故能各司其窍之知觉而不失职。耳鸣窒塞不清者，肾气不和则浊阴上干而清阳不出也。此证得之忿恚伤肝，自由木郁之发，而非少阴本病。然木郁之发而病见于肾之窍者，《四气调神大论》曰“逆冬气，则少阴不藏”，《难经》曰“子能令母虚”，际兹冬月闭藏之候，肾欲藏而肝泄之也。

白芍平肝和血，首乌补肝养血，钩藤息风静火，此肝病治肝也；巴戟壮元阳而祛风，枸杞生精血以益志，则补肾生肝也。论开阖则必肝之疏泄有度而后肾之封藏无虞，论生养则必母气足而后子气充，故肾不藏宜敛肝，肝不足宜补肾也，合之茯苓通窍，甘草和中，则司听之官，未有不复其常者矣。

五十九、某，年四十余，右下尽牙微痛，不肿，冷热均不可近，耳出冷气。

地骨皮三钱	丹皮二钱	熟地四钱	怀药三钱
枣　皮二钱	茯苓三钱	细辛八分	木通二钱

一副愈。

此肾虚牙痛也。肾主骨，齿者骨之余，耳者肾之窍也。肾之阴虚不能纳气，浮于齿则为齿痛，溢于耳则为耳不聪，其痛之微甚，则以内虚外郁之轻重为转移；外有郁者，得寒则愈郁愈痛，故牙痛，而喜冷者，可知其内热甚而外郁轻也；内有热则恶热，一般牙痛喜冷者多，喜热者少；若寒热均不喜者，乃外有寒、内有热也。不肿者，乃肾经虚火，非阳明实热也。

六味地黄汤补水敛阴、收纳肾气，为治肾虚牙痛主方，加地骨皮助丹皮以清上下伏火，加细辛升水降火、散寒开郁以止痛，易泽泻为木通者，用以上行清热通窍也。

六十、某，年五十余，左上牙床尽处微痛微肿。

白芷二钱　细辛六分　生地三钱　白芍五钱
木通一钱　甘草三分

一副愈。

此胃肾二经之厥气也。齿者骨之余，肾之标。上下龈属手足阳明，阳明之厥气随经上壅于龈而不得泄，则为牙床肿痛，足少阴之厥气随经上壅于齿而不得泄，则为牙痛。《经》言阳受风气、阴受湿气，而气厥之故，在足阳明则因于风热，在足少阴则因于湿寒可知也。此证左上牙床肿痛，盖胃肾二经之厥气所致也。经气上壅则生热，热在气分而口渴者，宜石膏；不渴者热在血分，故仅用生地从血分以清之。已厥之气宜散，故用白芷、细辛分别胃肾以散之；未厥之气宜敛，故用白芍平肝和血以敛之。木通则通经脉以降火下行，甘草则和诸药以缓正气也。药虽数味，无不中肯，故一服即愈也。

齿牙痛除肾虚火炎，但痛而不肿，或夜甚于昼，宜于补肾水药中加通气药以治之外。其余皆宜内清外散，若恶寒头痛则防风、荆芥以及三阳经表药均可按症酌加。至外治法，则寒痛宜干姜、荜茇、细辛；热痛宜石膏、牙硝；风痛宜皂角、僵蚕；虫痛宜石灰、雄黄。对证而施，无不愈也。

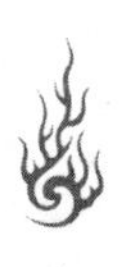

卷四

痢疾类

一、某，病痢红白相兼，每日百余次，腹痛甚。

银花八钱	广香一钱	桔　梗二钱	旱连草三钱
枳壳二钱	当归三钱	生白芍五钱	砂　仁三钱
生军一钱	陈皮二钱	建　曲二钱	马鞭梢引

三副。

此滞下也。肠胃间寒热不和，火湿郁蒸津液，腐为糟粕，故利白；热聚血伤，浸淫而出，如疮之溃，故利红；每日百余次，腹痛甚者，金木土之郁，皆有余而气争不已也。

《六元正纪大论》曰："土郁夺之，金郁泄之。"故用建曲、生军、广香、砂仁、枳壳、陈皮等消积导滞，以开金土之郁。大肠与肺为表里，病在下者取之上，故用桔梗上银花上清。上开者，提之以舒其壅而下窍自利；上清则治节行而二便通，一切热毒均有出路也。肝通大肠，大肠郁则肝不平，故用白芍以平之，以上皆红白痢之通治法。当归活血，旱莲草清血热，则偏于治红痢。马鞭梢之清气分湿热，则偏于治白痢也。

砂仁和胃醒脾，凡土湿阳郁而舌有苔、口无味者均可用，无热则为温剂之辅，有则为凉剂之佐。盖人身气化在中，湿为浊邪，必和以芳香之品，斯湿浊开而气化乃复也。

二、某之弟，下痢赤白，里急后重，脐腹痛甚，大肠坠下二月之久，口渴。

洋参三钱	当归五钱	肉豆蔻(面煨)二钱	广　香八分
白芍一两	白术八钱	上　桂一钱	制附片五钱
粟壳五钱	黄连五分	吴　萸(水炒)二钱	生　姜三片

二副。

此久痢阳虚也。痢久则虚，脐腹痛，为木旺土衰，而健运不行；大肠坠，为木旺土衰而肺气不摄；口渴，为木旺土衰而水火不交；至下痢赤白，乃肠脂与血液被迫而下，非邪盛也。里急后重，乃肝气乘于大肠，非过阖也。病为阳虚或阴虚，临证时必有色脉可凭，不难一望而知也。

木旺平以白芍，土衰补以白术，合之附、桂，补下焦不足之阳；黄连泻上焦不降之火，木和土运，火降水升，则腹痛、口渴及里急后重自愈。肠坠由于中虚气弱与下虚肠滑，故用洋参与肉蔻、粟壳上举下固，互为其功。洋参得生姜则补中有行，肉蔻、粟壳得广香则阖中有开，当归得肉桂则血气复其故道而不下溢。综观全方，盖久痢而阳虚者之治法也。

三、某，发热恶寒，下痢如清涕，略带赤丝，腹痛。

桂　枝三钱	生白芍八钱	生大黄二钱	广木香一钱
干　姜三钱	黄　芩二钱	当　归五钱	生甘草二钱
制附片五钱	生　姜三钱	吴　萸(黄连水炒）二钱	粉　葛五钱

三副。

此寒湿痢也。四时之气，春生夏长，秋收冬藏，人身之气亦如之。然天道有常，人则秉质难齐，奉生不一，或有不能合天之常而为病者，痢疾其一也。多怒多郁、酒酪厚味之人，木火气浮，肺胃阴虚，则变在中上而为咳逆喘满、太阴不收之病。大肠为肺之腑，同与秋气相应，好食瓜果生冷之人，肠胃不和，暑湿内蕴，则变在中下而为腹痛里急、阳明过收之病。夫秋收者，时气之正，本无过不及之差，而按之病情，则有差者，乃就邪正相争之势而言之耳。

《五脏别论》曰："六腑者，传化物而不藏。"又曰："魄门为五脏使。"夫大肠庚金，其性本收，而职司传化者，盖听命于五脏以尽厥职也。唯其为腑而性收，故能容受糟粕；唯其为使而不争，故能排除浊秽。否则贱而自专，匪特传化失职，而五脏之气皆不平矣。五脏之气，肝主疏泄，肺主收降，传化失职，则泄者不泄，降者不降，其不平也，当以肝为第一，而肺次之。然浊秽内郁，不久则积不厚；外气不收，则郁不极；积不厚、郁不极则邪正之争不烈。此痢疾之所以必发于秋，而腹痛里急也。至恶寒发热，则为内外相争，与痢疾同情而异地。缘上焦为阳，皮毛合肺，肝肺之令既不行于大肠，则太阴不收而毛窍开，开则凉气凑之，而上焦阳郁，郁则外阳虚而内阳盛，故恶寒而发热也。人身之气内和则外固，下焦利则上焦平，此证下不利、内不和，故外不固而上不平也。

秋后痢疾，皆因于湿，而成于郁同已。而热痢、寒痢之分，则因禀质之殊，及湿邪之从水化、从火化为传变。就此证论之，恶寒发热乃阴阳相争之象，即寒热错杂之征，而白为寒，红为热；清稀者为寒，浓浊者为热。此证痢如清涕，义为湿从

水化，寒湿偏盛之征，虽略带赤丝，已由气分伤及血分，而寒湿真相不为之减，其人必属阳虚可无疑义。

桂枝、生姜、粉葛宣上焦之阳于外，以治恶寒；黄芩撤上焦之热于内，以治发热；此通外即以畅内，清上即以利下也。广香、大黄导滞涤肠，以达肝气之郁；白芍平肝敛阴玥，以解大肠之迫，此泻腑守脏，调和金木以息纷争也。姜、附、吴萸温中下，治本气之虚以胜寒湿，开肠胃之郁以逐寒湿，又吴萸用黄连水炒者，引火归土也。当归入血分，融孜寒通阳，与姜、附、吴萸相辅而行，气血并治。中气宜缓，外散内攻之药皆急而不缓，故除白芍平肝守肝外，更用甘草以缓脾。

大黄能攻肠胃实满，阳虚则为姜附之使，变寒下为热下，盖古法也。痢疾初起，正气未伤，颇中窍要。

痢疾为金木相争于下之病，故平肝以解大肠之逼，通大肠以达肝木之郁，为不易之治。亦有但通大肠而不平肝者。余曾治一痢颇剧，发热、口渴、无汗、脉数，用清热导滞而兼青蒿、丹皮、薄荷、粉葛等以散其外热。服二剂微汗出，热退身凉，痢亦稍减，左手脉平复如故，唯右脉不和，用升降散调蜂蜜水，每服一钱，早晚各一次，四五日而愈。继以养胃阴为善后，又数日即复原，始终无用白芍平肝之脉证也。

四、周某，噤口痢[①]二十余日，甚危殆，一日三四十次，肛门肿痛，食不进，每日只能食点茶而已。

粟　壳(炙) 三钱	干　姜五钱	地　榆二钱	白芍五钱
吴　萸二钱	仓　米五两	陈茶叶三钱	黑豆二两
广台乌二钱	五谷虫三钱		

三副。

此痢疾也。痢疾古称滞下，《内经》谓之肠澼，按《庄子》注：澼，漂也。肠澼者，附肠脂膏经邪热郁蒸，发酵腐烂，遂漂澼而出于大便也。其初由生冷食物入于肠胃，凡肠胃间着受寒气而气血郁滞之处，即暑湿蕴蓄、糟粕留聚及肠脂腐坏之处，郁之愈久则热愈甚、邪愈固，而胶黏腐秽之脓血愈多，其发为肠澼也亦愈甚。张景岳曰："口不受寒，痢从何得?"洵不诬也。夫大肠庚金本以收为用，而其职司传导，得以降浊，收中又有放者，乃肝以泄之，脾以运之，肾以节之也。大肠气郁，则肝气尤郁，收者过收，泄者必泄，故下而必滞，滞而必下，运节皆不行矣。

脾主健运，肝主疏泄，肾主二便。不食、下利，太阴病也；后重下迫，厥阴病

① 噤口痢　即痢疾。中医称下痢不能进食，或呕不能食者为噤口痢。

也；开阖无节，少阴病也。凡肠澼无不备斯三者，《内经》称其为脾肝肾之病，良有以也。噤口，饮食入口皆吐，乃邪盛于胃而气逆。此证食不下，乃寒盛于中而阳微，非噤口也。其肛门肿痛者，乃厥阴阳明之气开阖相争，以致湿热毒邪逼于广肠下端而不解也。

先天重肝肾，后天重脾胃。痢而脉静身凉，饮食如故，虽剧无害。痢而脉大身热，或不能食，皆危证也。此证食不进及历时之久，则为正虚，而每日次数之多及肛门肿痛，又为邪盛。正虚宜补，而邪盛不可补；邪盛宜攻，而正虚不可攻。病之难治，孰有逾于此者？盖犹丧乱之局，民不聊生，盗贼纵横，地方糜烂，一于用兵则恐玉石俱焚，胜算未操，一于安抚则恐养寇遗殃，噬脐莫及。当斯时也，唯有择守形胜，缮甲修隍，脉恤颠连[①]，怀柔流散，迨贼势孤穷，然后一举而歼之，则事半功倍矣。此证治法，何以异是？是故仓米者，甘以养正，淡以除湿。干姜、吴萸温中逐寒湿，以辅之巩卫仓廪重地也。黑豆者，静以制动，甘以解毒，白芍、粟壳、地榆敛阴摄正气，真辅之镇定作强重地也。茶叶降火涤垢腻，谷虫清热治秽浊，乌药开郁散结气，共为之使，俾硕果之危得苞桑之系，可守而复可战矣。

肛门肿痛，非大肠一腑之戾也。方主安定血气、摄回耗散，俾各守其乡，而纠纷自释。虽根株未能痛断，而贼势日孤矣。

痢疾为害，有有形者，有无形者。如下利、不食、肛门肿痛，此有形也；若毒聚于下肾水暗消，而肝木失养，气争于下，神志不宁而真气易散，乃无形也。当此邪盛正虚，泻均非之时，欲求介于补泻之间，以进正退邪，而可以为君药者，舍仓米、黑豆二味其谁与哉？盖黑豆甘平沉静，具除热补水、镇肾宁志、活血通脉、消肿止痛之功；陈仓米则甘淡冲和，调胃治痢。施之此证此时，皆绝无而仅有者。有形无形，靡不适合，虽无煊赫之功，却有回天之力，至平至常即至神至奇也。粟壳固肾涩肠，地榆清血涩血，唯久痢虚而邪不盛者为宜，然善用之，则守正而不固邪。观长沙治咳方，往往麻、辛、五味并用，识得此中三昧，神而明之则不泥矣。五谷虫以秽治秽，而主毒痢。茶叶不唯涤垢腻，且保上焦清肃，皆以平淡制胜者也。

前方服二副，病减八分，又方：

菜　菔(炒) 三钱	生姜三钱	腹皮五钱	砂仁二钱	白芍三两
香　附三钱	豆蔻二钱	银花三钱	广香五分	明雄三钱
生白术五钱	山楂三钱	干姜三钱	黄芩一钱	

五副。

① 颠连　困顿不堪。

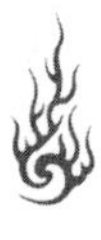

白芍轻重，前后迥殊，其义何居？《伤寒论》曰：“太阴为病，脉弱，其人续自便利，设当行大黄芍药者，宜减之，以其人胃气弱易动故也。”此前方之所以轻也，今则中焦之温运及下焦之镇固均已日增，故重用白芍以和气血，并以莱菔、腹皮、香附、木香、山楂、雄黄等，或活血利气，或破滞消积，共张挞伐之师，以开肠胃之郁。夫痢之下而必滞者，木欲泄而金收之也；滞而必下者，金欲收而木泄之也。金郁不开，则肠胃之邪愈郁、愈固，而里愈急；木郁不达，则厥阴之气愈郁、愈鼓，而后愈重。此平肝通肠胃，所以为治痢不易之法。然人身健运在中，布化在上，值此胃气初复，未可一意消导，故不离白术、干姜、砂仁、豆蔻等之甘温补中、辛温醒阳，以资健运而行药力。并用生姜以开发之，银、芩以清降之，则由中而上，由上而次第行于诸经百脉，以奏其功矣。此为脾胃不强者立法，否则固不必妄用甘温，反以同邪也。

肝不平则阳不密而阴不藏，鼓动怒号，伤折奔厉，匪特肝之气血不平，即各经气血亦失其平矣。唯白芍能泻不密之阳以就阴，义能敛不藏之阴以守阳，俾阴阳相抱不离，斯气血自和平不乱，而各经皆从之矣。故白芍者，乃和气血之本，而通利诸药则仅治其标，两者相辅而行，斯无弊已。

雄黄为治风寒暑湿诸结毒要药，厥阴离经之风毒，固非雄黄不散；湿热陷于肛门之结毒，亦非雄黄不解，但非结毒不可妄用。

第二方服至三副，病已痊愈，但神少，食稍多，腹胃均胀。又方：

白芍三钱	怀　药五钱	茯苓三钱	砂　仁二钱	桂　枝一钱
沙参一两	白　术五钱	牡蛎八钱	制附片八钱	桂圆肉三钱
建曲二钱	柏子仁三钱	生姜三钱		

三副。服毕精神还原。

五行之气，一郁皆郁，不过有主从之分耳。痢疾为土金两郁，而本乎湿。湿从阳化则为热痢，从阴化则为寒痢，但热痢多寒痢少。又有寒热错杂者，然皆邪结于内，故其初皆忌参、芪之补，以防胀满。而阳郁者，开之以辛温；寒甚者，胜之以辛热，则不拘也。唯湿为阴邪，其标虽热，其本则寒，故又有标热去而本寒见，宜辛甘温，气血并补，以善其后者；或标热甚而津液竭，宜甘苦寒，柔润育阴，以调其偏者，皆以平为期也。此证服一二两方后，邪尽病除，而神少者，中上之气虚也；食多即胀者，中下之阳虚也。久痢无不伤血，气虚无以生血，自以气血并补为宜。

气生于阴中之阳，故用附子以补肾；血生于阳中之阴，故用沙参以补肺；中土主持上下以生气血，故用白术、怀药、茯苓以补脾，此或云或雨，为之有道也。营出中焦以奉生身，故用桂圆；血属于心而心恶热，故用柏仁，俾如膏之雨，有所取资也。下焦之阳宜潜，故用牡蛎；中焦之阳宜运，故用建曲、砂仁；上焦之阳宜宣，故用桂枝、生姜。此或开或阖，驭之有方也。肝喜动，白芍静之，合桂枝、生姜则又调和营卫也。夫药以和偏，原非日食所宜，此不啻为病者另撰一五行矣。

黄疸、水肿、湿热类

五、刘彭氏，周身目珠发黄，小便及汗均黄色，心馁，神短少。

牛膝三钱	干姜三钱	云　苓三钱	猪苓二钱	茵陈三钱
木通三钱	老连一钱	制附片五钱	木瓜三钱	银花三钱
杏仁三钱	白术一两	栀　子五钱	紫苏一钱	

三副。

此黄疸也。《内经》有黄疸、胃疸二证。《金匮·黄疸》篇有谷疸、酒疸、女劳疸共四证。黄汗证，《金匮》列水气篇中，后世医书有牵入黄疸门内，共成五疸之名者，非也。医书又有所谓阴黄、阳黄、胆黄及伤寒发黄、瘀血发黄者，皆因其源流而各为之名与《金匮》无异也。

《内经》以溺黄赤、安卧、脉小、不嗜食者为黄疸，即阴黄也；食已如饥者，曰胃疸，即阳黄也。然安卧、脉小、不嗜食，固为阴象，而小便黄赤则为湿热，与《金匮》女劳疸之小便自利，毫无里热者，虽皆名之曰阴黄，而实则不同也。

《通评虚实论》曰："黄疸暴痛、癫疾厥狂，久逆之所生也。"夫黄疸暴痛、癫疾厥狂之为病，其不类也明甚，而《经》皆谓为久逆之所生者。盖履霜之渐，其根深、其来远，则一也。人身气化，病者无不逆，逆者无不病，有因于外感与内伤之殊。外感则由邪有余而病而逆，内伤则由正不足而逆，而病黄疸则兼而有之，此《金匮》论黄所以偏重内伤也。《太阴阳明》篇曰："伤于湿者，下先受之。"夫邪在下而不逆，弗为害也；则上不得越、下不得泄，为害甚，亦非必病黄也。唯久逆久罨[①]，而黄于内以及于外，甚有黄积、黄涎在腑、在脏，为之根则害大矣。若不返逆为顺，仍驱湿邪从小便出，虽有智者，岂能倒裳而索领哉？

五行以水火土为三实，火降于离，水升于坎，则共交于土，而成既济之功。然火炎上而水润下，其本性也，乃能反而行之者，则由于中土之斡旋，与人身阴阳、水火之互根互宅也。阴中有阳，阳中有阴，火从阴化则降，水从阳化则升，非水火

① 罨　此处为覆盖，掩盖：热~法（热敷法）。冷~法（冷敷法）。又指捕鸟或捕鸟的网。

自能升降也。此证之心馁者，乃热甚于上而火不降；神少者，乃阳虚于下而水不升，水火既失其升降，则土固不能无咎也。医书无心馁之文，然《金匮》黄疸篇，或曰心中懊侬而热，或曰心中如噉蒜状，或曰心胸不安，皆湿邪上逆、心火不降所致，与心馁皆异名而同情也。《金匮》又曰："黄疸腹满，小便不利而赤，自汗出，此为表和里实，当下之。"此证腹不满而有汗，是表和而里不实也，汗之、下之均非其治也，明矣。

夫二土居中，必须不燥不湿，方能交媾水火，此证则偏于湿也。《脏气法时论》曰："脾苦湿，急食苦以燥之。"故用干姜、白术温中燥土，以为治湿之本；火不下交，银花、栀、连清心肺以降之；水不上交，附子暖肾命以升之，水火土三者合一，则妙用环生，而进阳退阴之基础建矣。凡上行之药均能升阳，下行之药均能降阴，猪苓、茯苓、木通等，皆先升而后降，升则同姜、附、白术、紫苏等致清阳于天表，降则同银、杏、栀、连、茵陈、牛膝、木瓜等泄浊阴于地极，皆相辅而行，以成转逆为顺之初治者也。

《至真要大论》曰："湿淫于内，治以苦热，佐以酸淡。"夫苦以燥湿，热以胜湿，淡以渗湿，皆有至理，而乃佐以酸收者，盖人身升降之斡旋虽在中，而其机则在木，湿邪久逆，肝必不平，土不及者，木必太过，若不有以制之，匪特为土之厉且大，为升降之害将何以转逆为顺，而驱湿邪出于小便哉？白芍平肝泻火，木瓜平肝去湿，故舍一而取一也。牛膝之力，上者使下，阻者使通，施之此证，与杏仁、木瓜等皆逆者治之以顺也。又木瓜下行而偏阖，牛膝下行而偏开，二者并用，则有开有阖，各尽其长而无碍矣。微用紫苏者，取其疏畅肺气，为杏仁之使也。

三副服毕，又方：

白术五钱	木通三钱	滑石八钱	干姜二钱	官桂三钱
针砂三钱	瓜壳二钱	花粉二钱	厚朴二钱	石斛五钱
陈皮三钱	葶苈二钱	白矾五钱		

五副。服毕愈。

前方进阳退阴，反逆为顺，未惶从事征讨，故克服负隅之邪尚有所待。盖用药之道，与用兵同，必能守而后能战，时未至则养勇以须[①]，时至则突坚而进，庶可以奏凯旋也。今则水升火降，土运于中，可以进而战矣。唯胃为五脏六腑之海，乃黄疸之发源地；肺为水之标，乃黄涎之储蓄所。故用针砂以攻黄积于胃，葶苈以攻黄涎于肺，白矾则追涎劫汁，澄清污淖于极下之水腑，合之瓜、粉、陈、朴之清上

① 须　等待

和中，木通、滑石之利水滑窍，则上焦复其如雾，中焦化其精微，下焦行其决渎，九天之上，九地之下，无不降之湿浊矣。仍本前方之意，而用姜、术、官桂暖水土之阳，石斛敛脾胃之阴，以立于不败之地。夫然后有体有用，邪去而正不伤也。

白矾善治阴邪冲逆，又善吸已逆之污淖复返于下，凡久逆而成之癫疾厥狂等病，无不宜之，匪特黄疸也。夫引火归元，莫如桂、附；补气归元，莫如参、芪；纳气归元，莫如一切酸涩之品。然皆属于无形，而收有形之浊以归元，则未有如白矾之奇特者也。第燥急之性，毫无补益，唯湿热痰浊因于久逆而不关外邪者为宜，否则未可轻试也。

六、某，身目发黄，腹痛，身重，嗜卧，心悸。

茯　苓三钱	沙参八钱	白术八钱	广皮一钱
干　姜三钱	茵陈三钱	木通二钱	猪苓二钱
厚附片五钱	怀药三钱	桂枝二钱	

三副。

此阴黄也。脾虚气滞，则腹痛。中气不足，湿气有余，则身重嗜卧。土不制水，水气凌心，则心悸。夫湿者，土之气；黄者，土之色。湿邪不能下出，则必上逆，久逆久罨，则成黄色，以次而转输流布，则身目俱黄。《通评虚实论》曰："黄疸者，久逆之所生。"信哉！

唯土制水，唯火生土，故用参、术、干姜补土以制水，附子补火以生土，再佐以茯苓、猪苓、木通伐水邪以保君火之气。桂枝宣心阳以化寒水之气，茵陈泄湿热以治黄疸，陈皮行滞气以运中上，则邪去正复，诸病皆可迎刃而解矣。怀药则守脾阴以安脏气者也。

《天元纪大论》曰："少阴之上，热气主之。"故仲景书中，凡言心烦、心中懊憹、心中如啖蒜状，皆属于热。唯心悸为阳虚，而有轻重之别，重者《伤寒论》治以真武汤，轻则治以茯苓、桂枝、甘草等。此症本无热象可征，而方则以温中为主，是其所谓心悸，实心悸也。

七、某，一身面目悉黄肿，腹胀作水响声，小便不利。

苍　术一钱	白　术二两	桂枝五钱	云　苓一两
制附片八钱	砂　仁二钱	腹皮五钱	甘　草三钱
灯　心五钱	生姜皮八钱	大枣十枚	莱菔子（炒）三钱

三副。

此黄肿也。考《内经》及《金匮要略》，黄疸黄而不肿，水肿而不黄，此证盖

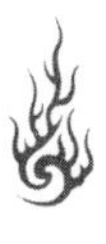

合黄疸、水肿为一病，世所谓黄肿病是也。《金匮》又有黄汗证，与此证尤为类似，特此证无汗耳。夫黄者，土之色，五脏真色不可见，病重则见，专黄者，为黄疸，尚非死证。《通评虚实论》谓其生于久逆。盖脾虚湿郁，浊气上并，此其本也。而西医所谓由胆液郁滞致胆色素混入血液而成则其标也。唯得之大惊大恐者，则直伤在胆，不可救药。

何柏斋曰："造化之机，水火而已，宜平不宜偏，宜交不宜分。"水肿病不交而水偏盛也，可知水肿病无论起于何经，而阳虚则一。夫脾者，肾所畏，而恶湿，唯脾阳虚不能制水化湿，故水气得以泛溢为肿，湿气得以罨郁为黄。《金匮》论水有风、皮、正、石及五脏之分，按之此证，胀在腹则属脾，肿在身则属肺，盖脾水而兼皮水也。脾失转输，肺失治节，则小便不利，而不和之气与不化之水激于肠间则濯濯有声。

脾虚湿盛，白术、甘、枣补虚除湿。苍术开郁燥湿，砂仁醒阳运湿，茯苓利水泄湿，合之附片温蒸于下，灯心清利于上，则水升火降，土运于中，而后天气化复其常矣。腹皮、莱菔者，有补必有泻，用以消肿也。肿胀消，水湿化，而黄亦与之俱愈矣。

湿者治之以燥，故方中燥药独多，而用大枣滋脾和血者，湿生燥也。五气有正生、有邪生，《经》言东南中西北生风热湿燥寒，皆本气也，而风生热，热生湿，湿生燥，燥生寒，寒生风，则五气递生也。本气无过不及之差，则以正生。正而苛疾不起，否则未有不以邪生邪者，如伤于四时之气而为温病、飧泄、痎疟、咳逆是也。然燥为西方本气，《生气通天论》及《阴阳应象大论》皆不言秋伤于燥而秋伤于湿，其故何哉？《太阴阳明论》曰："阴病者，下行极而上。"夫湿为阴邪，下先受之，夏秋之交，湿气正盛，其下行极而上者，盖不化于下则必逆而上也。阴邪上逆，则阳气不顺，其初则火克金而天气燥，甚则天气不能下为雨而大地皆燥。阴虚则生热燥，阳虚则生寒燥。质言之，伤湿者必伤燥，不伤于湿则不伤燥，此《内经》所以不言秋伤于燥也。唯脾能散精归肺以生血，故由脾湿而清不升，以致血虚发黄者，仍应从脾补救。况刚燥淡渗之药可以治阴邪者，皆足以伤津液，安可不有以和之，而弭燥患于无形哉。

八、某，四肢肿，水气在皮肤中，四肢聂聂动。

官桂三钱	白　术一两	防　己三钱	黄芪八钱
桂枝三钱	茯　苓八钱	甘　草八钱	广皮一钱
木通三钱	生姜皮三钱	厚附片五钱	

三副。

此皮水也。《水热穴论》曰："劳甚则肾汗出，肾汗出逢于风，内不得入于脏腑，外不得越于皮肤，客于玄府，行于皮里，传为胕肿，名曰风水。"《金匮要略》曰："皮水为病，四肢肿，水气在皮肤中，四肢聂聂动。"合而观之，二证皆水在皮中，其主病原无区别，唯《内经》有风水而无皮水；仲景则以水在皮中虽同，而另有汗出、恶风之候者梦为风水，以别于皮水焉。

四肢者，脾所主，皮毛者，肺之合，而邪之所凑，其气必虚，四肢肿，水气在皮肤中者，脾肺之气不充于四肢与皮腠，而水气凑之也。华元化曰："水者，肾之制也。"肾者人之本也。肾气壮则水还于肾，肾气虚则水散于皮，据此则风水、皮水不仅为脾肺虚可知①。盖土不胜水，水反侮土，相激而动，又以其动之微，故曰聂聂也。

防己茯苓汤为《金匮》治皮水之第二方。黄芪、甘草补土生金，以充四肢皮腠之茯苓、防己通调水道，以行氾滥之水；桂枝通四肢、利关节，以任使命之职。此其方义也。本方加白术补脾中之阳以胜水，加附、桂补肾中之阳以配水，则不仅水之溢者运于中，而水之积者亦可化于下矣。木通、姜皮、陈皮则通窍利水、理气行滞，均为通调水道之助者也。

《金匮要略》以防已黄芪痖汤治风水，脉浮，身重，汗出恶风。而防己茯苓汤，即防己黄芪汤去白术、姜、枣，而加茯苓、桂枝者也。防己能入膀胱泄水郁，以行十二经之水。黄芪、甘草能补中气以实卫气。水病有成于上焦不治，肿而喘渴者，防己不中与也；有府成于下焦不治，肿而不喘渴者，则可审而用之，此二方并用防己之义也。二水皆在皮中，自属卫气皆虚，风水汗出恶风，其卫尤虚，此二方并用黄芪、甘草之义也。风水身重，宜白以驱湿痹；皮水四肢肿，宜桂枝以达四末。风水宜兼外散，故用生姜，不用茯苓；皮宜从内解，故用茯苓，不用生姜。至此方之用白术，则重在厚土，而非驱湿痹。附、桂则无论风水、皮水，审系下焦阳虚，均可酌用。俾水火之气两得其平，则卫出下焦，自畅行于四末皮肤分肉之间矣。

《至真要大论》曰：诸逆冲上，皆属于火；诸病胕肿，皆属于火；诸胀腹大，皆属于热。夫水肿、水胀之属于火与热者，相火在下而生气，火郁则所生之气亦郁，不得其平而冲逆也。相火为水中之火，凡水病必先水郁。水郁则水中之火未有不郁者。火郁之久，则勃发冲逆矣。三焦为相火之气，水中之火既郁而勃发，则三焦之气皆不得其平。是故水肿者，水之溢于外者也；水胀者，水之逆于内者也。皆不平之气激之使然，非水之自能溢、自能逆。此《内经》所以言其属于火与热也。否则水之为病，本属水偏盛而火不能化，苟无以激之，不过止为积水，或润下而为腰以

① 底本此后有：聂，《集韵》戈涉切，音习，木叶动貌。

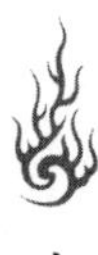

下肿已耳，何至怀山襄陵无所不至哉？至《水热穴论》汗出因风之说，乃附肿病之外因，《至真要大论》则言其内因也。

水肿、水胀既成于冲逆不平之气，故不能无火与热。然究始于不足之火郁，而非有余之热也。防己为利水药中之大寒药，能泄水郁以达火郁而泻其热，故防己黄芪、防己茯苓二汤皆用之以治胕肿之热。然若内有冲逆之气，外有风寒之郁，内外相争蕴为实热，以至发热、口渴，则非防己所能任矣。此越婢汤治“风水，恶风，一身悉肿”之所以麻黄、石膏并用，而内清外散也，医者宜详之。

九、某，脚杆肿，肚胀，面黄色，小便多，大便燥。

胡芦巴五钱	杜　仲八钱	干　葛三钱	枸杞三钱	白术五钱
枣　皮五钱	腹　毛[①]五钱	上　桂五钱	生地八钱	故纸五钱
黄　芪五钱	桑寄生五钱	生姜皮一两		

五副。

此湿脚气也。脚气为病，不专主一气，亦不专在一经。唯分干湿，不肿者为干脚气，肿者则为湿脚气。《至真要大论》曰：“诸湿肿满，皆属于脾。”《脏气法时论》曰：“脾病者，虚则腹满；肾病者，腹大胫肿。”《口问》篇曰：“中气不足，腹为之善满。”《厥论》曰：“下虚则腹胀满。”夫化机在下，健运在中，正虚则邪凑。脚杆肿、肚胀者，火不生土，脾肾虚而阴邪凑之也。《经脉》篇曰：“肝所生病遗溺。”《宣明五气》篇曰：“膀胱不约，为遗溺。”《脉要精微论》曰：五脏者，中之守也；水泉不止者，膀胱不藏也；五色精微象见者，其寿不久也。夫肾藏精，膀胱藏津液，肝主疏泄，黄为土色，小便多、面色黄者，木不生火，肝肾虚而津液不藏，脾虚而真色外见也。阴虚而大便便燥者，为阳结，此证则为阳虚而大便燥之阴结也。夫肝虚则生风，肾虚则生寒，脾虚则生湿，阳虚不能化阴则生燥，此证皆备之矣。

方用杜仲、肉桂补木生火，胡巴、故纸补火生土，白术、黄芪补土生金，节节相承，俾先天后天互为生化。凡木不生火，火不生土，下焦虚寒而冲逆气甚者，宜先治肾。此则但虚寒而无冲逆之象，故脾肾并治也。命火宜潜，潜则逆生，故用枣皮敛肝肾以潜之；中气宜升，升则顺生，故用干葛鼓胃气以升之。若生地、枸杞则与肉桂合化，以生津液而润阴结。桑寄生则益血去痹，以逐风湿而坚筋骨。腹皮、生姜皮则下气行水，以除肿胀者也。

大便秘结，方书有虚秘、风秘、气秘、热秘、寒秘等名目。阴阳寒热虽殊，而

① 腹毛　大腹皮的别名。

津液不足则一。例如湿秘、寒秘皆为阴结，一宜白术之苦温以燥湿生津，一一宜肉桂之辛热以胜寒开结，而润燥之品则均不可少。《金匮要略》风湿相搏证，若大便坚，小便自利者，去桂枝加白术汤主之，即用白术以治湿秘之一例，而方中大枣则兼润也。此证寒湿并甚而大便燥，故合白术、肉桂、生地、枸杞以为治，而胡巴则偏于治寒湿脚气，故纸则偏于治虚冷遗溺，与秘结无关。昔人谓一药有一药之长，一病有一病之药，临证处方者，可不知所抉择哉！

小便不禁，有精气下脱之势，宜治之以逆挽。而逆挽之法，则必逆生，以蓄势藏精以起亟。此方杜仲、肉桂合枣皮，则逆生以蓄势；胡巴、故纸合枣皮，则藏精以起亟也。黄芪、白术，补土生金。甘葛起阴气上行，以承接之，则升已而降，不唯逆挽之功成，而小便有节，且天气下为雨，而大便亦润矣。

《药性》有谓：杜仲治肝经风虚，枣皮治一切风者。盖肝虚生风，宜补、宜敛，非若外中于风者，必治之以散也。肝虚生风，泄于膀胱，故小便多也。

十、曾，某之侄，脚杆肿，肚胀，胃不利，大小便不调。

制附片三两	甘葛一钱	当归三钱	杜仲五钱
故　纸三钱	枸杞五钱	五味二钱	砂仁一钱
大腹皮三钱	怀药五钱	熟地二两	前仁五钱

五副。

此肾水也。《水热穴论》曰："肾何以聚水而生病？曰：肾者，胃之关也，关门不利故聚水，而从其类也。"又曰："水病下为胕肿大腹。"又曰："肾为水肿。"《异法方宜论》曰："脏寒生胀满。"《金匮真言论》曰："北方色黑，入通于肾，开窍于二阴。"夫五脏六腑皆有水病，而以脾肺肾三脏为主。盖肾者，水之本；肺者，水之标；脾者，上生金而下制水者也。肺合皮毛而司呼吸，水在肺者，必有喘呼、不得卧或身肿等症。脾位中州而主四肢，水在脾者，必有腹大、四肢重或肢体肿等症。又有湿肿一症，早则面甚，夜则足甚，而腹不胀。此证唯脚杆肿、肚胀，与肺水、脾水、湿肿皆不合，盖肾水也。其二便不利者，肾阳虚而关门阖，故水得以聚也。其胃不利者，肾为胃关，关门阖则二便不利，而浊气填于胃也。

阴生于肺气之降，水中无火则无云霓以作雨露，而肾水未有不虚者，故用附片、杜仲、故纸、熟地、枸杞大补肾中水火，以为云霓出地之本。小便不利，由于肾寒关门阖，而非脾湿水道滞，且肾水既虚，不可过利，故淡渗药仅用利水而不伤阴之前仁。火下潜则有生无克，上犯则有克无生，故用五味收肺，怀药守脾，摄之于下。浊气宜降，清气宜升，二便不调、胃不利、肚胀，则浊不降而清不升，故用腹皮下气行水以降浊，甘葛鼓气上行以升清。少腹为血海之地，脏寒生胀满，附片、故纸

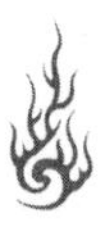

益火消阴治其本；当归与腹皮则一通血分，一通气分以治其标。若以当归为活血润燥通便之用则误矣。砂仁则醒脾胃之阳以和中者也。

《灵兰秘典论》曰："膀胱者，州都之官，津液藏焉，气化则能出矣。"夫膀胱者，肾之外腑；气化者，金水互生也。人必有先天逆生，而后有后天顺生，必水能生金，而后金能生水，通调水道，下输膀胱。若肾中无火，则金水不能互生，未有不积水为肿者矣。治此之法，非补肾生肺不可。古医书以加减金匮肾气丸为治虚水之要方者，此也，而理法之精，则以此方为备。

十一、王金氏，足肿过膝，面皮、眼睛亦稍肿，饮食不消，心悸，耳鸣。

制附片八钱	玄胡一钱	茵陈五钱	生黄柏一钱
生　姜八钱	茯苓一两	白术(土炒)一两	生黄芪八钱
香　附(酒炒)二钱	干姜三钱	砂仁三钱	

五副。

此湿肿也。《至真要大论》曰："诸湿肿满，皆属于脾。"又曰："湿气大来，土之胜也，寒水受邪，肾病生焉。"又曰："太阴之胜，足胫胕肿。饮发于中，胕肿于上。"《脉度》篇曰："肾气通于耳，五脏不和，则七窍不通。"《金匮要略》曰："水停心下甚者则悸。"夫水肿有阴阳之别。火克金，则天气不降而为肿，谓之阳水；水克火，则地气不升而为肿，谓之阴水。湿肿本与阴水同类，而不以水肿名者，因病根不由于水气，而水势及肿形俱有限，如此证是也。其饮食不消者，脾湿盛则脾阳虚也。足膝肿者，太阴之胜，寒水受邪也。心悸者，津液不行，水停心下也。面目肿者，饮发于中，浮肿于上也。耳鸣者，下焦湿郁为热，肾气不和也。

脾湿有余，由于脾阳不足。脾阳不足，由于火不生土。故用芪、术之甘苦温补之于中；附片之辛甘热生之于下；干姜、砂仁则消阴翳、散结滞，以资健运；茯苓则伐肾邪、去停水，以宁心气；茵陈、黄柏则泻阴火、泄湿热，以和肾气；生姜、玄胡、香附则以通阴阳气血者也。

《经脉别论》曰："饮入于胃，游溢精气，上输于脾，脾气散精，上归于肺，通调水道，下输膀胱，水津四布，五经并行。"《宣明五气》篇曰："肺恶寒。"夫火克金，则肺气苦逆，不能行水；土不生金，则肺气虚寒，不能行水。此证固土不生金也，故用黄芪充肺气，生姜散肺寒，以宣上焦而出治节。然后茯苓、茵陈乃得奏其渗湿泄热之功，亦下病上取之义也。

十二、某，大病后，周身面目浮肿。

生地三钱	白芍（酒炒）五钱	白　术八钱	砂仁一钱
法夏五钱	干姜五钱	桂圆肉五钱	木通二钱
沙参五钱	藿香一钱	丹　皮二钱	生姜三片

三副。

此气不归元也。《五脏生成》篇曰："诸气皆属于肺。"盖肺居脏腑之上，司统气之职，虚肿、虚胀皆由肺不统气，补之则肺气归元，而肿胀自已，义甚明也。《顾氏医镜》曰：大病后，脉症俱平，饮食渐进，忽肢体浮肿，别无所苦，此气复也。盖大病后，血未成而气暴复，血乃气之依，气无所依，故为浮肿。食加肿自消，若投利水行气之药则谬矣。按血生于气，大病后气初复，血尚未生，其无所附固已。然土者金之母，《脉要精微》曰"脾气散精，上归于肺"，《营气》篇曰"谷入于胃，乃传之肺"，是其生化本有常序，未可躐等[①]而施也。病后虽饮食渐进，谷气转增，而健运之阳及肺脏统一诸气之力皆未复，其新增之谷气安得不散漫无归而为浮肿哉？则病后浮肿，实为肺不统气之明征。肺既不统气，即不能生血，《医镜》所云血未成而气无所依者，盖隔一而言之也。

夫地气上为云，天气降为雨，此宇宙之常也。血生气，气生血，此人身之常也。治病最忌热邪未清而妄补，妄补则邪热内闭，熬煎气血。后医见其热炽也，唯知以寒治热，不知开郁透邪、生水济火，且仅治气分，不及血分。每有气分虚极，而血分反有郁热未净，以致病虽愈，而阴阳气血迄未和者。据方药以察病情，此证殆不免于是矣。《阴阳别论》曰："静者为阴。"《至真要大论》曰："阴阳之气，清静则生佐化。"血分有郁热则阴不静，阴不静则血不能生气，人必血能生气而后气能生血。血既不能生气，区区水谷糟粕之气何能生血以为气之依哉？此又病后浮肿之一因也。

血分郁热未清，生地、丹皮开郁凉血以清之；健运之阳未复，白术、干姜、沙参温中益气以复之。土旺生金，气自归元。补中兼用圆肉者，气血两虚，宜养心血以生脾土也；合半夏、木通之降浊驱阴于下，砂仁、藿香、生姜之醒阳、调气于上，则土运于中，清浊分而浮肿消，阴阳和而气血生矣。然气化升降之枢虽在脾胃，而其机则在肝，故用白芍平肝以顺其机，与生地、丹皮皆为入血分和阴要药。夫阴不平，有由于脏不藏者，宜敛而补其不足，此则由于郁热宜开而泻其有余，此白芍之所以用酒炒而欲其从开也。

大病瘥后，往往虚烦不眠，即阴阳气血不和之据，此病虽未言及，可意揣也。

---

① 躐等　越级；不循原有序列。幼者听而弗问，学不躐等也。——《礼记·学记》

夫气为阳，血为阴，阳主外，阴主内，气虚则不足于外，脉应沉而无力；血虚则不足于内，脉应浮而有力。大病后之脉，每浮而无力者，气血两虚也。唯气血两虚，故虚气外浮，而为一身面目浮肿也。知此则知治病后浮肿之法，宜气血双调也审矣。《医镜》云："食加肿自消者。"盖听其由后天水谷之气以复其气血之常，较之治不如法，反生意外之虞者，自为优也。

十三、赵某之母，头痛项强，周身痛，发寒热，口渴，有汗，小便少，胃不食，昏晕，发吐，舌黄色。

厚朴(姜汁炒) 二钱	云苓四钱	木　通三钱	蔻仁一钱
广皮二钱	干姜二钱	广滑石八钱	杏仁五钱
青蒿四钱	苍术一钱	苡　仁五钱	通草三钱

五副。

此湿胜也。六气病之最复杂者，以温良淫为甚。如此证不食而吐，太阴证也；而口渴、舌黄，则为阳明证；头痛项强，寒热汗出，太阳中风证也；而一身痛，则为太阳伤寒证，似难办已，然此正湿邪之辨也。夫湿为阴邪，与寒同气，故伤于湿者，往往太阴之里证与太阳之表证并见，及其上甚而热传阳明，则阳明之里证并见。然太阳伤寒不得有汗，此所伤者，乃寒湿之寒，非凛冽之寒，故虽太阳证并见，而与太阳伤寒腠理闭密，卫气不得泄越者，究有同中之异。其发热汗出，且昏晕者，湿邪上逆，则天气不降而上盛也。

《金匮要略》曰："病者身热足寒，颈项强急，恶寒，时头热，面赤目赤。"与此证之寒热并见无异也，即《内经》所谓湿上甚而热也。又曰：太阳病，关节疼痛而烦，脉沉而细者，名中湿，亦名湿痹。其候小便不利，与此证之太阳表里证并见无异也，即《内经》所谓湿寒合德也。夫下湿则膀胱之气不化，上热则治节之令不行，皆足以致小便短少，此证则备之矣。

《至真要大论》以湿淫于内，为在泉之气；湿淫所胜，为司天之气，而皆治之以苦热淡。唯在泉湿淫，佐以酸淡；司天湿淫，佐以酸辛；至湿上甚而热，则治以苦温，佐以甘辛。此其别也。夫辛能上开，淡能下利，酸能内守，湿淫所胜之佐以酸辛，湿淫于内之佐以酸淡者，司天为天之气，身半以上主之，在泉为地之气，身半以下主之，邪欲去而正欲守也。若湿上甚而热，则以开发透邪为急，不欲其有制，故佐辛而不佐酸也。此证口渴、舌黄，湿已上甚为热矣，故本《经》旨，用厚朴、广皮、干姜、苍术等之苦燥，温化辛通，治中焦以上之湿；茯苓、木通、滑石、通草、苡仁等之甘寒清热，滑淡利窍，治中焦以下之湿；再用苦寒而香之青蒿达木火之郁而清其热，以治湿上甚而生之热。然而诸辛苦温皆不以香胜上焦之湿，郁未易开也，故加辛温而香，善驱肺胃秽邪之蔻仁以为之使；诸淡味皆不以降胜水道之壅，滞未易达也，故加辛苦而降，善下肺金逆气之杏仁以为之使。病有在本而求之标，有在下而取之上者，此之谓矣。

《标本病传论》曰："谨察间甚，以意调之。"此证口渴、舌黄，虽为郁热，而不食而吐究属胃寒，故姜、蔻与青蒿并用，是论开阖为甚者独行，论寒热则为间者并行也。

利水药皆能止渴，盖湿去则气化而津生也。若通草之利水而清肺热，滑石之利水而解肌热，木通之利水而解身痛，茯苓、苡仁之利水而健脾胃，则各有专主，故并用不遗。《至真要大论》曰："病有从内之外而盛于外者，先调其内而后治其外。"此证虽有寒热，但内调则自止，非若风寒之邪从外之内，必先治其外也。亦有汗出乃愈者，则湿上甚而热，无汗或腰以上肿也。

湿淫病，渴不思饮，或饮而必热者，以其为阴邪也。若不用苦温治其本邪，而唯用苦寒治其标热，每有变为阴证者，不可不慎也。

前方服二副，烧退，口不渴，食亦稍进，服毕病好十之五六，又方：

白术五钱	香薷一钱	薄荷八分	云苓三钱	砂仁二钱
紫苏一钱	杏仁三钱	沙参八钱	白芍五钱	首乌三钱
枳壳八分	菊花五钱	生姜三片		

三副。

服前方湿热俱去，阳醒于中，故烧退、渴止，而食稍进也。前以湿热上甚而宜开，自非酸涩可佐，今则正虚于中而宜补，应以甘苦为君。夫土者金之母，土湿则脾不运而肺先虚，故第二方则用参、术、茯苓，培土泄湿以生之也。然后天之生化在土，固宜砂仁之温运；而先天之生化在木，则宜芍、乌之静谧。此不唯各从其性，盖当辛开淡泄之余，虚者宜补，而散者可不收哉？上焦之阳宜外输内漉，香薷、紫苏、生姜则宣以外输者也，杏仁、枳壳则降以内漉者也。浊有不能降于下者，热必开而泄之于上，薄荷、菊花则清头目之滞，以通天气者也。《六节藏象论》曰："自古通天者，生之本。"此证湿浊上干以至昏晕发吐，天气之郁甚矣，故此方治之不遗余力也。

第二方服毕，又方：

艾叶三钱	香附三钱	怀药三钱	黄芪五钱	制附片五钱	花粉二钱

人必先有内湿，而后感外湿；又必先阳虚，而后生内湿，此必然之势也。服一二两方后，脾胃渐旺，金木亦和，所未复者，下焦之阳耳。然五脏之情，下虽宜温，而上则宜清，故用艾、附以温地气之寒，即用花粉以清天气之热。中则为

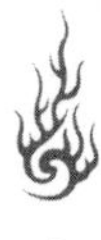

上下之交，实秉升降之权，故用黄芪补中以启地气之温升，俾得致其气化于上；怀药守中，以承天气之清降，俾得致其气化于下。再得香附通利三焦以为之使，则生机畅矣。

十四、王某之子，病兴寒冷二十余日，言语错乱，口渴，日夜吃茶水数十次，不思食，不大便，小便少，昏晕，出汗，目胀头痛。

干姜三钱	厚　朴二钱	茯　苓五钱	青蒿五钱	广皮三钱
杏仁三钱	广滑石一两	茅苍术二钱	通草五钱	薏仁二两
蔻仁一钱	木　通三钱	厚附片五钱		

五副。服至三副，愈八分。

此湿胜也。太阳化气于表，脾散精于肺，湿在下则寒水受邪，故恶寒、小便少；湿在中则脾不散精，故口渴、不思食；而言语错乱，及昏晕汗出，目胀头痛等症，则天气不降成其始，二便不利成其终。缘二便不利，则浊阴不能下出者，势必上冲，而天气愈不降，壅于头则昏晕、目胀头痛，蒙于心则言语错乱，迸于外则汗出也。《至真要大论》曰："湿上甚而热："《脉要精微论》曰："阴气有余，为多汗、身寒。"此证已热甚于上而口渴矣，其犹未发热者，盖由阳不胜阴，而与伤寒传经，热入阳明即发热、汗出、口渴、不恶寒者异也。

《标本病传论》曰："大小便不利，治其标。"故用茯苓、滑石、通草、苡仁、木通之通窍利水，合杏仁降天气，以下出之水必能上而后能下，阳必能通而后能运。阳不足于中下，则水不升阳；不宣于中上，则水不行。故用附子、干姜暖水土不足之阳。蔻仁、厚朴、广皮、苍术醒土金不宣之阳以输转之，而蔻仁、厚朴、苍术、陈皮等香能逐秽、苦能燥湿、辛能开郁，皆治湿上甚之要药也。至湿上甚而热，则宜青蒿之香苦寒以清之散之。

因于湿胜阳郁，津液不行而口渴者，大都喜热饮；因于伤寒传经，热入阳明而口渴者，大都喜冷饮。此医者所当辨也。夫胃为纳水之器，肺为行水之脏，膀胱为决水之腑。津液不行，口渴引饮，小便不利，则上下皆有蓄水，而胃中尤多。人身气化，气行则水行，水蓄则气滞而生湿热。湿热具在上宜通草，在中宜茯苓，在肠胃筋骨宜苡仁，而滑石、木通除利涩结、决水道、化津液、解烦渴外，皆有兼通大便之长，故并用之。

服毕，换方：

生白术八钱	通　草三钱	生黄芪五钱	牡　蛎八钱
砂　仁二钱	生白芍八钱	艾　叶二钱	女贞子三钱
茯　苓三钱	怀　药五钱	寸　冬五钱	腹　皮三钱

三副。

燥湿利水则伤阴，开郁快气则伤气，且邪之所凑，其气必虚，故后方承前方拨乱反正之余，而用黄芪、白术补土生金以充天气，牡蛎、白芍、女贞、怀药、寸冬和肝肾脾肺之阴以安脏气。通草、茯苓、艾叶、腹皮导湿热、逐寒湿，下气行水，以清余邪。病本于湿，故白术重而黄芪轻；汗出表虚，故不用参而用芪；目为肝窍，目胀则肝气余，故重用白芍；咸能软坚，敛阴则水道虑窒，故选用牡蛎；补气者当运胃气，故用砂仁为芪、术之使；敛阴者，当利阴气，故用艾叶为牡、芍之使也。

十五、某之子，发热，眼胀痛，舌黄白色，口渴，不大便，胃上一饼，不食，腰痛。

厚朴二钱	香薷一钱	石膏五钱	沙参五钱
青皮二钱	银花三钱	甘葛二钱	桔梗二钱
独活一钱	木通三钱	茯苓二钱	玄参五钱

三副。

此暑湿也。暑为阳邪，而伤之者，则因人禀强弱，及内伤外感、动静劳逸之殊而有阴阳之别。此证内外皆热，故口渴发热；中下皆实，故不大便，盖阳暑也。暑必夹湿，舌黄白者，暑湿交蒸也；腰痛者，湿着少阴也；眼胀痛，胃痞不食者，浊气在上也。《阴阳应象大论》曰："浊气在上，则生䐜胀。"此证是已。

口渴不大便，则胃热有余，故用石膏。肾藏戊土，胃热有余，则肾水不足，故用玄参。热伤气，银花、沙参清肺益气。外热宜散，湿热宜利，故用香薷、桔梗、甘葛及茯苓、木通等，从上下而分消之。厚朴祛湿散满，青皮破滞削坚，以治目胀胃痞。独活则祛少阴气分之湿，以治腰痛者也。

阳明之脉络目，肝开窍于目。浊气在上而胃痞满及目胀痛者，非独阳明不降也。肝主疏而通大肠，大便结则不能泄于下者，势必逆而壅于所主之窍，故兼用伐肝破积气之青皮以治之也。

十六、某之父，大小便热，肚痛，舌苔厚，作寒冷。

木通三钱	干姜一钱	薄荷八分	青　蒿五钱
杏仁二钱	防风三钱	沙参五钱	花　粉二钱
砂仁一钱	丁香二钱	香附三钱	车前仁五钱

三副。

此湿郁也。六腑者，传化物而不藏。传化不足滞于内而生热，故大小便热而腹痛。卫阳出于下，以温皮肤分肉，湿为阴邪，阴盛则阳虚，阳虚则阴凑，故恶寒。

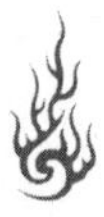

苔生于湿，湿有微甚则苔有厚薄，湿有寒热则苔有白黄。舌苔厚者，湿上甚也；黄白色者，湿化热也。

治湿上甚以温燥，故用干姜、砂仁、丁香；治湿上甚之热以凉散，故用青蒿、防风、薄荷。而木通、前仁淡以渗湿，则引而竭之于下。肺气足则治节行，故用沙参；肺气降则二便利，故用杏仁、花粉。若香附则以理血气之滞而治腹痛者也。

湿生于中下之阳虚，而逆行为病，则由于牡之气虚，《五常政大论》曰："毋虚虚，毋失正。"凡邪盛而脉不盛者，本有辅正以助驱邪一法，犹之杀贼者必用戈矛，然以授之手足软废之人，则梃杖之弗如矣。肺位至高，有统下、行下之职，湿在下而能上者，肺之治节失也，补之降之则淡渗诸药乃得藉其力以尽其长。此本方用沙参之义也。然用之不当则又犯盛盛助邪之戒，神而明之，存乎其人矣。

湿邪上逆则恶寒，恶寒则阳郁而生热，以至发热，此传变之序也。凡恶寒而不发热者，寒正盛而热已萌也；寒热并见者，热已盛而寒未已也；但发热而不恶寒者，则寒已尽化为热也。此证虽未发热，而阳已郁矣，舌苔白黄而热已见矣，故用青蒿之香苦寒以散之泻之。凡湿逆为病，无不下寒上热，故当治标之时无不清上，而善后之方则无不温下也。

十七、某，心口痛，作寒热，发吐，口渴，不食，不便，腹内响。

茯苓五钱	白术五钱	青蒿二钱	滑石五钱
杏仁三钱	广皮二钱	通草三钱	法夏三钱
厚朴八分	苡仁八钱	山楂三钱	蔻仁一钱

三副。服二副，痊愈。

此湿夹食也。胃湿夹食，则传化不行，故心下痛，不食而吐；湿邪上逆，故恶寒；逆则上焦阳郁，内外皆热，故口渴，发热；脾虚不能制水，肺逆不能行水，故腹响不便。

半夏、陈皮、蔻仁、厚朴等辛开苦燥温化，降逆止吐，治中焦以上之湿；白术、苡仁、茯苓、滑石、通草等，或燥土以培之，或开沟以泄之，治中焦以下之湿；用杏仁者，降肺气以通膀胱也；用青蒿者，泄上焦之郁热以退寒热也；用山楂者，健脾气以消宿食也。

此证即医书所谓湿温病也。湿为阴邪，阴甚则阳遏，故初起无不恶寒，郁久则湿随火化而成热，即但热不寒。此证虽发热口汩渴，而恶寒未罢，乃湿邪化热之初期也。阴邪为病，虽发热口渴，非其本也，不可肆用寒凉，唯宜开郁除湿，佐以清解。湿除则气得施化，津液生而渴自止。至解肌退热，则以内清外散之青蒿为最平稳，若妄用辛温升阳之药，则犯湿邪忌升之戒矣。

十八、朱某，发烧，口不渴，腰痛，周身麻木，肚痛，舌白。

法夏二钱	厚朴二钱	薄　荷一钱	枳壳二钱	香附三钱
台乌五钱	白术八钱	广　皮一钱	紫苏二钱	白芍三钱
沙参五钱	百合五钱	生桑皮二钱	生姜三钱	

三副。

此脾湿也。湿为阴邪，与寒同气，寒湿内甚，故舌白不渴。脾主健运，湿则不运，故肚痛。腰为人身之大关节，湿流关节，故腰痛。肺朝百脉，外合皮毛，唯土生金，唯火克金。周身麻木者，土不生金，肺气不行于百脉也。发烧者，火克肺金，热外蒸于皮毛也。《刺志论》曰："气虚身热，得之伤暑。"夫夏至后，暑湿交蒸，故恒合病。以此证论之，气虚身热乃伤暑也。湿症多而暑症少，乃湿为主而暑为从也。

《脏气法时论》曰："脾苦湿，急食苦以燥之。"故用甘苦温之白术燥脾土、祛湿痹为君，火克金则伤气，故用百合、桑皮清金，沙参益气；火克金，土不生金，则金不能制木而木有余，故用白芍平肝，合之乌、附、枳、朴、陈皮疏通内气，苏、薄、生姜宣发外气，则脏气平、内外和，而诸病皆可愈矣。李东垣曰："治湿不利小便，非其治也。"此证之湿，不在三焦水道而在关节经脉，故不利小便，然百合、桑皮清金即以利小便，乃不利之利也。

十九、胡某，周身发痒，时发寒冷，四肢生疮，出黄水。

生黄芪一两	细辛二钱	土茯苓三两	白术五钱	金银花五钱
防　风三钱	生地三钱	柴　胡二钱	薄荷一钱	生沙参五钱
甘　草五钱	紫草三钱	蒲公英引		

五副。

此脾湿阳虚也。《刺节真邪》篇曰："虚邪之中人也，洒淅动形，起毫毛而发腠理。""其入深……搏于脉中，则为血闭，不通则为痈。搏于肉，与卫气相搏，阳胜者则为热，阴胜者则为寒，寒则真气去，去则虚，虚则寒；搏于皮肤之间，其气外发，腠理开，毫毛摇，气往来行，则为痒。"《宣明五气》篇曰："脾恶湿。"《五常政大论》曰："湿伤肉。"夫邪之所凑，其气必虚，而为疮为痒，则因邪入浅深而异。淫气者，正虚邪凑，搏于皮肤间所生之郁气也。郁者，思达而不能达，则往来行于皮肤之间而不已。其发痒之时，即淫气往来不已之时也，此邪入之浅者也。四肢生疮出黄水者，正虚邪凑，搏于脉中，阳胜者则血涩热聚而为痈肿，湿胜者则血涩热聚而为黄水疮，此邪入之较深也。其发于四肢者，四肢属脾，脾湿阳虚，则四肢受邪甚也。时发寒冷者，正虚邪凑，则阴胜者为寒，而洒淅动形也。

《经脉别论》曰："脾为胃散精归肺。"又曰："肺朝百脉，输精于皮毛。"《决气》篇曰："上焦开发，宣五谷味，熏肤充身泽毛，若雾露之溉，是谓气。"夫皮肤在外，而能润泽者，上焦开发之功也。脾湿阳虚，水谷之气与湿合化，淫于四肢而为黄水，则归肺者少，而输于皮毛者亦少，少则皮肤干燥。阳虚于内，寒留于外，邪正相搏，则肺气外输之路窒而皮肤不通，不通则生燥热，是故皮肤干燥未必发痒。至若干燥不通，郁者思达而不能达，则未有不发痒者矣。

脾湿阳虚，内则湿郁为热，淫于四肢而为黄水疮；外则寒气留于皮肤而恶寒，又与卫气相搏而发痒，故用黄芪、参、草补脾阳之虚。土茯苓去脾湿之盛为主，芪、术、参、草皆能补中益气，上归于肺，黄芪则又由肺而表，以温分肉。唯腠理不开、寒郁水结则非黄芪之甘温所能代，故必与细辛之辛相辅而行。则肺气与皮毛通达无间，匪唯皮肤阳和而不恶寒，润泽而不发痒，即黄腐之水亦与正同化而为云为雨矣。血不涩则热不聚，热不聚则不成疮，故用银花、蒲公英清气分，生地、紫草清血分。《阴阳应象大论》曰："风胜湿。"《宝命全形》篇曰："土得木而达。"故又用防风、薄荷祛风胜湿，柴胡疏肝培土也。

疮证有阴阳之分，脓血稠黏者为阳证，脓水清稀者为阴证。黄水疮，黄为湿郁之色，虽不无郁热，而水总为阴象。《脏气法时论》曰："肾恶燥，急食辛以润之。"开腠理，致津液，通气也。夫腠理为致津液之道，细辛为开腠理、致津液、通气行水专药。此证水不输于外而郁为瘙痒，水不化于内而郁为黄水，除脾湿阳虚为病本外，其标则腠理不通、水道郁滞也，舍细辛孰能通之行之乎？

肝脾皆主升阳，有脾阳虚而肝阳强者，则脾愈陷而肝愈升，治宜补土平肝；有肝脾之阳俱虚而陷，则同陷者，治宜补土疏肝，此证是也。江浙诸医，狃于湿邪忌升之说，而不用柴胡。抑知湿淫于内而肝脾同陷者，非肝脾之阳俱升，则土不得木之达，而湿难去乎？此证时发寒冷，固由上焦阳虚，寒留于外，而上焦之阳所以虚者，即肝脾之阳俱陷而不升也。

女科类

二十、某之室，呕吐不止，身有孕。

寸冬三钱	茯苓三钱	干姜八钱	陈皮三钱
法夏(姜汁炒）五钱	沙参三两	木通二钱	白芍三钱
生姜三片	灯心三钱	艾叶一钱	白术五钱

三副。

此恶阻也。原批云：参补中气，法夏和胃，姜暖土，有益无弊。有寒则逆，有热亦逆，逆则呕吐作矣。谨按：《千金方》论曰："妊娠恶阻者，由经血既闭，水渍于脏，脏气不宣通，故气逆而呕吐也。"夫经闭于下，则气逆于上，而呕吐固已。然云有寒则逆，有热亦逆，寒热既异矣，而皆治之以温燥者何哉？盖无论寒逆、热逆，俱为火不生土，而火之所以不生土，则有不足与不降之殊。火不降者，谓之热逆，中焦虽寒，上必有热；火不足者，谓之寒逆，则中寒而上不必有热也。中寒既同，则以温治寒，宁有异哉？

妊娠一二两月，足厥阴、少阳脉养胎。夫厥阴少阳属木，木为生生之气，人身所谓阳气也、元气也、胃气也，皆木气之化分，同源而异流也。一二两月木既养胎，则生生之气钟于胎者多，而钟于土者寡矣，此寒逆之由也。又水者木之母，胎既日食木气以养，则木必日食母气以舒。苟一旦肾水不足，则木不平而火不降，木不平则克土而中虚，火不降则刑金而中寒，此热逆之由也。《至真要大论》曰："身半以上，天气主之。"夫积阳为天，胃逆则心火不降，即寒逆亦足以生热，况热逆哉！特其源不同，故治法略异耳。

《金匮要略》干姜人参半夏丸，治妊娠中虚而心下有寒饮、呕吐不止之方。夫中虚宜温补，寒饮宜温燥，理中、二陈适中肯綮。仲景立法，但挈其纲，而举一反三，则在医者之临症变通矣。此方理中二陈全用无遗，而白芍则平木以安中气，艾叶则温经以利阴气，寸冬、灯心、木通则清心肺之热，以降天气而行胃者也。

考《千金》《外台》治恶阻等方，皆不出仲景温中化痰范围，而半夏茯苓汤之用白芍、地黄，茯苓丸之用桂心、枳实、青竹茹，及橘皮汤之用竹茹、厚朴，则活法在人，期于至当也。又妊娠养胎诸方，用当归者颇多，而恶阻方，则无用者。唯傅青主顺肝益气汤，当归倍于熟地为独异。夫曰顺肝者，即肾水不足以生木，以致木不平而吐逆，故用熟地补水以生之，俾复其平也。当归虽润，究非入肾补水之药，似不宜过重，而运胃之药仅砂仁、神曲各一钱，陈皮三分，亦嫌太少。青主此方，似不无斟酌之余地矣。

二十一、某之室，产后三、四月，阴户不闭。

厚附片五钱	艾　叶二钱	当归八钱	洋参五钱
白　术五钱	熟　地八钱	沙参三两	上桂（去粗皮）三钱
生黄芪二两	柏子仁三钱	甘草二钱	圆肉三钱
生　姜五钱			

五副。

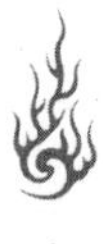

此门户不要也。《脉要精微论》以门户不要为内不守之死证，此则由产时努力太过，产后血气大虚，遂致开者不能复阖。虽形同门户不要，而无遗、泄、崩、带、下脱等情，其非内不守可知也。

《脏气法时论》曰："肺欲收。"《五脏生成》篇曰："诸气皆属于肺。"又曰："足受血而能步，掌受血而能握，指受血而能摄。"以此为衡，则阴门之开而不阖者，气血虚而收摄废也。肾为胃关而主下，补气生血，补金生水，则肾受荫而开者自阖矣。夫气生于中焦脾胃，而下焦阴中之阳实为生气之原，故用附、桂、芪、术、二参、甘草等补火生土、补土生金以充之；血生于滋润之气，而不生于干燥之气，故分别配以熟地、当归、圆肉、柏广之润以为汁。下焦之阴阳得配则水升，上焦之阴阳得配则火降，中焦之阴阳得配则健运不息，而为水升火降之枢纽。此本天地之化机，亦即人身之妙用。善补虚者，复此妙用而已。生姜宣阳气于上，艾叶利阴气于下，俾经脉常通，以匀血气者也。

当归为胎前产后活血润燥要药，此方用之，原无深意。若柏仁清心，以媾金木之气；圆肉养血，以畅心脾之神，乃气化要着，不可不知。《阴阳应象大论》曰："心生血，血生脾。"夫人身神为气之主，而气又为血之主。心生血者，火金一气之效也；血生脾者，火土一气之效也。苟知燥而不知润，则补子者反以泻母，燥土者反以伤血。诸血皆属于心，血伤则不唯火土之气不和，而火金及金木之气皆不和矣。故欲补气以生血者，必使心神和悦，然后营出中焦，其源乃裕也。

凡阴阳不和之病，或阴不平而阳不密，或水不升而火不降，无不病情杂乱。此证之虚可谓甚矣，却无杂乱之象，故仅按人身阴阳互根气化流行之常，及《五常政大论》下病上取之法以为治，而泻实就虚、平肝调气、敛阴秘阳之法不与焉。有肝火下迫、阴户肿胀、掀痛不闭而宜清者，则非此证矣。

二十二、钟某之室，产后发烧、作冷，咳嗽，胃不利，头痛，已十余日。

玄胡二钱	黑豆二两	薄荷二钱	生黄芪八钱	百部三钱
白芍五钱	香附三钱	白术五钱	焦荆芥一钱	甘葛二钱
艾叶五钱	桂枝三钱	生姜五钱		

五副。

此产后风也。《经脉》篇曰："足太阳膀胱之脉，起于目内眦，上额交巅。"《脉要精微论》曰："风成为寒热。"《营卫生会》篇曰："谷入于胃，以传于肺。"《五脏别论》曰："食下，则肠实而胃虚。"《咳论》曰："肺合皮毛。"《脏气法时论》曰："肺苦气上逆。"头痛发烧作冷者，太阳中风也；胃不利者，脾不能为胃行气也；咳嗽上气者，正虚于内，邪合于外也。《金匮要略·妇人产后病脉证治》篇曰：

"新产血虚，多汗出，喜中风。"又曰："产后风缓续数十日不解，头微痛，恶寒，时时有热，心下闷，干呕，汗出。虽久，阳旦证续在耳，可与阳旦汤。"按《伤寒论》胃痞无实证，心烦则多热，生姜、半夏、甘草诸泻心汤所主之证皆寒热并用者，心烦与胃痞并见也。此证则心下如故，唯胃不利，其水火犹调可知也。

太阳中风，桂、姜祛风外出，白芍和营内守，此仲景法也。黄芪、白术、甘葛补脾，为胃行气以传于肺。薄荷、百部抑肺盛，降肺逆以交于土。人身健运在中，凡外感而兼内伤者，必补中益气，以为托邪之本，而后驱邪。诸药乃得藉其力以奏功，否则盛盛虚虚，必有一失，非其治矣。产后败血未净，宜香附、玄胡；血虚生风，宜焦芥；下脉虚，阴气不利，宜艾叶；阴气虚，冲逆易起，宜黑豆。夫辛甘无降，而产妇则下虚忌升，当此必用辛甘之时，故重用黑豆以镇肾也。

二十三、钟某之室，产后头项强痛，面红一瞬即角弓反张。

厚附片五钱	甘葛三钱	防风五钱	桂枝五钱
沙　参一两	法夏(姜汁炒) 二钱	桔梗二钱	甘草三钱
生　姜二两	大枣八枚	元胡一钱	竹心三十根

三副。

此风痉也。原批云：竹心主风痉，甘葛主刚痉，桂枝主柔痉，生姜散风邪，桔梗除风痹，辛以散之；又佐以参生液养筋，附片补火制水，合甘、枣调剂经脉，全方发中有补，为产后中风大剂。谨按《金匮要略·妇人产后病脉证治篇》曰："妇人产后中风，发热，面正赤，喘而头痛，竹叶汤主之。"证方互较，则此方实为竹叶汤全方加玄胡，以竹心易竹叶，而证则多角弓反张耳。夫角弓反张者，筋脉拘急之痉病也，产后血亡于内，风中于外，因而致痉者，不分刚柔之风痉也。竹叶汤证虽未角弓反张，然发热面赤已启其端，履霜则坚冰至矣。《热病》篇曰："风痉，身反折。"《经筋》篇曰："足太阳之筋病，脊反折，项筋急；足少阴之筋病，在外者不能俯。"夫太阳与少阴为表里，少阴之外即太阳也。产后中风，角弓反张者，足太阳之筋急也。《经脉》篇曰："足太阳主筋所生病。"《灵兰秘典论》曰："膀胱者，州都之官，津液藏焉。"足太阳之筋急者，膀胱之津液不用也。《厥论》曰："阳明之厥，面赤而热。"《六节藏象论》曰：'心者，生之本，其华在面。"又曰："肾者主蛰，封藏之本。"《经脉别论》曰："脉气流经，经气归于肺。"产后中风面红者，不秘之阳随阳明少阴之厥气上冲也；面红一瞬即角弓反张者，厥气上冲，肺之治节不行也，追冲气平，肺气降，则复如故矣。

方用桂、葛、防、姜散外邪，桔梗开肺窍，法夏降阳明，竹心清少阴以治标；参、附返固元气，甘、枣调剂经脉以治本。病为邪实正虚，方则发中有补，犹之执

戈御盗，必强有力者为之，乃克有济。诸辛散药皆逐邪之戈，诸固本药则执戈者也。原批云：竹心主风痉者，清热散风以平冲气，益阴除烦以安元气也。甘葛主刚痉者，驱阳明之邪，而起脾肾之阴气也。桂枝主柔痉者，驱太阳之邪，而行膀胱之津液也。桔梗除风痹者，通上以利下，畅阳以舒阴也。沙参生液养筋者，金生水，水生木也。附子补火制水者，阳回则阴回，龙潜则水静也。

或问《生气通天论》言"阳气者，柔则养筋"，何谓也？盖水冰地坼，阴老则刚；草媚花娇，阳少则柔。非阳必刚而阴必柔也。人身阳藏于阴，阴从阳化则发为少火之气以奉生，而肝先受之，肝主筋，养肝即养筋也。不藏则出渊泉而为壮火，未有不灼血伤筋者矣。推而论之，肾藏精，膀胱藏津液，皆不离渊泉之阳默主其间，以为濡润之本，否则阴为老阴，冰坼堪虞，何能起亟为云以交于天？此上热之所以必清、下寒之所以必温也！

《金匮要略·痉湿暍病脉证治篇》以无汗反恶寒，有汗不恶寒，分刚痉、柔痉。以病者身热，足寒，颈项强急，恶寒，头热，面赤、目赤，暨头动摇，卒口噤，背反张，描痉之状；以误汗、误下溯痉之源；以紧如弦，直上下行，或沉迟弦细揭痉之脉，提要钩玄可谓尽矣。独治痉三方，不无未周之处。夫沉迟者，脾湿阳虚之脉也；桂枝汤者，太阳病中风，发热、汗出、脉浮之方也。加栝蒌即以治太阳病身体强几几，然脉反沉迟之柔痉，而置脾湿阳虚于不顾，非治法也。葛根汤则为治太阳阳明风寒两伤，发为刚痉之方，而误汗、误下不中与也。大承气汤则为治热入阳明，发为阳痉之方，而阴痉不中与也。治痉之方，毕于此矣。得毋谓痉病之邪不出风寒燥湿，痉病之经不出三阴三阳，寒热虚实、温凉补泻已详论中，故于此篇但挈其纲，以资隅反欤？不然何既以之名篇，而治法乃寥寥无几也。常谓读古人书者，当观其会通，而后可以御万变不穷之病，苟不知竹叶汤之外散内补、上清下温为治虚实寒热杂合成痉之方，即为此篇病源病状等论之金针暗度，未有不茫然罔适者矣。王海藏立白术汤，上解三阳，下安太阴，以代桂枝汤治太阳病中风而有湿者神效，亦治柔痉，其余阴痉阳痉均各有方，实仲景之功臣也。

二十四、某之媳，产后败血流注经络，结成肿块，疼痛难忍。

生地五钱	当归（酒洗）一两五钱	川芎二钱	赤芍三钱
陈皮一钱	紫苏一钱	丹皮三钱	枳壳八分
红花一钱	怀药八钱	牛膝三钱	独活一钱
香附三钱			

三副。

此败血留滞也。产后败血未净，阻于经络，则新血不行，故结成肿块，愈结愈固，则血中之气不通，故疼痛难忍。《举痛论》曰："经脉流行不止，环周不休，寒气入经而稽迟，涩而不行。客于脉外则血少，客于脉中则气不通，故卒然而痛。"夫血行脉小，寒为收气，故血遇寒则涩。此证虽非寒气入经，然产后败血之所以不净，亦由收气较胜，当下之血未能尽下，故有是果。《六元正纪大论》曰："不远寒则寒至。"殆临产时，将护未周，温气微有不足之所致欤。

血寒则滞，故治以当归、川芎、红花之散寒活血、开郁行气。血瘀则热，故治以赤芍、丹皮之通经泻热、凉血清火。血结则痛，故治以牛膝之破结止痛。血热则阴虚．故治以生地之凉血补阴。阴生于阳，故用紫苏、独活以通阳。血随气行，故用陈皮、枳壳以理气。《痹论》曰："阴气者，静则神藏，燥则消亡。"此证疼痛难忍，阴气之不静甚矣，故重用怀药敛己土之阴，以静守之。

治病无定法，各随其阴阳气血之偏而已。此证饮食如故，脾肺肾无不足之象，故不兼顾。

二十五、某之妇，产后七八日，忽腹胀、乳肿，不食。

生黄芪五钱	黑大豆二两	生甘草八钱	全当归三两
元　胡一钱	熟　地五钱	良　姜一钱	洋　参三钱
干　姜八钱	巴　戟二钱	生艾叶三钱	甜　酒一杯
童　便三杯冲服			

五副。二副肿胀皆消，服毕愈。

此虚寒胀也。《五脏生成》篇曰：腹满膜胀，过在足太阴阳明。盖人身脾胃居中，气化所出，未有中能运化而腹膜胀者，此《伤寒论》所以列腹满于太阴病提纲中也。此证之虚为产后所固有，然亦不无寒也。《六元正纪大论》曰："不远寒则寒至，寒至则坚否腹满。"《经脉》篇曰："阳明之脉，从缺盆下乳。"胃中寒则胀满，太阴之脉入腹，是病则腹胀食不下。《异法方宜论》曰："脏寒生胀满。"《伤寒论》曰："阳明病不能食，名中寒。"据上以观此证，腹胀不食乃寒在脾胃，其乳肿则为寒在阳明之经，而不独虚也明矣。

伤寒有内外之分，腹满不食，内伤寒也。产后百脉空虚，败血未净，其腹满不食，固与《伤寒论》太阴病无殊。而气血两虚，血燥血涩，则唯产妇为甚，乃同中之异也。

参、芪、归、地、甘草补气血，以治产后之虚。干姜、良姜暖脾胃，以逐内伤之寒。而寒客血涩，则非当归莫属，故独重用。然血虚则干燥而急，寒盛则收引而急，当归能散寒润燥，活血行血，而缓急则非所长，故除用之为君外，并重用甘草为臣，安中缓急，以补其阙。《厥论》曰："阴气盛于上则下虚，下虚则腹胀满。"

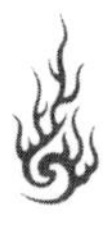

兹既胃寒于中，又当产后营血大损，冲任督带皆失所司之候。其下焦阴邪未有不厥而上者，故重用黑豆镇肾逆，巴戟、艾叶温之散之，以平为期。夫阴在内，阳之守也，常人内守不足则补而敛之，在产妇则离经之败血非去不可，故易收敛为镇摄，而以黑豆为要药。若玄胡之活血利气，甜酒之通阳达络，童便之导血行瘀，参、芪得之则补者、通者各行其是，而无固邪之弊矣。

虚胀宜补，实胀宜攻，寒胀宜温，热胀宜凉，乃定法也。此证腹胀由于虚与寒，故以温补为治。医书有云：胀不受补，及甘能益满者，乃指热、实两胀而言，非中虚也。若中虚作胀，用甘温补之则气归元而胀自已。故《别录》甄权并云：甘能除满，合之参、芪，其效愈大，洵不诬也。

二十六、张某之室，年二十余，临产十分危，三四日产不下。

当归八钱	川芎一钱	急性子一两	生黄芪一两
沙参八钱	艾叶三钱	官　桂三钱	龟　板五钱
香附三钱	牛膝四钱	桑寄生五钱	

三副。一副平安。

此难产也。治难产法，补血以资滑利，补气以资运行；阳虚则补气补血而助之以辛热，阴虚则补气补血而和之以甘寒。此大要也。其次则利血气、开关窍，以畅其机而为之助。

参、芪、当归大补气血为君，盖非水无以载舟，亦非水无以行舟也。龟板滋阴益血，治当开不开，急性子软坚透骨而性急，牛膝散结滑窍而下行，皆治难产之药也。四味中，急性子、牛膝催生之力大，龟板、寄生则以补为通，行中有守，分之各有妙义，合之皆不可少也，临证时斟酌用之为要。

香附、川芎疏郁滞，以利血气，理自寻常；艾叶、官桂逐寒湿，以利血气，义颇精深。盖血脉得阳则开，运行尤速，况产妇临盆时，下衣单薄，外寒易侵，侵则血脉收缩，又为必然之势乎。

桑寄生益血安胎，安其母也，母安则胎安也。兹用于难产者，母安则胎易下，不催生之催生也。

二十七、某之室，产后三四日，精神恍惚，语言错乱。

生洋参三钱	菖蒲八分	枣仁五钱	生北芪二两	熟地五钱
元　胡一钱	干姜三钱	荆芥二钱	生　地三钱	枣皮二钱
怀　药三钱	桂枝一钱	朱砂（冲）三钱		

三副。

此神不守也。神者，气血之主；气血者，神所凭依。产后三四日，精神恍惚，语言错乱者，此数日内气随血脱，气血两虚，神失所丽也。《脉要精微论》曰："衣被不敛，言语善恶，不避亲疏者，此神明之乱也。"夫病不在肌肉经脉筋骨，而在神明，去生近矣。然有虚实之分，《至真要大论》曰"诸躁狂越，皆属于火"，乃邪盛也；《刺法论》曰"人虚则神游失守位"，乃为不足，如此证是已，

气血虚，不足以载神，而神失守，此病之所以不在肌肉经脉筋骨，而无定位也。然病虽无定位，而培养气血则有常经。人以中气为主，中气旺则上荣华盖而生血，下摄冲任而统血，故重用黄芪，而辅之以洋参，唯气虚则寒，必得干姜之温运，清阳乃升。血虚则躁，必得二地之润下，阴精乃奉。再得枣仁之敛气归神，朱砂之辟邪安神，则气血复而神明亦复矣。内蕴之气宜守，故用怀药、枣皮以守之；周流之气宜通，故用荆芥、桂枝、元胡、菖蒲以通之。

肝为风木之脏而藏血，血不足则生风，风气不能外泄，则壅于经脉，妨害气血之流行。二地、枣皮补水敛阴，息风之本，必得荆芥、桂枝疏肝泻肺，散风之标，以及玄胡活血利气，菖蒲开窍宣气，乃无挂漏，否则补而不通，未有不壅滞为患者也。

心肝为木火之脏，二脏血虚，必有化热之气。脾胃宜温，气虚则脾胃必有化寒之气。生地治心肝血虚所化之热，干姜治气虚所化之寒，熟地则补水而不清热，故有热者不可独用也。

《本脏》篇曰：'人之血气精神者，所以奉生而周于性命者也。"夫以血气与精神并称，其相关并重可知。然由血气暴夺以致精神恍惚者可治，由精神内伤以致血气衰败者不可治。盖唯骤虚者可以骤复，若久病臻此，则本伐根坏，虽有智者，亦未如之何也已矣。

二十八、韩某之媳，产后昏迷，不省人事，发寒热，不举动。

黑　豆二两	玄胡二钱	生黄芪三两	薄荷一钱
防　风五钱	桂枝三钱	当　归三钱	芥花（炒焦）三钱
制附片五钱	官桂三钱	香　附三钱	沙参八钱

五副。

此阳虚血晕也。心藏神以率血气，血气奉生以载神，恒相倚也。《八正神明论》曰：'血气者，人之神。"是血气存而神即存也。《五脏生成》篇曰："足受血而能步，掌受血而能握，指受血而能摄。"是血气至而神即至也。产后昏迷不醒，医书谓之血晕，是血气去而神亦去也。然血晕有虚实之分，下血少，心下满急胀痛而晕者为实，否则为虚。医书有分产后昏迷为血晕与气脱二证者，实则气脱，即虚晕也。而虚晕又有阴阳之异，其素禀阴虚者，因亡血而阴愈虚，必气升息粗，而极于上脱；

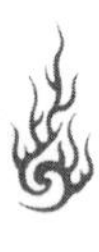

其素禀阳虚者，因亡血阳愈虚，必气陷息微，而极于下脱。此证气息谨属[①]，而无躁急烦乱之脩，盖阳虚气陷之血晕也。

阳虚则恶寒，阳陷于阴则发热，此劳倦内伤之常也。凡无外感而发热者，谓之阴虚；恶寒者，谓之阴盛；或精神短少而发热恶寒者，谓之阳虚气陷；有气血两虚，而乍寒乍热者，仍以气虚为主，不出内伤范围也。《经》曰：脾病则四肢不用。此证气息谨属，四肢不用而发寒热，其得之产中劳倦也，何疑哉？

血脱益气，陷者举之，故用黄芪重于沙参，大补中气以资升举，为君，中气升则阳位于上，阴利于下，而寒热自已。然卫出下焦，下焦无阳，犹之釜底无火，气何以生？故气虚之极者，必用附、桂温蒸于下，乃生土以生金也。昏迷不动，神机息灭，非一补可以奏功。《经》曰："逸者行之。"故用桂枝、防风，佐参、芪升阳举陷，并行参、芪之力于经脉四肢筋骨，以复其屈伸转动之力。当归、芥花则温散血气之寒，香附、玄胡则疏利血气之滞，合之薄荷上通，黑豆下镇，共成升阳举陷、复气、复血、复神之功。夫补火而并用温血之热剂，行血而多用理血之通剂者，盖寒盛则血凝涩而脉不通，脉不通则血不复，非参、芪补血之母，遂并血脉之不通者而悉通之也。然唯骤虚者，方可骤复血气以复其神，若久病衰弱，则为积渐之势，非此法所宜矣。

血生于气，亦复于气。产后血脱，故宜重用甘温复气以复血。然五脏者，藏精气而不泻，而肾又为封藏之本。当此五脏不藏、百脉皆窄、客气易逆、败血未净之时，精气宜敛而败血堪虞，脾陷宜升而肾虚可畏，若不有以节制之，何以用其长而补其短乎？唯黑豆镇肾宁志而不升，活血通脉而不敛，参、芪得之，则犹纸鸢之有系，陷者举而虚者不被劫矣。

前方服毕，好一半有余，再方：

洋参二钱	柴胡二钱	木通三钱	腹皮三钱
薄荷八分	沙参三两	箭芪五钱	吴萸二钱
甘葛一钱	生地三钱	干姜五钱	黑豆八钱

三副。如畏风加：防风二钱　生姜三钱　白芍三钱

肝脾皆主升，脾陷肝亦陷。前方肾失封藏，根荄[②]不固，故本后天以脾胃为重之义，先升举脾陷。俾得居中主持，并重用黑豆以为之系，而升肝尚有所待，故未能痊愈也。夫下焦为阴，而阴中有阳，故能协阴上升而生气；上焦为阳，而阳中有

① 气息谨属　气息微弱，若有若无。

② 根荄　比喻事物的根本，根源。《旧唐书·元稹白居易传论》："臣观元之制策，白之奏议，极文章之壸奥，尽治乱之根荄。"

阴，故能协阳下降而生血。前方重在升阳举陷，俾地气上为云，故黄芪重于沙参，且扬之以桂、防，蒸之以附、桂，以期其必升。后方则重在补气生血，故沙参重于黄芪，且降之以腹毛，濡之以生地，以期其必降。沙参补五脏之阴，再本阳生则阴长之义，而佐以洋参，其效尤速。人身不外阴阳升降，凡欲升而生阳者，制方宜升多降少，且必酌补其阴中之阳以逆鼓之，此前方之所以用附、桂而不用生地也。欲降而生阴者，制方宜降多升少，且必酌补其阳中之阴以利导之，此后方之所以用生地而不用附、桂也。薄、葛少用之义已明，不赘。若木通则用以导赤通窍，黑豆仍用以补水镇肾，唯因情势之缓急，而异其轻重而已。

生气长于肝，藏于肾，而为命门火。命火蕴于下，则氤氲发于上，而为少阳气，布护周身，温养百骸，莫贵于此。肝陷则命火被填，而氤氲不发，故有寒热往来之症，此赵氏《医贯》用柴胡升木培土之说所由选也。夫下焦之阳，舒则阴与之俱化，而为平气；郁则阴与之俱郁而不化，而为寒热相争。虽与脾陷同因，而施治则异，故用柴胡升肝达其下郁之阳，吴萸入肝化其不化之阴，至由郁而生之热，则有生地、黑豆补水以胜之，以治前方未治之寒热。而仓廪之官，五味所出，乃火生土之功，非脾胃之能事也。氤氲不发于渊泉，则火不生土而健运弱，前已治本而用附、桂，此则治标而用干姜，亦先后之序也。阳受气于上焦，以温皮肤分肉，如恶风则上焦开发之力犹未逮也，故宜防风、生姜以宣之。然卫气固宜达于皮毛，而营气则宜保于脉中，故并用白芍以敛之。天地之道，一阖一辟，人身亦犹是也。

二十九、黄某妇，年三十三岁，产后三日，牙关紧，卧床不动，只一点气，小肠脱出五六寸长。

枣　皮三钱	云苓三钱	干　姜五钱	防风三钱
生鹿角一两	丹皮一钱	制附片八钱	熟地三钱
泽　泻二钱	怀药五钱	薄　荷一钱	

三副。服毕，好三四分。

此下脱上闭也。唇口、齿龈、四肢皆属脾胃，骨属肾，其开阖屈伸转动之能力与生俱来，无待于外也。耳下颊车属阳明，而司咀嚼运动，产后风寒乘之，则筋急缩，故牙关紧。阳在外，阴之使也，脾阳虚则四肢无所禀，故手足无力。肾阳虚则骨惫，故行动维艰。凡病阴虚者，无不气升息粗，此则阳虚气夺，故息微也。产后气随血脱，有形之小肠又随无形之气脱而脱，似无足怪。唯下焦开阖，肾实司之，今若此，其伎巧安在乎？

肾阳虚，六味地黄汤合附子，从水中以补之，阳得阴为之守，则蛰藏于下，而行其伎巧矣。鹿角入下焦，逆行举陷，逐邪恶气，留血在阴中以通神明，不仅治肾

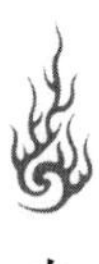

阳虚也。下虽脱而上则闭，尚不宜甘温之固，故仅用干姜之辛开，以暖土而运其阳。防、薄之升散，以上通而启其闭。有谓微阳欲绝，生死关头，唯有陡进附子、干姜挽回垂绝之阳，庶足功收再造者，是拘于中寒之说而未达也。夫中寒者，阳气闭塞，阴气冒明，故宜姜、附之辛热，以驱阴而救阳，不欲其有制也。产后百脉空虚，阴阳皆微，姜、附能扶阳，不能扶阴，何可独任？况小肠脱出，内守有硕果之虞；牙关紧急，参、芪无可用之势，安可舍六味之生精血、秘精气，与附子并用，而定其水火之总根乎？根定则生气来聚，自无而有，万物皆然。似此回天手段，施之于血气骤虚，岌岌可危之时，其价值岂度量权衡所可计哉？

又方：

生黄芪八钱	首乌五钱	洋参三钱	枣皮五钱
牡　蛎五钱	荆芥一钱	甘葛二钱	官桂三钱
上　桂(去粗皮)三钱	玄胡二钱	黑豆三两	当归二钱
生　姜五钱			

五副。

地无凭也，天以大气举之，肺在人身，与天同体同用者也。小肠脱出，但有收纳而无升举，法未备也，此用参、芪之义一也；产后营血大损，急宜补救，唯血不白生，须得生阳气之药乃生，非当归遂能生血也，此用参、芪之义二也；阳虚则外寒，宜益气药从上焦开发，以温皮肤分肉，此用参、芪之义三也。前方之所以不用者，因牙关紧而上宜开也。

阳浮而烦扰不安者，宜桂、附以回之，治在肝肾；阳虚而厥冷、嗜卧者，宜姜、附以温之，治在脾肾。此证息微气静，乃阳虚，而非阳浮，无须肉桂之平肝引火也。然阴盛生内寒，寒则血脉凝滞而营不和，卫先营后，故前方干姜、附子，但和卫而不和营；后方二桂、归、胡，但和营而不和卫，此其序也。亦有命火虚衰，并用附、桂以补之者，乃阳虚之极，合群力以为功也。

荆芥、甘葛、生姜诸味，能开发上焦，行阳气于经脉、皮毛、肌肉，盖参、芪之使也。若补而不行，则壅滞为患矣，何以成雾露之溉乎。

求木之长者，必同其根本；欲流之远者，必浚其泉源。人身之有肝肾，犹木之有根，泉之有源也。此方补中固表、举陷和营，结构可谓伟矣。乃吃紧关头，不在黄芪、洋参之升补，而在乌、萸、牡、豆之敛固，孙真人补脾不如补肾之说，岂徒然哉？盖先天为后天之母，肝肾为脾胃之母，人身气血水火不尽由脾胃生，若执谓脾胃能生万物，则生脾胃者又何物耶？此肝肾所以为要，而遇下元虚脱之证为尤要也。观前方用药，独重下元，其义已著。假此方有敛固而无升补，其失不过挂漏而已；若有升补而无敛固，初定之局，不胜动宕，一旦根本摇曳，并后天之母而摔置之，其害可胜道哉？故此方之妙，不在参、芪之升补，而在乌、萸、牡、豆之敛固，两者相辅而行，各效其用，则举者举，而固者固矣。

黑大豆镇火而制脚气之冲，补水而息风气之扰，活血而解血中之毒，最宜于产后诸疾。

服前方四副，病好九分，唯头昏晕，怕风，足杆痛。又方：

白　术三钱	艾叶五钱	姜黄一钱	牡蛎五钱
广玄参三钱	砂仁三钱	防风三钱	独活一钱
杜　仲五钱	干姜三钱	黑豆五钱	腹皮三钱

阳邪在上则昏晕，阴邪在下则痛痹，伤风者恶风，正虚者亦恶风，此则正虚也。虽然此，两邪胡为而至哉？《经》曰："邪之所凑，其气必虚。"当大病时，由肝肾之阴不足而生者，则上亲而为阳邪；由脾胃之阳不足而生者，则下亲而为阴邪。尔时正衰邪盛，故无争无苦也。兹则正气渐复，邪未尽去，邪正相争，故上昏晕而下痛痹也。

黑豆、玄、牡补水生木，息风气之本；防风养血荣筋，散风气之标，以治头昏。姜、砂、术、杜暖水温土，祛寒湿之本；艾叶、独活和血行气，逐寒湿之标，以治痹痛。夫治病而不知去邪，非法也；去邪而不及邪之所由生，亦非法也。若腹皮、姜黄则为理气导滞，宣布中宫气化之用，职分虽卑，曷可少哉？

三十、曾某之室，乳肿不通，无乳，寒热均作，牙龈肿。

银花一两	蒲公英八钱	生地三钱	生首乌八钱	生白芍五钱
通草三钱	白　芷二钱	香附三钱	干　姜三钱	黄　芩一钱
薄荷二钱	栀　子三钱	生姜二钱		

三副。一副即愈。

此乳痈也。乳房与牙龈属阳明，乳头属厥阴，二经之气血郁，故二经之属，肿而不通。寒闭于外，热生于内，故作寒热。凡痈肿莫不由风寒壅遏，血凝气滞，热聚肉腐而成。而性情嗜好之偏，以致气血不和，内窍不启，风寒易袭，又其主因也。《刺节》篇曰："虚邪中人，搏于脉中，血涩不行，发为痈肿。"此外因也。《生气通天论》曰："营气不从，逆于肉理，乃生痈肿。"则不尽外因矣。此证热已聚，而肉未腐，急治之，犹可消患于始萌也。

阳明之气血不通于乳房与牙龈，而为痈肿，其害犹轻；厥阴之气血不通于乳窍而内变，其害则大。盖木之性喜畅恶郁，郁则无不鼓动以逞者。《六微旨大论》曰：

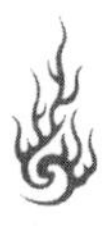

"成败倚伏生乎动，动而不已，则变作矣。"诚可惧也！唯白芍能泻肝阳之有余，以治其鼓动之标；唯首乌能补肝阴之不足，以治其鼓动之本，鼓动已则血气平，而正气不至与邪同化矣。

《别录》载：何首乌外主瘰疬消痈肿，内长筋骨益精髓。故昔人解其能为阳之开而治气血之结，又能为阴之阖而治气血之劣。言虽是，而尚有当申补者，盖首乌苦涩之性，禀柔静之德，故有是效耳。夫人心唯危，易动难静，肝为之母，如响应声，故心有一念之不平，而肝气即随之浮动，则窍开而邪入。不平则气拂而血壅，养生家惩忿窒欲，以保其元气，明于此也。夫静而行仁者，肝之先天也；刚而喜动者，肝之后天也。未有肝气和而周身之气血不和者。何首乌入肝，柔以济刚，静以制动，以复其先天，则凡因气血浮动不平而生之疾，自可随气血之平静而复其初，非首乌博赅众长而能行气血之结也。《至真要大论》曰："阴阳之气，清静则生化。"首乌之能长筋骨、益精髓者，乃肝肾由清净而自行生化之功，非首乌之能锐于补也。是则首乌之消痈肿，乃在内安其本，不在外攘其标，而寒热之偏与气血之结，势必有待于他山之助也审矣。

金银花、蒲公英清热散结，为解疮毒、消乳痈圣药，均宜重用。唯心恶热，唯火克金，栀、芩泻心肺气分之热，生地清心肝血分之热。唯阳宜通，唯表宜和，白芷、薄荷开泄肌表，生姜、干姜宣通肺胃，合之香附理气血，通草通乳汁，共成治平之功。此皆首乌所不能治，而必集众长以为力者也。

五脏之情，中上宜清，中下宜温。诸凉药可以泻心肺之热者，即可以伤脾胃之阳，故用能通能守之干姜，以为反佐，而资健运。盖阴之不可无阳，犹阳之不可无阴也。

病有宜热而佐之以寒者，保中上之清肃也；有宜寒而佐之以热者，保中下之氤氲也；有宜升而佐之以降者，降浊以镇下也；有宜降而佐之以升者，升清以清上也；有宜而佐之以阖者，阴宜守也；有宜阖而佐之以开者，阳宜通也。此皆"从者反治"之义也。

三十一、某之妇，精神少，小便无度，白带、经水不调。

熟　地一两	生北芪八钱	白术八钱	厚附片八钱
当　归五钱	茯　神三钱	枣仁五钱	杜　仲八钱
破故纸五钱	银　花五钱	菟丝三钱	山　药五钱
防　风三钱	鹿　茸（为末，冲）三钱	上桂三钱	白　燕（为末）三钱
远　志二钱	干　姜三钱		

五副。

此气陷血虚也。地无凭也，气以举之；水润下也，火以升之。小便无度、白带，有下脱之势，盖上无统摄之气，下无温蒸之火也。《汉书·翼奉传》晋灼注曰：脾性力，力行信。《上古天真论》曰："女子太冲脉盛，月事以时下。"经水不调者，脾不行信，而血海虚也。《通评虚实论》曰："精气夺则虚。"精神少者，精气夺也。

《脉要精微论》曰："水泉不止者，膀胱不藏也。"《六节藏象论》曰："肾者主蛰，封藏之本，精之处也。"夫六腑者，传化物而不藏，然必精神内守，开阖有节，乃泻者泻而固者固，否则并封藏之本而不藏，未有不殆者矣。

水不升者，补火生土以升之，故用附片、故纸、肉桂、鹿茸。火不离水而潜，阳不离阴而化，故配以熟地。木者火之母，温者热之渐，故用杜仲、菟丝，如此则火能生土而水升矣。气不举者，宜补土生金以举之，故用黄芪、白术、干姜、圆肉。阳宜升，升以防风；阴宜守，守以怀药。如此则土能生金而气举矣。茯神、远志则以交通心肾而去邪。银花、白燕则以清肺养阴而下溉。当归、枣仁则以活血安神而调经也。

神者，气血之主，未有气血虚而神不虚者也。神生于静而无补法，唯有用枣仁敛其散，茯神安之，远志通之。《评热病论》曰："月事不来者，胞脉闭也。胞脉者，属心而络于胞中。今气上迫肺，心气不得下通，故月事不来。"夫经水不调者，月事不来之渐，胞脉属心而络于胞中，势必心气下通，而胞脉乃和也。然心气不下通，有虚实之别，实宜通降，如郁金、丹参等；虚宜温通，故用当归、鹿茸等。

《本经》：当归主漏下、绝子；鹿茸主漏下、恶血；菟丝主续绝伤、补不足。夫漏下者，下元不固，漏而下泄；不足者，下气不足，滑泄、崩带之类皆是也。当归苦入心，活血散寒，调和冲任，以治漏下。鹿茸咸入肾，致血气上行，破留血在腹，以治漏下。菟丝辛甘平，入肝肾，续垂绝之生气，以治绝伤。故本方皆用之。

血生于气，而不离汁。故此方以补火者益气，益气者生血，而必配以熟地、当归、圆肉、白燕等之滋润也。古方十全大补及人参养荣等汤，俱不外此。然配合之周详，补养之有力，则以此方为最。凡滑泄崩带、气血虚而阳不浮者，俱宜服之。

三十二、某之女，月经不调，肚腹、骨节痛，头昏，心内不安。

砂仁三钱	艾叶二钱	生白芍五钱	香附(酒炒) 三钱
丹参五钱	白术五钱	生鹿角八钱	阿胶三钱
桂枝三钱	黄芪五钱	郁　金三钱	菟丝三钱
杜仲一两			

五副。

此血气不和也。《上古天真论》曰："女子二七而天癸至，任脉通，太冲脉盛，月事以时下。"《评热病论》曰："月事不来者，胞脉闭也。胞脉者，属心而络于胞中。今气上迫，心气不得下通，故月事不来。"夫人在后天，血气情欲与岁月同增，故女子天癸至，任脉通，太冲脉盛，俱在二七之年。女子之身应月，月盈则亏，冲盛则损，故月事以时下；丈夫则二八后，精气下泄而生子，血气上荣而生须，与女子异。胞脉主下行，为月事之使；冲脉主上行，为月事之本。一盈一亏各恒其德，则月经自调，否则未有不乱且闭者也。

《五音五味》篇言："冲脉、任脉皆起于胞中。"《海论》言："冲为血海，胃为水谷之海。"《痿论》言："冲脉为经脉之海，阳明为五脏六腑之海。"《动输》篇言："冲脉为十二经之海。"夫阳明为五脏六腑之海者，后天水谷之气所由出也。冲为诸海，其义何居？盖人身灵宝在中，脾胃居四隅之中，带脉束上下之中，冲脉介任督之中，带冲之交则为四隅上下前后之总。中，至善之地，万化之原，无所不贯，无所不赅，圣贤存养之学，皆基于是，其为海也，岂区区后天所可尽哉！后天水谷之气，上归于肺，下合于心而生血，外输内洒，以奉生身，其由诸经汇注于血海者，复上行渗诸阳、灌诸阴，故谓之冲。由此观之，阳明之为海，仅系后天顺化；冲脉之为海，则含先天逆化，非阳明之运化精微，无以成海之量；非冲脉之渗灌溪谷，无以彰海之功。又相济为用，而不可离者也。

月事不调，由于冲脉不盛，血气不和。而冲脉之不盛，则由饮食劳倦伤其脾胃，以致海之量不足，咎在阳明。然肝肾者，脾胃之母，亦有肝肾虚，不能生脾胃，以致海之量不足者，则得之情志怫郁，或秉质不厚，病源较深。此证肚腹痛、头昏，乃脾胃虚而清不升也；骨节痛、心闷，乃肝肾虚而火不降也。人之大患，在水火不交，不交则火炎于上，五脏皆以次而坏。女子经闭之易于戕生者，此也。《痹论》曰："心痹者，脉不通，烦则心下鼓。"此证幸未至脉不通耳，然而月事愆期，心君不宁，与心痹相距几何？再进而烦热骨蒸，则不可为矣。

脾胃虚，补以黄芪、白术，运以砂仁；肝肾虚，补以菟丝、杜仲，通以鹿角。血生于气，而必资于汁。炎上者，治以润下，故加阿胶清肺益液，与补气诸药相辅而行，此皆所以成海之量也。桂枝、香附、艾叶等，或入心营温经通脉，或入经络开郁理气，或入胞宫和血行气，皆以疏达海运而彰其功也。土不足则木有余，白芍平之。胞脉不和则心气怫郁，郁金、丹参清热解郁，逐瘀生新，则实者泻之也。《三部九候论》曰："血病身有痛者，治其经络。"故香附用酒炒。

心君不宁，为月经不调者必有之病，盖心气不通于下，则迫于上也。五脏不和之机在肝，心气既不降，肝气必不平，故用白芍。《调经论》曰："血气者，喜温而恶寒，寒则涩不能流，温则消而去之。"此治本之法也。若迫而生热，或久郁生热，则寒之本虽宜温，而热之标则宜清，故此方以温补、温行为主，而阿胶、郁金、丹参等之养血安神、清热除烦，则治标也。

《灵兰秘典论》曰："心者，君主之官，神明出焉。"又曰："主不明，则使道闭塞而不通，神乃大伤。"此证心内不安，即主不明与使道闭塞之发轫也，唯鹿角之灵，能通使道以复其旧，而以骨治骨，助长生气，厥功尤伟焉。

三十三、余某室人，红崩十余日不止，每日次数不定，大概次数多血亦多。

潞党参五钱	胡　椒三钱	鹿茸四钱	五味二钱
牡　蛎五钱	香　附三钱	艾叶三钱	白果二十枚
官　桂二钱	金樱子三钱	白芍三钱	

三副。服二副痊愈，再服精神复原。

此脾不统血也。失血有阴阳二证，肝之阴虚不能藏血，则为阳证；脾之阳虚不能统血，则为阴证；肝脾两虚，土衰木旺，则为阴阳错杂之证。阳主升，故多上失；阴主降，故多下失。此证则脾阳虚而下失者也。

人身以气为主，血之所以流行于周身者，气运之也。运之太过，则血随气奔而离经，《经》所谓"阴虚阳搏谓之崩者"是也。运之不及，则血随气滞而离经。《经》所谓"结阴者，便血一升，再结二升，三结三升者"是也。有阴虚阳搏之崩，即有阳虚阴结之崩，此证则阳虚而阴结者也。

《阴阳应象大论》曰："阴在内，阳之守也。"是知阴虚则阳无所附，火未有不离经者，凡上焦热多及脉大搏指，皆是也。火离经，而血乃随之离经，又其序也。此证下虽失血，上无热象，有离经之血，而无离经之火，其为阳虚可知。然上炎者，火之性也；下济者，火之妙也。君火不归中，清肃即失令，阳虚证岂遂无上热者乎？有之则变也，而非常也。阴虚失血，因火离经之故，不论在上在下，无不上热。阳虚失血，在下者其势顺，故无热；在上者其势逆，故有虚热。皆病之常也。若阳虚失血在下而上有热，则反常矣。其人情志之偏，即嗜欲无节所致。夫变生于闭及水火不交，凡下寒上热、热极似寒、寒极似热等，皆病情之变者也。

阳虚证不尽失血，此而失血者，阴结也。何谓阴结？阳虚则寒气偏盛，客于阴分，阴中之气结而不行，则血凝涩，留聚而旁溢矣。故阳虚未必失血，阳虚而至阴结者，未有不失血者也。

《六元正纪大论》载："血溢血泄之病，有生于不远热而热至者。"隅而反之，此证之因于不远寒而寒至可必也。夫邪之所凑，其气必虚，若阳虚而口腹不能远寒，则寒生于中，而脾胃之阳滞矣。肢体不能远寒，则寒着于外，而经脉之阳滞矣。阳滞则气不行而阴结，阴结则血不行而留聚，故阳虚者未必阴结，阳虚而不能远寒，

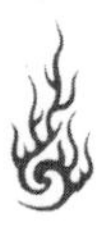

则阴未有不结者也。据方药以察病情，此证之标本昭然若揭矣。

脾不统血，由于健运无权，党参补中益气，以为健运之体。肾者，水火之精，阴虚则补其水以生木，阳虚则补其火以生土。此阳虚也，故用鹿茸、官桂以温之，胡椒则祛寒湿冷气，由中宫以通上下之阳，乃健运之用也。

本方用鹿茸之义有三：一大补下焦血气，二通督脉致血气上行，三破留血在腹。凡崩证，血无不虚，而血既离经，有漏下者，有留阻者。斯时也，虚者补之，下者挽而上之，留者逐而行之，舍鹿茸其谁与哉？《本草》称其主漏下恶血，洵无愧已。肾者主蛰，封藏之本，精之处也，封藏有度，则能纳气归根，不致妄行，气不妄行，血自和畅。此证血既离经，肾不藏矣。肾不藏，则气血无依，不系之舟，随波漂没，安所止乎？故既以鹿茸、官桂温补其不足，尤必以牡蛎、金樱封而藏之，如舟之有系也。不知者，仅以为收脱则浅矣。

肺苦逆，宜降；肺欲收，宜敛。反之则上不能统下，气不能统血，虽肾能纳，而肺不归矣。此证上既无热，故除党参补土生金外，即用五味、白果温敛肺气，俾归于肾，以复其上统下、气统血之职，而不用寒凉。与上失有热者，治法稍异。

肝者，肾之子也。肾既有失，肝未能独和者，故用白芍以和之。五行之理，一气如环，不过阴虚阳虚，主从不同耳。阴虚者，治在肝肾，和脾次之；阳虚者，治在脾肾，和肝次之。然无论为主为从，均以平为期。

阳虚失血，岂特不足于阳，亦且不足于血。官桂助阳，温运营气；鹿茸助阳，大补精血，斯无挂漏矣。温中不用干姜，而用胡椒；温肾不用附子，而用鹿茸。固有阳虚同，而用药之取舍不同者，因病制宜也。

香附利三焦，快血中气。艾叶逐下焦寒湿，通经脉，行血气，与官桂、胡椒皆调冷气，消阴结之品也。全方损者益之，逸者行之，脱者收之，结者散之，并行不悖，互为其功。是故党参与胡椒并用者，补中有通也；牡蛎、金樱与香附、艾叶并用者，阖中有开也。否则补气者反以壅气，藏精者反以固邪，岂良工哉？

三十四、余某之女，年十五岁，月水不调有半年，腹腰、四肢常常痛，胃不利，咳无痰，昏晕，神少。

生白芍八钱	香附(酒炒)三钱	砂　仁三钱	生艾叶一钱
沙　参五钱	枳壳一钱	木　通三钱	吴　萸二钱
玄　胡二钱	续断三钱	制首乌五钱	生侧柏叶三钱

三副。

此经乱也。脾为胃行气于四肢，虚则不能健运，故胃不利而四肢痛。然土之不足者，木之有余也，脾恶湿，肝恶风，土不足则寒湿盛于下，而气血不和，故腹痛、腰痛、月水不调。木有余则风火盛于上，而天气不清，故昏晕、神少、咳无痰。

《上古天真论》曰："女子二七而天癸至，任脉通，月事以时下。"此其常也，顾多忧善郁则伤肝，喜食生冷则伤脾。《汉书·翼奉传》晋灼注曰：肝性静，静行仁；脾性力，力行信。盖仁者，生发之机，而信者，健运之恒也。肝伤则失其静而不行仁，脾伤则失其力而不行信，遂致阴阳不和，水火不交，气血离乱，月事不以时下矣。夫伤于忧郁者，宜和肝。白芍平肝之有余，首乌补肝之不足，俾木和风静而行其仁，则血气自生。伤于饮食者调中，砂仁和胃醒脾，以资运化，吴、艾开郁通阳以逐寒湿，俾土和力复，而行其信则血气自畅。合之沙参、侧柏清金保肺；香附、玄胡、续断共理三焦气血；木通通窍降火，行经络。则上下均得其平，而病气衰矣。

三副服毕，再求方：

血　余(煨)三钱	益母草三钱	女　贞五钱	广木香八分
白　术三钱	地骨皮三钱	茺蔚子三钱	当　归二钱
白凤尾花五钱	棕　榈(煨)三钱	生白芍一两	制附片五钱
朱　砂二钱			

五副。

服毕痊愈。又二年，出阁后生二子一女。

《本脏》篇曰："经脉者，所以行血气而营阴阳，濡筋骨，利关节者也。"《金匮》载："血痹虚劳，经络营卫气伤，内有干血。"夫血瘀而至于干，则经脉之失其行营濡利之职可知。心主血脉，经脉不行，则心气不通，心火不降，不但新血不生，而积瘀积热为害尤烈。此干血劳之所以不救也。此证虽未成劳，然履霜之渐，其势已成，白芍能平高涨之气血，而不能去瘀生新。瘀血不去，病终不已，故用大队血余、当归、益母、茺蔚、棕榈等行血止血之药，与白芍相辅而行。血余、当归、茺蔚行中有补，合棕榈则行中有止，盖暴者固须除，而良者亦须安也。地骨皮凉血而补正气，朱砂清心而通血脉，凡妇女瘀血郁蒸，渐成劳热者，此二味尤不可少也。

邪之所凑，其气必虚。湿盛于下者，阳虚之征也。人身火在上，水在下，凡水火不交之病，往往上热下寒，故施治亦往往寒热并用。前方开郁逐邪，故用吴萸、艾叶，后方则补水土之阳，以善其后，故用附片、白术。补必有通，故以广木香通之；阳必配阴，故以女贞子配之。人身以血为宝，经乱之后，血无不虚，而养阴生血，宜向肝肾求之，不可徒恃后天脾胃也。

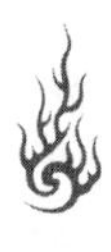

三十五、易彭氏，月经不调，心跳，昏晕，胃不利，多梦，白带，腰与四肢均痛。

杜　仲五钱	菟丝三钱	续断三钱	台乌三钱
生黄芪八钱	艾叶（炒）三钱	桂枝二钱	白术五钱
枳　壳一钱	白芍三钱	干姜三钱	独活一钱

五副。

此脾虚也。人身土斡于中，上下相维，本一贯也。上虚下失其统，上先病而下即随之；下虚者上失其奉，下先病而上即随之。中虚，由于饮食不节者，则胃先病，而脾无所禀；由于劳倦内伤者，则脾先病，而胃气不行。脾胃既虚，斡旋斯乱，十二经之病不一而出矣。夫脾胃病之显然者，莫如四肢痛与胃痞，因四肢皆禀气于胃，脾虚不能为胃行气，则四肢痛而胃痞也。而循环相生之病，亦不难按迹推求。人皆知脾升胃降，不知胃因脾而升，因肺而降。《经脉别论》曰“食入于胃，浊气归心”，“脾气散精，上归于肺”，是胃之升，因于脾也。《灵枢·动输》篇曰：胃之清气，上注于肺。肺气从太阴而行之，是胃之降，因于肺也。脾虚则胃气不升，心肺首失所禀，无以行气于百脉内外而下摄，其为病固不仅四肢痛胃痞已也。况脾为阴土，喜温恶湿，阳虚则寒湿下凑而气血不和，又不仅四隅失灌溉已也。是故昏晕、心悸、多梦者，皆清阳不足于上，心脾积弱之病也，亦下虚失奉，有以成之。白带、腰痛、月经不调者，皆寒湿偏盛于下，气血不和之病也，亦上虚失统有以成之。此证各情何以异是，若求一言以握其要，则唯曰脾虚而已。

脾虚则清阳不升，黄芪、白术补中升阳为君，加干姜温胃通心助阳。枳壳消痞，桂枝行四肢，则不但脾胃健而四肢和，且清阳得以正位于上，而上气不足及下失所统诸病，均无不治矣。然胃之根在肾，胃之使为脾，三者恒相为倚伏，故用杜仲、菟丝以培其本，本实而枝叶自繁茂也；并用艾叶、独活散寒湿，以和血气；台乌、续断通郁滞，以理血气。与诸补虚药相辅而行，则有体有用，而无挂漏矣。白芍则守肝脾之阴，和辛燥而安神志者也。

眩晕有属于邪实者，《至真要大论》曰“诸风掉眩，皆属于肝”，《六元正纪大论》曰“木郁之发甚，则耳鸣，眩转，目不识人”是也。有属于正虚者，《口问》篇曰“上气不足，头为之苦倾，目为之眩”，《卫气》篇曰“上虚则眩”，如此证是也。夫心阴不足，不能为心阳之守，则悸；心阳不足，不能为心阴之卫，亦悸。此证则心阳不足者也，病中下虚寒，而上无风热，足征肝气尚和。月经不调，由于寒湿下郁，脾虚不能行信，非乱也。

三十六、林谷先之女，十四五岁，心跳，手足烧，胃不利，有汗，口舌时痛，月水不调，时常想吃冷的。

牡　蛎三钱	丹参五钱	红　花一钱	宫　桂三钱
制首乌一两	白芍八钱	香　附三钱	青木香二钱
当　归三钱	台乌三钱	制附片五钱	寸　冬三钱

三副。

此火不归元也。师无纪律，四出骚扰，踪迹所至，人心惶惶，火之为害，何以异此？人身之火无多也，离经则多，多则乱，乱则白焚，奉生之气血，皆不和矣。林女之病，总言之，火离经而气血浮动也；分言之，手足烧、口舌痛、时冷饮，乃离经之火自焚也；其心跳、胃不利、汗出与月水不调，乃离经之气血自乱也。有离经之火，即有离经之气血，如桴鼓之相应也。

《经》曰："君火以明，相火以位。"夫位者，蛰藏而温蓄于下，不可一息离者也。离则诸经之火翕然从之，有扰乱而无安静，血气尚得循经乎？然龙潜则水不波，治之之法，唯在引火归元而已。

附片、官桂与火同气，据其窟宅而招之，同气相求，火必归矣。然而不可恃也，人身疏泄在肝，最易动火，火不归经，肝实助之，故用白芍以平肝气之浮动。火贵凝藏，又须水养，牡蛎、首乌补水潜阳，有火而不见火之形，无火而得火之用，尚何酷烈自焚之有哉？

心气不平则悸，胃气不平则痞，阴气不平则汗。而月事愆期，由于气血之错乱，亦不平也。丹参通血脉，以平心气；木香理积滞，以平胃气；白芍安气血，以平阴气；当归、红花、香附、台乌活血行瘀、开郁散结，共平血气之不平，以调月经之乱气。寸冬则保上焦之清肃，以平肺气。凡此皆以平为期也。然无附子、官桂之引火归元，首乌、牡蛎之潜阳内守，不特愈平愈不平，且徒伤血气矣。盖血气随火离经而离经，必火归经而始归经也。仅从标治，容有效乎？

三副服毕，又方：

独活一锭	白芍(醋炒) 三钱	枳　壳八分	花粉五钱
女贞三钱	巴戟三钱	制附片八钱	沙参五钱
白果十枚	黄芪五钱	菟　丝三钱	丹皮二钱

五副。服毕，好七八分。

不戢兵而安民，民弗能安也；不回阳而补虚，虚弗能补也。盖当气血浮动之际，唯有回阳敛阴，定其血气，方为上策。若血气未定，而妄补之，非徒无益，反以助虐，乌乎可哉？前方既回阳而使之潜矣，劫后群生，喁喁望治，参、芪补养，亟合

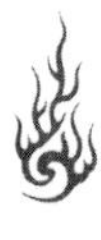

时宜。若乃枝叶之荣在根柢，釜鬵之用在柴薪。向者腠理开，汗出阳泄，虽以附、桂回之，而合浦珠还，已非完璧。畴昔燎原而有余，今则退藏而不足矣，菟丝、巴戟、附子由温生热以补之。阳无阴，犹夫无妇，故配以女贞；肝不静则阳不潜，故敛以醋炒白芍。必使疏泄无虞，而后封藏有度。相火离宫，回之未必尽回，或虽回而心肝肺等处已受其灾，故用花粉清心肺气分，丹皮清心肝血分，为之善后。火在上，则上热而降不足，下寒而通不足，枳壳、独活一以助天气之降，一以通少阴之阳。白果温敛肺气，合之黄芪，大能下摄。盖病在下者，取之上也。

五副服毕，病好八九分。以后调理，早晚服补中益气丸，午服参苓白术丸，童便盐汤冲下，月余痊愈。脾胃为后天生化之源，病后调理莫要于此。补中益气丸，其方名已着其义，无须赘述。参苓白术丸，补中去湿，交媾心肾。阴生于午，湿为阴邪，午时服之，恰中肯綮。用童便盐汤者，引火下行也。

三十七、谢某之女李氏，腰肚、足杆痛，头昏，白带。

白术三两	菟　丝三钱	生黄芪五钱	柴胡八分
干姜一钱	杜　仲五钱	枳　壳一钱	甘葛二钱
阿胶五钱	乌贼骨八钱	泽　泻二钱	

三副。

此脾湿而地气不升也。腰腹以下痛、头昏、白带，皆脾湿也。人身天枢以下，地气主之，脾湿则地气不升，木郁水沉，津液随湿下注，则为白带。脾湿不运，血脉不通，则为腰腹以下痛。中气下陷，上气不足，为头昏。且上不足，即无以统下，尤不无相因之势也。

四肢皆禀气于胃，白术、干姜燥湿暖土以行胃气，黄芪、甘葛益气补中以升胃气。胃气行则脉道通而四肢畅，胃气升则天气足而地气举，似不必另有辅治，而诸病皆可霍然矣。然而胃之根在肾，地气不升亦肾气之不足也，故用杜仲、菟丝以补之。土得木而达，肝脾同虚则同陷，故用柴胡以升之。

且带下则津液亡而血枯，人身以血气为本，虽血生于气，安可不从血上用药以速其生哉？乌贼骨、阿胶均润血枯、治带下之药，而乌贼骨又能祛寒湿、通血脉，凡土湿水寒，以致血脉不通而为腰以下痛者，固非此不为功也。

阳欲其升，固也，而湿为阴邪，终当泄之于下，故用泽泻以开下泄之路。又升降之道，升已而降，降者为天，证由地气不升，故立方以升阳为主。用枳壳者，升已而降也。

《十剂》云："燥可去湿，润可去枯，两者并用，似乎不类。"然湿胜者，不得不燥；血枯者，不得不润。各随所喜，又何嫌乎？

三十八、某氏，腰痛，有带病，一身多重。

当归二钱	淫羊藿八钱	牛　膝三钱	首乌五钱	白术三钱
杜仲五钱	桂　枝二钱	制附片五钱	茯苓五钱	炙草五钱

三副。

此肾着也。肾受冷湿，着而不去，谓之肾着。虽身重、腰痛，而饮食如故，盖得之坐卧湿地，或下体衣湿，邪在外而不在内，在下而不在上也。

《脏气法时论》曰："脾病者，身重。"又曰："肾病者，身重。"夫人身阳盛则轻娇，湿盛则重着，故身重者，湿之征，亦脾肾阳不足之征也。《素问·痹论》曰："寒气盛者，为痛湿气盛者，为着痹。"此证身重、腰痛，又寒湿合邪之征也。带下即有形之寒湿，非另为一证也。

脾恶湿，凡治湿，皆以脾为主。肾着，病在肾，《金匮》已明言之，而甘干苓术汤温中渗湿，仅从中治，职此故也。《药性》载：白术轻身，补腰膝，利腰脐蓄血，皆燥湿暖土之功也。治病必求其本，凡因于湿而生之病，必先去其湿，而后辅之剂乃克有效，非白术果能行血也。亦有因本邪去，其他皆迎刃而解者，被郁不甚也。

《金匮》白术附子汤及甘草附子汤为治湿之方，皆术、附并用，果寒湿也，甘干苓术汤何尝不可附子哉？此证胃无不和之象，故不用干姜。然地气不温则不升，兹因下焦虚，寒湿偏盛，致奉生之津液不蒸发而上，反浸淫而下，安可徒恃白术之苦温，茯苓之淡渗，遂谓足以治湿。而不用杜仲、附子由温生热，以消阴翳，而逆行之哉？至于散寒蠲痹、驱邪外出，则有淫羊藿任之。

邪着而不去，则气血郁滞而成结邪，未有不痛者也。气郁宜开，血结宜破，故本方除术、附、羊藿之燥湿、助阳蠲痹外，更以归、桂通血脉，牛膝破血结以治之。补阳者必和阴，故用首乌；破结者必缓中，故用甘草，炙则兼补元气。

三十九、王某之室，有孕，四五月忽红崩，阴户内出一条。

黄芪五钱	续　断三钱	生杜仲二两	甘葛五钱
五味二钱	白　芍五钱	厚附片(盐水炒)一两	菟丝三钱
洋参一钱	广木香一钱	砂　仁三钱	白术五钱

三副。

外用五味一钱　青矾(煅)二钱　杏仁(去皮尖)三钱　大枣(去核)三钱
捣如泥，为丸，纳户内。

此胎漏也。暴注者，谓之崩。绵绵不绝者，谓之漏。妊妇得之，谓之胎漏。然其来也忽，即谓之崩，亦无不可。

人身阴阳相抱，上下相维，阳在上而不越者，阴系之也；阴在下而不沉者，阳举之也。故上脱者，责之阴虚；下脱者，责之阳虚。此其常也。亦有不尽然者，盖有常，即有变，或因性情之乖谬，或因起居之失节，皆变之类也。《难经》曰：病之入者为实，出者为虚。此病有物出，而无热象，其为阳虚血崩也，信哉！

《素问·金匮真言论》曰："北方黑色，入通于肾，开窍于二阴，藏精于肾。"《六微旨大论》曰："气之升降，天地之更用也。"升降息则气立孤危，故二便者，关门也，司之者，肾也。关门不节，阖少开多，肾阳虚而不升也。菟丝、杜仲、附子并用，有温生热、木生火之功，向之由于阳虚不升者，得此则阳旺而升矣。续断以通为补，乃补之用，非补体也，与脾胃药中之木香、砂仁同义，体之不可无，犹君臣之不可无佐使也。

人身血统于气，气统于肺，血之所以下崩者，匪独封藏失职也。然肺位至高，虽统气而不生气，《经》言："胃为五脏六腑之海，其清气上注于肺。"又言："脾气散精，上归于肺。"是参、芪、术补中，则肺自受益。土生金，金又生水，而一身之气无不就范矣。此方补肾而兼举陷，故脾肾药并用，而各著其功。杜仲重而参芪等轻者，以逆挽为君，举陷为辅也。

五脏所欲，肝泄肺收，戊土之原，实本乎肾。崩漏则泄有余，收不足，而戊土不升，故平以白芍，收以五味，升以甘葛，共佐芪、术、附、杜，以成升阳举陷之功。收泄相争之病不一，此则争于下而泄胜也。

青矾蚀恶肉、消瘀积，杏仁之润之散，五味之收，大枣之补，同为丸，纳户中，以为内治之助。

四十、鲜金氏，年二十余，为鞠育多劳，病带下，心烧，多烦，减形。

干姜三钱	胆草三钱	桂圆肉八钱	生地五钱	白果仁三钱
甘葛五钱	白术一两	灯　心五钱	香附(酒炒)三钱	

五副。

此火在上也。五行以水火为主，水火不调，则百病丛生。心烧多烦者，火在上而不降也。带下者，水在下而不升也。减形者，火在上则不生土，而销铄肌肉也。

火不生土则土湿，故用干姜、白术暖之于中。木者火之母，母能令子实，故用胆草凉之于肝。血为阴而属于心，心烧则阳盛而阴虚，故用生地、圆肉凉血养血，合之灯心降心火，甘葛起阴气，则水升火降之功成，而病可愈矣。白果仁温敛肺气，以治带浊，病在下取之上也，肺有热者忌之。此证火虽在上，犹未克金，故不忌。香附则开郁利气，补中存通也。

服前方，病愈。两月余，带病复发，就近医治无效，今手足心发烧，面黄瘦。

益母草八钱	龟板（酒泡）五钱	干　姜三钱	桂圆肉八钱
熟　地八分	台乌五钱	制附片一两	艾　叶五钱

五副。

此带下也。人身身半以上为阳，身半以下为阴。带脉当脐环绕一周，适在身之半。《金匮要略·妇人杂病篇》言："妇人之病，因虚、积冷、结气……血寒积结，胞门寒伤，经络凝坚。"为诸杂病，共三十六，皆称带下。盖病起于带脉之下，故总名曰带下也。其矾石丸证言："妇人经水闭不利，脏坚癖不止，中有干血，下白物。"则与时俗所称白带无异。温经汤证则以①暮即发热，手掌烦热，唇口干燥，为有瘀血在少腹。合二者而观之，则此证无遁情矣。带病复发者，血海少腹之地有瘀血以阻新血，得寒湿则腐化为白物，浸淫而下也。手足心发烧者，手足背为阳，手足心为阴，少腹有瘀血则阴结于阴，而血脉不通，历久生热，而独治于阴也。面黄瘦者，心之华在面，土在体为肉，心脾之气血虚于内，则色与形自不足于外也。

带病复发，手足心烧，由于少腹有瘀血。少腹有瘀血，由于积冷结气。故以附片、艾叶治积冷，台乌治结气，益母草、龟板治瘀血。血热至面黄瘦，由于心脾气血虚，故以圆肉补之，干姜运之，熟地则阴以化阳，润以和燥者也。

上焦主降，下焦主升，脾胃居中斡运，此人身气化之常也。带病者，土湿水寒，温蒸之化不行于下焦也。然土湿水寒，温蒸不行于下焦，虽为带证所同，而其源则不尽同。此证之初，由于火不降，而病源在上，继则瘀血在少腹，而病源在下。据《金匮要略》命名之义，必病源在下者，乃谓之带下也。

服第二方后，病虽愈，而羸瘦如故。以人参养荣汤加减调理之。

陈皮二钱	远志一钱	生姜三钱	大枣二枚	生地二钱
白芍三钱	当归五钱	党参八钱	白术八钱	茯苓三钱
甘草五钱	黄芪八钱	肉桂五钱	柴胡二钱	

八副。服毕，身体复原。

此补土生金，补气生血之方也。病由心烧之后，继以瘀血，故用生地护心阴，当归、肉桂活血通脉。白芍、柴胡则和肝达木以培土；陈皮、远志、生姜、茯苓则通气化，以成参、芪、术、甘、枣补益之功者也。

心恶热，热则阴虚，唯生地能凉血补阴；脾恶湿，湿则阳虚，唯白术能燥湿扶阳。二脏各病其本气，则各随所喜而用之，如第二方是也。若心烧而脾不湿，则宜

---

① 以　据上下文义，"以"疑为衍字。

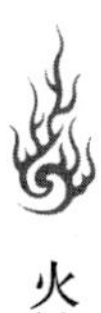

生地，不宜术；脾湿而心不烧，则宜白术，不宜生地。至调养之方，则阳不离阴，阴不离阳，故有补阳而和以生地，或补阴而和以白术者。第三方即微用生地以和白术之一例也。四隅皆得气之偏，故寒热补泻每有并用之时，医者举一反三，则凡二脏以上杂合之病，均可类推矣。

四十一、某之室，小腹胀，小便难，口干不渴。

大黄三钱	通　草五钱	甘草梢三钱	阿胶（炖冲）八钱
甘遂二钱	旋覆花三钱	木　通二钱	吴萸一钱
生姜三钱	艾　叶三钱	厚附片五钱	

按：四十一、四十二两个医案缺方剂的副数。

此蓄血、蓄水也？《金匮要略·妇人杂病篇》曰：“妇人少腹满如敦状，小便微难而渴，生后者，此为水与血俱结在血室也，大黄甘遂汤主之。”与此证无异。夫血室位于少腹，盛黍稷器也，其形如盂，水与血结在血室，故少腹满如敦（敦音对）状。水结则津液不生，故小便难而口干，病在下焦血分，不在上焦气分，故口干而不渴。

大黄攻血结，甘遂攻水结，而必佐以阿胶者，盖血与水皆主润，结则失其常平而润不足，且大黄、甘遂皆峻厉之剂，能攻邪即能伤正，养血和偏，阿胶皆不可少也。甘草梢反甘遂，达下焦，合用以治结水，其力尤大。旋覆花逐大腹结水结气，以补甘遂之不及。甘遂之下水，再得通草、木通之利水者，相辅而行，则结者开而不利者利。阿胶黏腻之性，遇寒则滞，遇湿则着，故用生姜、吴萸通肺胃肝之阳以行之，用其长而制其短。苟阳旺阴虚，无寒湿邪气者，不在此例。腹为阴，阴中有阳，血郁水郁则阴气不利，苦寒攻伐则肾阳不胜，故利以艾叶、救以附子。

少腹为至阴之地，而阳宅焉，阳不虚则邪不易结，邪既结，则必郁而生热，血结则热生于血分，水结则热生于水分。攻血结宜大黄，而清热养血则宜阿胶；攻水结宜甘遂，而清热利水则宜通草、木通固已。然口干不渴，乃津液不生，而非有火；少腹如敦，乃血结水结，而非热结。虽有可清之郁热，确无可攻之实热，其理甚明。而大黄、甘遂又非但攻结不攻热者，讵勿虑其诛伐无过哉？故用生姜、吴萸以行阿胶之黏腻，用附子以制大黄、甘遂之阴寒，本仲景之方而引申之，所以补偏救弊，防患未然也。

人身妙用，水升火降，土运于中，生生不息。然水之所以能升者，阴中有阳而地气温也；火之所以能降者，阳中有阴而天气清也。用热剂者，不虑地气之不温，唯虑天气之不清，宜酌护其阳中之阴，俾热药毋犯上焦；用凉剂者，不虑天气之不清，唯虑地气之不温，宜酌护其阴中之阳，俾凉药毋犯下焦。此治杂病之大法也。

大黄甘遂汤本治血结、水结之专方，以证非少阴中寒，故原方不入附子。在北方壮实之人，实中窍要；南方人脆弱，则利之所在，害亦随之，不可不思患而预防之也。

四十二、某妇人，始患崩证，服热药崩止，人谵狂；服清凉开窍药，又病生眼粪，口干，半夜发烦，月信通，人遂清醒；今月信未止，较初通时稍少，人觉无力，大便初结后溏，肛门微动。

生黄芩二钱	白　芍(酒炒) 五钱	红　花一钱	防　风三钱
生香附五钱	生栀子三钱	黑豆子一两五钱	火麻仁五钱
桃　仁三钱	生鹿角八钱	生　地三钱	牡　蛎五钱

此热入血室也。原批云：“红崩宜服凉药，可于每剂中加棕灰。白带宜温、宜补及生命门火。”《洄溪医案》：“崩证往往在五十以前，天癸将绝之时，冲任有火不能摄纳，横决为害。亦有气旺血热，过时仍见此症者，当因时消息，总不外填阴补血、养血清火，万不宜温热峻补，使气愈旺，而阴愈耗，随手杀人耳。”按：《阴阳别论》曰“阴虚阳搏，谓之崩”。《宣明五气》篇曰：“心藏神。”《评热病论》曰：“胞脉者，属心而络于胞中。”《阴阳应象大论》曰：“壮火食气。”又曰：“风胜则动。”夫红崩本属血热，乃误服热药，以致热入血室，热甚血凝，而上干于心，故崩止人谵狂。转服清凉药，虽未获痊可，而热则减轻，故大便初结后溏。其余生眼粪、口干、半夜发烦，皆热象也。月信通，人清醒者，胞脉通，心气亦随之而通也。人觉无力者，火克金即伤气也。肛门微动者，热生风也。

《伤寒论》有妇人热入血室三证，得之伤寒中风，经水适来或适断。又有热结膀胱、膀胱蓄血各一证，得之太阳病不解，邪热随经入里，伤及血分。血未结者，谓之热结膀胱；血已结者，谓之膀胱蓄血。与此证皆类似，而源则不同。夫火之本在下，阴平则阳密，眼粪、口干、半夜发烦，皆火在上也。火在上者，阴不平也，故用黑豆补水镇火，牡蛎敛阴潜阳，白芍平肝和血，以治其本。而黄芩、栀子、生地之清热凉血，防风祛风散火，则过者折之、郁者发之，治其标也。红花行瘀，香附开郁，鹿角辟邪，桃仁破血润燥，治蓄血发狂，麻仁疏风润燥，治脾约便秘，皆不通者通之也。月信将来之前数日，人不清醒，尚非瘀血已结之抵当汤证；已服清凉药大便初结后溏，尚非少腹急结之桃核承气汤证。且非得之伤寒中风、寒热往来之热入血室证，故仅治中上有余之热，中下不平之阴，加桃仁以破瘀血，适可而止也。《灵兰秘典论》曰：“主不明则十二官危矣，使道闭塞而不通。”夫使道者，神气行使之道，鹿角能入阴中逐邪恶气、留血，为通使道之要药，故选用之。

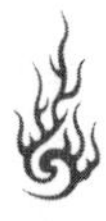

四十三、某之室，年三十余，于岁除前三日经净；今正月初一日复来，即十余日不止，左脉有力，往常经期大约二十六七日一至。

紫草三钱	秦归二钱	泡参三钱	地骨皮二钱
杭芍三钱	黄芩(酒炒) 一钱	甘草三分	

一副痊愈。

此经漏也。月事不时而至，谓之经漏。经漏者，血崩之渐也。宿昔皆先期至者，血分素有热也。冬尽春来，由寒生温，寒温相搏，郁而生热，则血分较往时尤热，故离经行而为经漏。正月建寅，肝木渐旺，至而太过，则满于经，故左脉有力也。木旺宜平，平以白芍。血热宜凉，故凉以紫草、地骨皮。寒温相搏而生热，热宜凉，而寒宜散，故散以当归。五行消长之序，木旺则金衰，金愈衰则木愈旺，故用酒芩、泡参清金益肺，以生水养木。四时皆不离土，故微用甘草，以和中也。

服毕血止，唯右胁串痛，又方（正月下旬）：

秦归三钱	泡参三钱	杭芍四钱	苡仁三钱
木通二钱	甘草五分		

一副痊愈。

肝脉布胁肋，脾之用在右，右胁串痛者，木旺克土也。白芍平肝之有余，当归散寒活血，木通行经络以止痛，泡参益气生血，苡仁健脾除湿，甘草和中，则补土生金，以胜木也。

《至真要大论》曰："风气大来，木之胜也，土湿受邪，脾病生焉。"夫木有余则土不足而生湿，本方之用苡仁、木通者，此也。然白术为补脾燥湿要药，援《金匮要略》肝病当先实脾之例，正中窍要，而竟不用者，盖病之本由于血热。血热则燥胜，白术温燥，利于脾则不利于肝，故仅用苡仁平淡之品以为治，而免顾此失彼也。前后两方皆平淡无奇，唯上工能以平淡无奇之药治大病。孙子曰："善用兵者，无赫赫之功。"此之谓矣。

幼科类

四十四、某小儿，五六岁，发烧，咳嗽，喉间哮吼，一遇外邪即发。

法夏五钱	薄荷二钱	红泽兰四钱	陈皮三钱	生姜五钱
细辛一钱	橘叶五皮	紫　苏三钱	干姜一钱	冬花三钱
紫菀二钱	五味八分	金沸草三钱		

三副。

此哮喘也。肺主气，而为水之上源，外合皮毛，内覆脏腑。皮毛外郁则发烧，气与水内郁，壅塞不利，搏击有声，则咳嗽哮吼。一遇外邪即发者，内有宿根也。盖其先后皮毛受邪，失于表散，入留肺俞，或食寒饮冷及酸咸等物，以致血脉凝滞。《调经论》曰："血气者，喜温而恶寒，寒则涩不能流。"《五脏生成》篇曰："多食咸，则脉凝涩而变色。"此其致宿根之由也。有此宿根，则相傅之官早失治节，故一触即发耳。外郁治以生姜、紫苏、薄荷。内郁则有内寒及气郁、血郁、水郁之别，内寒治以生姜、干姜、细辛、冬花、紫菀，气郁治以陈皮、橘叶，血郁治以紫菀、泽兰，水郁治以细辛、半夏、金沸草。《五脏别论》曰："五脏者，藏精气而不泻。"《脏气法时论》曰："肺欲收。"诸辛开药得五味则发中有收，以保肺之精气也。

紫菀、冬花，善治寒咳痰结；干姜、细辛，善治寒咳水结。据方药以察时令，此病必在冬天，若春夏则当酌为变通也。

四十五、周某之子，每感风寒发烧，齁，咳，鼻塞。

橘叶五皮	青蒿四钱	枇杷叶五片	紫苏三钱
泽兰五钱	薄荷二钱	法　夏三钱	白芍五钱
沙参三钱	云苓二钱	生　姜三片	

外批：大人全服，小儿减半，一二副即愈，至多三副。

此齁鮯也。《至真要大论》曰："诸气膹郁，皆属于肺。"夫肺者，气之主，膹郁者，气满于上而呼吸迫促也，齁鮯、哮喘皆有此象。然嗽哮有水鸡声，而喘无之，齁则与哮同，而鼻息不利，无大别也。其每感风寒即发者，因素有深入之邪郁于上焦，皮肤分肉无以受气，而外卫不固；且郁之久，必有停痰瘀血为之宿根，故一有新感，即壅者愈壅，而发烧与齁咳鼻塞一时并见也。

肺合皮毛，皮毛郁则肺郁而生热，故用紫苏、薄荷、生姜散外邪；枇杷叶、青蒿清内热。肺主通调，肺郁则水郁而生痰，故用茯苓行水、半夏化痰。肺主气，而气运血，肺郁气郁而血瘀，故用橘叶利气、泽兰活血。此唯痼疾有宿根者宜之，否则诛伐无过矣。夫邪之所凑，其正必虚，故用沙参之补；欲外攘者，必筹内安，故用白芍之守。观于此，而治理得矣。

四十六、某半岁小儿，病吐泻已止，今胃不食，冷汗不止，吐涎沫。

白　术五钱	干姜二钱	沙　参五钱	茯苓二钱
厚附片五钱	吴萸一钱	生黄芪五钱	法夏一钱
故　纸三钱	砂仁一钱	生甘草二钱	生姜三钱

三副。二副即愈。

此阴气有余也。《脉要精微论》曰：“阴气有余，为多汗身寒。”《伤寒论》曰：“太阴为病，食不下。”又曰：“大病差后，喜唾，久不了了者，胃上有寒。”又曰：“干呕，吐涎沫，头痛者，吴茱萸汤主之。”观此，则此证详情可知矣。夫吐泻者，脾胃阳虚，而气乱于中也。吐泻止而不食，冷汗，吐涎沫者，乱气难平，而阴寒犹如故也，当与温药。

土之源在火，理中汤以温补为理，仅在中焦，故用附片、故纸补下焦之火以生之。自汗则表虚，非黄芪不能固表气。胃寒则喜唾，非生姜不能散胃寒。若苓、夏之降逆导水，砂仁之和胃醒脾，吴萸之开郁下气，则皆理中之佐使，以通利为理者也。

四十七、张某之小儿，发热，咳嗽，吐泻。

紫　苏一钱	法夏二钱	白术五钱	生姜五钱
桂　枝二钱	防风二钱	甘葛一钱	枳壳一钱
青木香二钱	茯苓三钱	柴胡八分	沙参五钱

三副。

此两感证也。太阴为病，呕吐自利；太阳为病，恶寒发热，此不言恶寒者，小儿未能自述也。脾虚者，咳嗽之本，外感则其标耳。夫两感证者，肾膀胱表里之经，或脾胃或肝胆同感于邪而病也。此证太阴太阳虽非表里，然土衰不能制水，水反侮土而同病，亦两感之类也，

参、术、云苓培土泄湿以治内；防、桂、紫苏祛风散寒以治外。补必有通，木香调气滞，佐参、术以治吐泻。生姜合防、桂则外散，合法夏则温降肺胃，治吐与咳。人身清升浊降，此其常也，吐泻咳嗽，则升降乱，而清浊不分矣。土居中央，斡旋上下，实秉降之权，故除参、术补中建极外，法夏、枳壳之降浊，甘葛、柴胡之升清，皆使命之职也。

两感证颇难治，故仲景书不立治法。冗而伤寒里急，下利清谷不止者，则先用不固表邪之四逆汤以救之，未尝表里并治也。后世虽有内温外散之方，然用之不当，动关生死，苟非神而明之者，可轻试哉？

四十八、小儿发热，吐乳，肚大青筋。

薄荷八分	银花三钱	吴萸一钱	腹毛三钱	白术五钱
防风二钱	黄芪五钱	柴胡八分	甘葛一钱	沙参五钱
丁香一钱	生姜五钱	灯心三钱		

五副。

此脾虚也。吐乳、肚大，与《伤寒论》太阴病之腹满而吐无异。上焦为阳，阳不下行，则郁而为热，诸脉之浮而色青可见者，曰络脉。《灵枢·经脉》篇曰："脉之见者，皆络脉也……色青则寒且痛。"此言青筋者，误耳。

参、芪、术补中益气以治虚。吴、姜、丁祛寒湿、暖胃助阳以治吐。腹皮下气行水以治胀。薄荷、防风、柴胡、甘葛散头目滞气及三阳怫郁之气，以治外热。银花、灯心清心肺不降之郁热，以治内热也。

四十九、某之小儿，吐乳，哭不止，不食乳。

香附二钱	谷芽一钱	生白芍五钱	生栀子三钱
砂仁五分	木通一钱	官　桂三钱	法　夏八分
银花三钱	干姜八分	白　术五钱	生　姜三片

五副。

服一副乳不吐，二副不啼，药毕痊愈。

此土木不和也。脾胃虚寒则吐而不食。土之不足，由于木之有余，木有余则火不降而心烦，土被克而腹痛，故哭不止。凡脏气不和之机在木，而虚则在土，木火同气，旺则俱旺，土金一德，虚则并虚。知此则调和五行之法，思过半矣。

土不足补以白术，木有余平以白芍，土旺木平则肝脾无争，而腹痛自已。谷芽、砂仁、二姜、法夏则统以和胃止吐、健脾消食，皆白术之佐使也。《至真要大论》曰：诸逆冲上，皆属于火；诸呕吐酸，皆属于热。夫火宜在下，胃寒吐逆，则火上郁而不下，二姜散寒开郁。栀子、银花清上焦有余之热以生水，官桂则补下焦不足之火以生土。盖热虽宜清，而寒则宜温。苟知清而不知温，则足以泻上焦有余之热者，即足以伤中下不足之阳，不可不慎也。香附、木通一则理气血之滞，一则引心火下行，以出于小便者也。

五十、周某之子，出麻子，发热，口渴，出一半收一半，声不出，大小便均无，目闭，数日不食，病甚重。

桔梗二钱	淡豆豉二钱	菊　花五钱	薄荷一钱
连翘三钱	大　力三钱	生栀子五钱	石韦三钱
香附三钱	生甘葛八分	银　花五钱	

三副。

此肺郁毒陷也。声不出、大小便均无，皆肺郁也。发热、口渴，内外皆热也。肺主皮毛，皮毛不开，热不解也。桔梗、豆豉、菊花、薄荷、大力、甘葛等开泄上

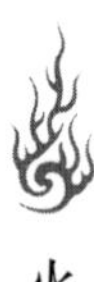

焦，使内陷之毒复由表解，此外托也。生栀子、石韦、银花、连翘等以寒胜热，泻心肺之热从小便出，此内清也。香附通畅气血，为外托内清之助。

前方一副，麻子周身发透；服完二副，声出、目开；服完三副，热退神清，病愈十之八成。又方：

沙　参三钱	银花三钱	寸冬三钱	白芍五钱
生香附二钱	木通三钱	谷芽三钱	土苓三钱
甘　草一钱	紫草二钱	山药三钱	

五副。服三副即痊愈。

前方尽力外托内清，有开无阖；后方清热解毒，而兼补虚守正。盖大乱初定，伏莽堪虞，邪热既去，即宜安抚，譬用兵者，既战胜攻取于前，必休养生息于后也。沙参、寸冬、银花、怀药甘寒清补，合白芍、甘草酸甘化阴，以安手、足太阴之气血。银花、土苓、木通、紫草则清扫上下气分、血分一切留毒余邪，俾无害于气血之正。谷芽、香附则通脾胃、理气血，以速其生长之机也。

五十一、周某之侄，出麻子，声哑，口渴不休，日夜卧床呻吟。

大　力三钱	银花八钱	桔梗三钱	寸冬五钱
黄　芩二钱	木通三钱	甘葛一钱	百部三钱
白前根二钱	儿茶二钱	硼砂三钱	玄参五钱

三副。服二副，麻满现，声出，不渴，食稍进，服毕病痊愈。

此麻疹瘖也。发音之本在下，而标在上。有内夺而瘖者，其病在本；有窍闭而瘖者，其病在标。麻疹瘖，则无在本者，盖麻疹内夹胎毒而外出于肌肉、皮毛，脏腑之伤，唯肺为甚也。

麻疹之初，往往寒热、咳嗽、喷嚏、涕泪并见，与外感风寒无异；继则有颗粒绽起于皮肤，为外感所无。医书谓麻疹虽为胎毒，而多带时行气候者，此也。若表里气郁，而不能速发尽达于皮肤，则非佳兆，或一出即没者，尤为险巇①。此证则不速、不尽，热毒上壅，以致金实不鸣，故口渴而声哑也。

治麻疹以清肺为主，而辅以内外两通。外通则肺气得行于皮毛，而邪从外解；内通则肺气得行于二便，而邪从下解。《内经》五郁治法，皆不通者通之，以平为期也。

热之有余者，水之不足也。有余宜泻，故用银花、麦冬、黄芩；不足宜补，故

① 巇　xī 险。此处形容症状危急。

用玄参。此所谓热者治之以寒，而有者无者并求之也。桔梗开肺窍，大力散热壅，白前降痰壅。百部化痰，抑肺气于大肠。木通通窍，行肺气于膀胱。甘葛升阳散火，以通肌腠。此所谓阖者治之以开，而内者外者并通之也。然声哑由于窍闭，窍闭由于热壅，以致痰结，故除以寒治热、以开治阖外，更佐以化痰生津之硼砂、儿茶。而硼砂咸能软坚，其力尤峻，盖非此不足以清痰热、化痰结、利咽喉而发音声也。

夫热者寒之，本属正治。然实热、郁热、痰热难以概施，故此方分别治之，以期适中肯綮①。昔人谓一病有一病之药，洵不诬也。

病有邪实而闭者，治宜有开无阖，急丢去邪以存正。《伤寒论》太阳病之不汗出，与阳明病之胃家实是也。此证之内外两郁，实兼有其象，故立方亦参用麻黄、承气二汤之意，而以表里两解为宗。用药虽不同，医理则无二也。

五十二、高某之孙，初生十五六日，鼻塞，不食乳，口热。

桔梗一钱	银花五钱	柴胡八分	枯芩八分
白术五钱	连翘三钱	花粉一钱	生姜三钱
杏仁三钱	防风二钱	艾叶二钱	桂枝二钱

五副。服二副即痊愈。

此脾虚也。后天运化及四隅之交，均在中土，中虚则健运不行，故不食。心肺之气不降，故口热、鼻塞。然不运为虚，而不降则为实。实者宜泻，而虚则宜补。《经》所谓：有者无者均宜求之者，此也。

夫脾之所以不能健运者，火不生土，阳虚而湿盛也。《脏气法时论》曰："脾苦湿，急食苦以燥之。"故用苦甘温之白术以燥其湿，而补其虚。上焦为阳，心肺不降，则阳壅而生热，故开以桔梗，降以杏仁，散以柴胡、生姜、防风、桂枝，清以银花、黄芩、连翘、花粉，共以泻上焦之实，而成交泰之功。如此则天气下降，土运于中，诸病皆可已。然肾主纳气，为肺之归，热在上则寒在下，而肺气不归。此鼻塞之又一因也，故用艾叶散下焦之寒以归之，而收全治之效。《五常政大论》曰："病在上，取之下者。"此也。

《通评虚实论》曰："气逆者，足寒也。"夫足寒则气逆，气逆则火上克金而肺实，火不生土而脾虚，乳子调护不慎，足膝袒露，或下体冷湿，未有不病此者也。而乳母阳虚湿盛，亦有传者。

① 綮 qìng 筋骨结合处；比喻事物的关键。

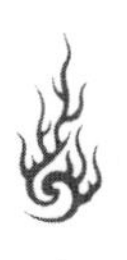

五十三、康某小儿，生五六月，扯风项强，角弓反张，手握伸，口歪吐白沫。

干姜三钱	天　麻一钱	防风三钱	白胡椒八分
薄荷八分	制附片三钱	白术五钱	当　归一钱
枳壳八分	桂　尖一钱	法夏二钱	生艾叶二钱

三副。服二副愈。

此小儿慢证也。太阳行身之背，唇口、四肢属阳明，项强、角弓反张、口歪、两手握伸者，太阳阳明在表之风寒也。口吐白沫者，脾胃在里之虚寒也。此症卤[①]危不在风寒，而在虚寒。景岳谓由于脾肾两虚，俗称慢惊，夏禹铸更名之曰慢证。

内寒宜温，外邪宜散，然欲中焦之温运，必有下焦之温蒸，而肾中之阳方能逆行生胃，故用姜、术、椒等以温土，复用附片以暖水也。天、防、薄、桂，无非祛风；艾叶、当归，无非散寒。小儿质薄不胜麻黄之猛，前人已言之。枳壳、半夏降逆止吐，肺胃同治也。

五十四、某小儿，午后至半夜发烧，烧时头出汗、气粗、右颧红，有时手颤，脚杆痛、头痛、鼻孔痛，打嚏、流涕、咳，喉痛，小便黄，不能睡，初病时舌苔多（八月）。

云苓三钱	陈皮二钱	法夏一钱	寸冬三钱	花　粉三钱
神曲三钱	银花四钱	白芍二钱	甘草一钱	车前草引

此胃不降也。《五脏别论》曰："六腑者，传化物而不藏，故实而不能满。"又曰："食入则胃实而肠虚，食下则肠实而胃虚。"夫水谷为实，精气为满，六腑非藏精之地，故实而不满。然食下则肠实而胃可暂实，而非可久实也。胃为阳土，久实则胃阳不降，而心胆二火随之，人之患莫大于火在上。小儿伤食发烧及杂病发烧，皆由于此。八月秋气用事，火在上而秋气收之，故有发烧、头善汗、头痛、气粗、打嚏、流涕、右颧红、孔痛、不能睡、咳、喉痛等症。其烧于午后者，阳明旺于申酉戌，金愈收则热愈盛也。又烧于子夜者，卫气夜行于阴二十五度，胃不降则卫气留于阳，留于阳则阳盛而阴虚也。上不能统下，故脚杆痛；金不能制木，故手颤，皆脾胃不降之咎也。湿淫于内，故舌苔多。湿郁为热，故小便黄。

发烧由于胃不降者，胃降则愈；胃不降由于伤食者，食化则降。故用建曲、陈皮消食和中，以治发烧之本。银花、寸冬、花粉清降肺胃，以治发烧之标。半夏、

① 卤　古同"鲁"，鲁莽。此处为病势急的意思。

云苓、车前则统治湿淫，白芍、甘草则制肝安脾也。

服前方稍松，但夜间仍烧、不能睡、咳。其声甚浊，如出瓮中。腹痛并胀，手足冷，额烧，舌苔紧贴，唇红而燥，脉数。

广皮二钱	云苓三钱	前胡一钱	葛根一钱
麻绒(炙)二钱	法夏一钱	杏仁一钱	甘草一钱

一副愈。

声浊如出瓮中，舌苔紧贴，腹痛胀者，中土之湿也。手足冷，额烧，唇红而燥，脉数者，外寒之郁也。夜间仍烧、不能睡、咳者，服前方，食虽化而外寒转盛，内湿未清，水火犹未济也。二陈汤理中土之湿，麻绒散外寒之郁，合之杏仁降肺，前胡降胆，甘葛起阴气，则火降水升而愈矣。

五十五、某小儿，呕吐，初头微烧，是晚即周身发烧，夜甚于昼，手心甚于手背，无汗，舌苔多，已服甘寒清热及消食药，不应。

广皮二钱	云苓二钱	法夏二钱	丹皮二钱	生地三钱
白芍二钱	玄参二钱	薄荷一钱	甘草八分	

一副愈。

此血分之火郁也。火郁于血分，故烧而无汗。血分为阴，故夜甚于昼。热生于积食内伤，而非风寒外郁，故手心甚于手背。脾湿故舌苔多。夫寒湿同气，土湿者大多水寒，此则土湿而水热，宁非异哉？盖胃之根在肾，胃郁则生热，胃热则消水，是湿者土虚之本，而热则胃实之郁气也。

二陈汤苦淡辛温，以治中气之湿。生地、玄参苦甘咸寒，以补肾水之虚。丹皮凉血，以开血分之郁。白芍平肝，以和血气之乱。薄荷则疏肝泻肺，以散头面之热。杂合之病，治以杂合之药，相反而实相成。已服甘寒清热及消食之药，而继以本方，故一服即愈也。

生地、玄参皆治阴虚发热之品，无汗者则加丹皮以开之，有汗则非所宜矣。夫小儿夜间发烧，大都由于伤食。而伤食之所以夜间发烧者，胃为阳土，心为阳中之阳，上焦阳气，昼行于阳，夜行于阴，中有食积，则心胃之阳不能夜行于阴，而上盛熏肺也，食消阳降则愈矣。前服甘寒清热及消食药，本中窍要，而不愈者，盖已由阳盛于上而伤阴，阴伤则非清热消食所能独治矣。然舌苔多，为湿上甚之确据，宜二陈汤之燥湿和中，不宜生地、玄参之滋阴生水。而阴虚则宜生地、玄参之滋阴生水，不宜二陈汤之燥湿和中。兹既湿甚阴虚，故燥湿养阴并行不悖，乃能各随所喜而抵于平，此用药之所以不可偏于一是也。